本书为基于循证实践的社会工作介入残疾人社区康复研究，剖析了循证社会工作的发展脉络，梳理了循证社会工作介入残疾人社区康复的理论意涵，建构了本土化实践路径的循证实践框架体系，探求了社区康复领域下循证社会工作科学化范式发展的更优解，是国家社会科学基金项目（19CSH069）的阶段性成果。

基于循证实践的社会工作
介入残疾人社区康复研究

梁露尹　著

中国社会出版社

国家一级出版社·全国百佳图书出版单位

前　言

　　社区康复是残疾人实现康复的重要途径，而社会工作在这一领域的专业影响至关重要。作为一种基于证据的创新实践模式，循证社会工作可以在残疾人社区康复中发挥显著作用。社会工作者在循证实践过程中系统地收集和评估最新研究证据，确定及应用最有效的康复干预措施，为提升康复服务水平和推动残疾人全面发展提供系统、科学的支持。总体而言，当前国内在循证社会工作介入残疾人社区康复领域的研究尚处于起步阶段，面临着理论深度不足、模型构建尚未成熟以及应用研究较为薄弱等挑战，致使代表性的研究成果相对匮乏。为填补研究空白，本研究旨在对循证实践的前沿理论、研究成果及经典模型作全面分析，并深入探讨循证社会工作在残疾人社区康复领域的模型构建与应用场景。本研究从遵循科学的知识视角出发，通过融合理论与实践的双重路径，分析循证社会工作提升残疾人康复服务质量及效果的基本方法和内在过程。在此基础上，结合本土化情境，进一步探索具有针对性的行动策略，以期为推动残疾人社区康复服务的专业化、科学化发展贡献知识方案和提供实践指导。

　　本研究首先从理论层面对国内外相关文献、理论和模型作了系统梳理与评析，通过运用比较研究法、专家评价法等科学方法，构建了基于科学证据、遵循社区康复理念的循证社会工作理论模型。该模型展示了社会工作在循证过程中的具体步骤，涵盖了需求识别、证据取得、综合分析、服务计划制订、干预实施、监督与评估以及持续支持和跟进等七个关键环节。本研究随后以广州市 N 区肢体残疾人群体的社区康复需求为案例，开展了以正念个案工作为最佳证据的服务干预及成效分析。通过采用可视化文献分析法、系统评价法、访谈随机对照试验等方法，充分检验了循证社会工作模型在本土情境下的适用性，并详细展示了循证实践的具体行动策略与操作流程。本研究还通过与从事残疾人社区康复工作的社会工作者进行一对一访谈，探究了他们对循证实践的认知、态度和实践经验，并评估与剖析了循证社会工作在本土推行过程中面临的现实困境。

基于上述结果，本研究进一步探讨了国内循证社会工作发展的重点和难点，包括如何合理权衡循证决策中的证据权重，如何充分发挥循证社会工作在社区康复中的多维度作用，如何促进证据应用的循环性与动态性，以及如何提升研究证据的"质"与"量"。同时，也探讨了开展循证社会工作公共宣传与教育的有效途径，并提出了支持循证实践在社区康复中实现跨学科发展的具体建议与对策，期望对推动国内残疾人社区康复领域的循证社会工作发展起到指引与借鉴的作用。

目　录

第一章　绪　论

第一节　研究背景

中国残疾人口数量庞大，是全社会共同关注的重点群体。随着人口老龄化、城市化和工业化进程加速，残疾人数量也逐年增加，导致康复服务需求急速攀升，呈现出"井喷"现象。面对这样严峻的形势，如何有效满足残疾人这一庞大群体的康复需求，为他们提供及时、专业的服务，成为政府、社会各界以及残疾人事业工作者必须面对和解决的紧迫任务。

党和国家一直高度重视残疾人康复问题。党的二十大报告对于如何开展残疾人康复工作提出了明确的要求和部署，强调要"完善残疾人社会保障制度和关爱服务体系，促进残疾人事业全面发展"。这一战略部署不仅体现了党和政府对于残疾人事业的重视，更为康复服务的发展指明了方向。在此背景下，开展康复服务对于响应残疾人的康复需求、贯彻党的二十大精神、实现全面小康社会的目标具有重大的现实意义。

社区康复作为我国残疾人康复的核心方式，经过 30 余载的不懈发展，取得了瞩目的成绩与重大突破。在这一过程中，社区康复服务的持续优化与升级，为残疾人群体提供了更为广泛、细致的支持。随着时间的推移，社区康复不仅成为推动残疾人全面融入社会、提升生活品质的关键途径，更在日积月累的基层服务中积累了丰富经验，展现出积极成效，为新时代残疾人事业的稳步前行奠定了坚实的基础。尽管如此，目前我国的社区康复在发挥社会工作专业作用方面仍需加以完善。例如，虽然社会工作在社区康复服务中扮演着重要的角色，其价值理念与专业方法对解决残疾人康复问题也具有突出优势，但社会工作介入社区康复的服务发展尚处于初级阶段，缺乏对临床实践的理论指导与配套支撑，也未形成以科学为依据的系统化实务策略。这些问题导致了社会工作在社区康复领域中服务模式相对单一、理论性较为薄弱、服务内容呈现出碎片化特征、服务成效检验不足，从而在一定程度上影响了服务供给的精确性和普适性发展。

循证实践（Evidence-based Practice，EBP）作为近年来备受推崇的一种科学研究与实践策略，可以较好地回应与解决当前国内残疾人社区康复领域的社会工作发展问题，并为其提供一种全新的理论与行动指导路径。循证实践是一种以证据为基础的实践方法，旨在将行为干预研究成果以证据化方式予以运用，实现社会服务理论与实践的有机结合，以提升实践水平。循证实践起源于医学领域，已在社会科学诸多领域得到广泛应用，包括心理学、管理学、教育学、社会工作等专业。在社会工作领域，循证实践强调充分利用现有科学证据来指导服务方案及具体策略的设计，以增进服务的有效性和针对性。该方法通过系统检索与运用相关证据，结合现实情况和专家观点，可以为社会工作服务方案的制定、实施和评估提供科学依据。

在社会工作介入残疾人社区康复的实践中运用循证实践方法具有诸多优势。首先，在提升服务的科学性和有效性方面，循证实践基于科学证据的服务设计和干预策略制定，能够提高服务的科学性和有效性，更精准地契合并满足残疾人的实际需求。其次，在促进跨学科合作与交流方面，循证实践可以通过多学科的合作与交流，整合不同领域的专业知识与实践经验，促进跨学科的合作与资源共享。由于循证实践要求服务提供者遵循一致的科学证据和实践指南，这些做法还有助于统一服务标准和质量，提高服务的可复制性和可持续性。循证实践对于提升服务对象的康复体验与生活福祉具有积极的推动作用。以科学证据为基石的服务，能够更好地从服务对象的利益出发，充分尊重他们在康复过程中的主体性和参与权，从而全面提升他们的生活质量。总而言之，将循证实践融入残疾人社区康复的社会工作服务中，能够开创更为科学、高效的实务模式，为社会工作专业服务质量的提升和成效的增强提供重要的知识支撑与指导。

通过文献回顾不难发现，西方国家在循证社会工作方面的研究发展已日趋成熟，涵盖了儿童福利、心理健康、物质滥用、残疾人服务和老年服务等多个领域。从理论分析到模型构建再到具体实证研究，均取得了丰富的研究成果。在服务实践方面，西方循证社会工作在介入残疾群体就业、教育、心理困境等问题上也进行了诸多探索，形成了一批具有广泛影响力、成效显著的项目案例。一些国家如美国、澳大利亚甚至将循证实践方法纳入残疾人社区康复的政府购买服务标准中，充分认可其对于提升残疾人服务质量和水平的有效性。然而，对于我国而言，是否能够复制这些成功经验，以及如何发展出符合中国国情的循证社会工作服务路径，仍需深入商榷。由于我国在社会、文化、政策等方面具有独特性，直接引进国外模型可能会面临缺乏可行性或适应性不佳的挑战。因此，开展本土化研究，构建符合中国国情的循证社会工作模型更具有现实必要性和深远意义。

在宏观审视下，我国循证社会工作研究尚处于初级阶段，因此在理论分析、模型创新以及实践探索方面，其研究基础有待进一步夯实，代表性成果也正在积累之中。特别在针对残疾人社区康复的研究领域内，尽管已有所进展，但学术积累仍略显单薄，且其理论深度、科学性和系统性方面尚存提升空间，也需要形成更多高质量的数据和知识资料。同样，国内循证社会工作介入残疾人社区康复的典型案例较为稀缺，由此可能会造成社会工作者在开展循证实践过程中面临"毫无头绪""无从入手"的困境。为了扭转国内循证社会工作研究不足的局面，进一步推动该领域的理论和实务发展水平与国际接轨，我们需要加强对循证社会工作介入残疾人群体社区康复的相关问题的研究，创造本土学术对话机会，由此突破理论瓶颈，构建及优化残疾人社区康复服务模式。通过形成更多符合我国社会文化背景的本土学术成果，可以有效提升社会工作的科学性和实用性，为残疾人康复服务提供更具有针对性的实证知识支持，从而推动该领域的专业化和精准化发展。

第二节　研究目的

基于上述背景，本研究旨在探究以循证实践思想为指引的社会工作介入残疾人社区康复新模型，借此深化对国内循证社会工作应用于社区康复的理论认识，阐明本土化循证实践的运作机制和潜在规律，丰富残疾人社会工作干预研究的实证资料，并为社会工作介入社区康复的服务发展提供实践指导与新见解，其研究目的如下。

第一，构建适用于本土残疾人群体社区康复的社会工作循证模型，揭示循证方法的操作步骤及循证实践要素之间的逻辑关联，实现社会工作循证实践方法的系统优化与创新，并为社会工作的理论提高、实务研究的科学性发展提供知识参考。

第二，对社会工作循证模型进行实践应用与成效检验，充分论证在社区康复实践中纳入循证方法的必要性、可行性及操作策略，促进社会工作解决国内残疾人康复问题方面的实践经验提升。

第三，通过探究本土社会工作者对循证知识的认知、态度和实践经历，讨论社会工作循证模型在应用与推广过程中的现实困境和难题，并提出相应的实务对策建议，旨在推动基于循证实践方法的社区康复干预统筹机制发展，扩大社会工作在残疾人服务领域的专业影响力。

本研究主要分为两个阶段，包括模型的构建阶段和模型的应用与检验阶段。本研究首先立足于梳理循证实践的相关文献成果、理论视角及经典模型，构建应用于残疾人社区康复的循证社会工作模型。在此基础上，以广州市 N 区肢体残疾人群体的社区康复为例，通过进行案例分析及实施干预研究，对模型的操作过程及其有效性进行深入论述与评价，并对循证社会工作模型本土化发展的现实困境作全面的探究和讨论。

第三节　研究意义

随着我国城市化进程的加快和社区建设的不断完善，社会工作在残疾人服务领域的作用日益凸显。专业化的社会工作服务正逐步成为残疾人社区康复的重要组成部分。在这一背景下，研究循证社会工作介入残疾人社区康复不仅顺应了残疾人事业发展的需求，也有助于推动社会工作的专业化建设，具有深远的理论意义和现实意义。

理论意义方面，本研究通过构建社区康复的循证社会工作模型，不仅丰富了国内相关理论，还促进了社会工作研究范式的创新。它基于国际实践理念，结合国内服务特质，对推动社会工作学科的战略部署和本土化理论构建具有重要意义。此外，该研究还为残疾人社区康复服务提供了实证支持，开拓了研究思路和方法，拓宽了循证社会工作研究的学术视野，并加强了与国际研究范式的接轨。本研究的现实意义在于推动循证实践方法在康复工作中的应用，完善社会工作循证实践模型，并使其本土化以缩短理论与实践的差距。这有助于社会工作者更深入地理解科学介入手段，提高服务精准度，降低社会成本。同时，本研究也致力于验证社会工作在社区康复中的成效，强化社会工作者服务特殊群体的作用，并鼓励本土社会工作者分享实践经验，共同促进国内循证社会工作的发展。

第四节　结构与内容

本研究共由 10 章内容组成。

第一章是绪论。该部分简要阐述了国内残疾人群体社区康复的发展背景、社会工作应用于社区康复的理论与实践短板，介绍了使用循证社会工作方法的优势和必要性，概述了循证社会工作的研究现状，由此提出了本研究的研究目的和意义。

第二章是文献综述。通过归纳与分析残疾人社区康复的研究现状，梳理国内外社会工作介入社区康复的研究动态，整合、回顾循证社会工作以及该方法应用于社区康复的研究进展，对当前循证社会工作介入残疾人社区康复领域存在的研究问题与不足进行了深入剖析和全面述评，阐明了开展进一步研究的思路与方向。

第三章是循证社会工作介入残疾人社区康复的理论分析。该部分解释了与本研究主题密切相关的五个核心概念，并通过对理性主义理论、后实证主义理论、建构主义理论、系统理论、人本主义理论、社会学习理论、优势理论及国际功能、残疾和健康分类（International Classification of Functioning, Disability and Health, ICF）的主要观点进行深入剖析，为论证循证实践的证据价值、循证社会工作的基本原理和循证实践介入社区康复的潜在动力与契机提供理论支持及知识参考依据。

第四章是研究设计。针对本研究的研究目的、主要研究问题、研究思路和基本研究框架进行了详细介绍，并阐明了不同研究阶段的研究方法，完整呈现了本研究的技术路线，分析了研究的重点、难点以及创新之处，并罗列了具体的研究计划。

第五章是循证社会工作的基本原理及过程。该部分首先回顾与梳理了循证实践的基本原理，然后聚焦于循证实践的一般过程，对其具体步骤要素包括问题的提出、证据的取得、证据的质量与效力、证据的转化与应用以及循证实践的成效评价进行了深入的解析，并对当前循证实践流程及证据标准存在的问题与不足进行了理性评判。

第六章是常见的循证实践过程模型。分别对医学、护理学循证实践过程模型，公共服务、管理学的循证实践过程模型，以及与残疾人社会工作相关的循证实践过程模型的核心观点和运作机理展开了详细的介绍，并分析了这些模型各自的特征和模型间的异质性。

第七章是循证社会工作模型在残疾人社区康复的本土化构建。该部分首先对构建循证社会工作模型的研究背景进行了重新审视，然后在理论分析和文献检索的基础上，初步设计了循证社会工作模型。通过运用德尔菲法，对模型的指标内容进行了评价与修订，并结合采用 AHP 层次分析法确定指标权重，凝练出模型的最终版本，并对模型的适用范围与应用策略展开了讨论。

第八章是循证社会工作模型的应用与成效分析。该部分以广州市 N 区肢体残疾人的社区康复为例，通过对其进行需求识别，开展相关的证据取得与分析工作，得出正念疗法为最佳服务证据并予以应用及成效检验。通过完整呈现与论述该案例的实施过程，验证了循证社会工作模型的有效性与本土适用性。

第九章是社会工作者循证知识、态度及实践现状研究。该部分着眼于探究循证社会工作模型应用于残疾人社区康复领域的现实环境条件，对社会工作者循证知识的掌握情况、对循证方法抱持的态度以及对循证知识的实际应用经历进行了研究，并基于研究发现展开了讨论，提出了相应的服务策略与建议。

第十章是综合讨论与分析。该部分重点对本研究的整体情况进行了回顾，阐释了总体取得的研究进展与突破，并讨论了在国内社区康复领域推动循证社会工作可持续发展的重点与难点。本章还对当前研究存在的不足和未来研究的改进方向进行了分析。

总体而言，本研究历时 5 年完成，研究资料丰富、数据崭新、内容翔实。通过全面解读循证社会工作的发展脉络，层次化梳理与阐释循证社会工作介入残疾人社区康复密切的理论意蕴，力求塑造能充分体现本土化实践路径的循证实践框架体系，并通过分析其实践转向的经验与困境，探求社区康复领域循证社会工作科学化范式发展的更优解。本研究的相关成果致力为循证社会工作介入残疾人社区康复提供理论与实践"并驾齐驱"的行动指南；为我国残疾人社区康复事业的发展提供新的视角和思路；为提高残疾人的生活质量、促进社会公平与和谐作出贡献；为推动社会工作本土化发展、丰富残疾人康复模式提供有益参考；为公共服务领域的供给侧结构性改革、实现《"十四五"残疾人保障和发展规划》的康复目标助力。

第二章　文献综述

在全球化浪潮与社会转型的深刻影响下，残疾人社区康复服务的需求呈现出持续增长的趋势。为了提升服务质量和效果，循证社会工作方法的研究与应用逐渐崭露头角，成为该领域的创新路径之一。本章旨在系统地梳理和分析残疾人社区康复、社会工作介入残疾人社区康复以及与循证社会工作方法相关的已有研究。通过广泛收集和整理相关文献，对已有研究成果进行深入的探讨和评价，以期为本研究提供全面的理论基础铺垫和实证知识参考。本章的内容包括全面剖析了国内外残疾人社区康复的起源与发展，社区康复原则、内容与价值理念，社区康复模式与成效等的研究进展和不足；阐析了社会工作介入残疾人社区康复的基本理念、作用与路径等研究现状；评述了循证实践的理念形成过程、其在社会科学领域的应用情况、循证社会工作的历史溯源、学科价值和模式发展等研究进展。同时，本章还着重总结、分析了当前研究中尚未涉及或探讨不够充分的问题，深入挖掘了潜在的研究突破口和创新点，为确定本研究的研究思路、研究框架以及研究方法提供了较为清晰的理论指引与探究方向。

第一节　残疾人社区康复的研究现状

一、社区康复的起源与发展

社区康复（Community-based Rehabilitation，CBR）属于基层康复的一种常见形式，是现代国际社会所提倡的以社区为本、促进所有残疾人获得全面康复、促进其享受平等机会及融入社会的整体性残疾人发展战略。社区康复的概念最早在 1976 年由世界卫生组织（World Health Organization，

WHO）提出，目的是帮助众多发展中国家的残疾人获得基本康复。1978年，国际初级卫生保健会议颁布的《阿拉木图宣言》阐述了康复要以社区为基础的思想，主张利用社区资源开展残疾卫生服务，并明确指出残疾人康复应形成多部门合作的战略思路。随后，社区康复开始成为最具社区资源整合特征的一种基层卫生服务形式。早期的社区康复服务主要围绕医疗康复的内容来开展，包括物理疗法、医疗和外科干预、辅助用品用具等。部分社区康复通过技能培训或收入增加的项目引入教育和生计活动。经过了近20年的社区康复服务发展，世界卫生组织、国际劳工组织和联合国教科文组织于1994年联合发布了《社区康复的联合意见书》，清晰界定了社区康复的概念、目标、实施方法和可持续发展的要素，为日后的社区康复提供了纲领性文件。此时，社区康复已不再局限于传授基本的康复和训练技能，开始逐渐从社会角度关注残疾和康复问题，其服务模式也由最初的"社区治疗模式"转变成"医疗—社会模式"。21世纪以来，随着各项指导性规范和指南方针的颁布与实施，国际残疾人社区康复的发展进入了更稳健、成熟的阶段。2003年在芬兰赫尔辛基召开的社区康复国际协商会议提出，社区康复的实施过程不仅要注重提供高效的服务，还要把社区康复融入社区发展的整体规划中。而2004年由世界卫生组织、国际劳工组织和联合国教科文组织联合发布的第二部《社区康复联合意见书》，进一步明确了将社区康复作为残疾人整体发展战略的新方向，并提出社区康复是以社区为基础的残疾人康复模式，是旨在促进残疾人康复、增进机会均等、减少贫困和提高社会包容度的社区整体发展战略，由此确保残疾人能够长期参与康复发展过程和决策。2006年，第61届联合国大会通过的《残疾人权利公约》为保障残疾人权利和促进社区康复发展提供了权威的政策性框架。之后，世界卫生组织、国际劳工组织、联合国教科文组织和国际残疾与发展联盟在2011年共同出版了《社区康复指南》。该指南明确了社区康复应涵盖健康、教育、生计、社会融入和赋权5大领域并涉及25项具体内容，制定了符合当今残疾人发展的最新的社区康复内容。经过过去40多年的理论实践和经验总结，国际社区康复的概念、框架、内涵和理念不断地得到更新与拓展。社区康复作为一种重要的残疾康复模式和途径，为残疾人获得平等机会、全方位参与社会生活提供了平台。

中国的残疾人社区康复事业自 20 世纪 80 年代起迈出了试点实施的重要步伐。经过 30 余载的不懈探索与扎实实践，其发展历程已逐步形成了四个阶段，每个阶段都标志着重要的进步与转变。

第一阶段是起步阶段（1986—1990 年）。1986 年，中国参加世界卫生组织举办的"现代康复原则计划与管理培训班"。同年，卫生部在山东、吉林、广东、内蒙古 4 个省份进行残疾人社区康复的试点实施，标志着我国残疾人社区康复发展的开端。通过这一阶段，我国的残疾人社区康复工作积累了一定的本土实践经验。

第二阶段是试点阶段（1991—1995 年）。在此阶段，残疾人社区康复实施方案作为独立的康复工作配套方案之一，被连续纳入中国残疾人事业各个五年发展纲要组织实施。"八五"期间全国已有 62 个县（区）开展残疾人社区康复示范工作。同时，民政部门也将残疾人康复纳入城市社区服务的范畴。

第三阶段是全面推广阶段（1996—2000 年）。这一时期的发展举措主要包括三方面：一是社区康复的目标在《中国残疾人事业"九五"计划纲要》中得到进一步明确；二是一系列与残疾人社区康复密切相关的评估标准、书籍教材等开始在全国范围内陆续编制并得以推广；三是在中国残疾人联合会的技术与管理指导下，开始在县级建立残疾人康复服务指导站，由此促进中国社区康复向规范化和科学化发展。

第四阶段是快速发展的全新阶段（2001 年至今）。随着 2006 年《中国残疾人事业"十一五"发展纲要》的提出及其配套方案的实施，残疾人社区康复已逐步成为中国社区卫生服务的重要环节和社区发展的长期战略。通过依托各级各类康复机构、社区和家庭，进一步实现了多元化、规范化、科学化的发展。自此，中国残疾人社区康复进入了一个专业引领、目标明确、多元协作、注重系统发展的全新时期。

尽管国内外残疾人社区康复事业在发展的历史轨迹和所展现的特色上存在着显著的差异，但在康复理念、整体目标规划方面的建设均基本实现了从"医学治疗"模式向"社区治疗"模式过渡，并最终形成"医学—

社会"综合模式的成功转变。国内的残疾人社区康复更是经历了从单一组织到组织联合、从单一部门到多部门参与、从单一对象到多对象、从单一目标到多个目标的特色发展。近年来国内的残疾人社区康复服务工作取得了较大的突破和成就，但在 21 世纪全球化浪潮兴起的趋势下，如何做到既与国际康复队伍同步又能走出具有自己特色的发展路径是值得探讨的议题。随着社会政治、经济、文化的快速发展，社会各界对残疾人的关注度越来越高，残疾人的康复需求也在往多元化、多层次方向发展。深入研究如何扩大康复规模、丰富康复内容、提升干预成效等问题具有重要的理论价值和现实意义。与此同时，随着信息科技的日益发达、残疾人社区康复社会化的不断推进，残疾人康复工作要获得稳步发展，就必须摒弃单纯依赖以经验为本的服务思维，要在改革中结合本土实情，实现以科学证据为引领的理念转变和技术创新。为此，积极探讨多学科、跨专业相互协作与分工的方法，建设资源共享平台，提出信息数据有效利用、康复项目科学化监督与管理的策略对于形成临床路径智能化建设、沉淀康复大数据、全面提高社区康复服务水平将产生较强的推动作用。

二、社区康复的原则、内容与价值理念

当今国际残疾人社区康复所遵循的基本原则是以《残疾人权利公约》中的原则内容为基础，并通过 2011 年颁布的《社区康复指南》进一步提出和完善的，对于指导各国实施残疾人社区康复发展战略具有突出的现实意义和良好的普适性。该原则的具体内容包括坚持全纳、参与、可持续和赋权四项要素。全纳是社区康复中最基础的原则要素，指社区康复的内容应该无遗漏、无差别地覆盖全部类别的残疾人群体，使他们都可以平等地获得其中的服务；参与指在社区康复的规划、实施、决策和评估的全过程必须有残疾人的参与，以保证满足他们的需求，并实现残疾人能力建设的目标；可持续则要求不仅社区康复活动要保持持续性，残疾人的利益也要确保可持续，由此提出社区康复不应作为短期项目来设置，而应形成一种长期性的社区发展战略；赋权是社区康复思路演变扩展的一种体现，强调残疾人的自我倡导，鼓励残疾人及其家属在社区康复的过程中充分运用决

策权利，主动链接社区康复资源，积极扮演社区康复的领导者角色。

在社区康复原则的四项内容中，全纳和参与体现了残疾人作为服务对象的权利广泛性与在服务参与过程中的主观能动影响，可持续凸显了社区康复的战略发展定位，赋权强调残疾人的自我倡导并重视个体能力的提升，关注过程目标的实现而不再局限于单个康复任务目标的实现。这些思路和残疾人社会工作的专业宗旨，如助人自助、赋权增能、促进社会公正和维护社会和谐存在较高的契合度，由此使得社会工作在社区康复中的应用具有较大优势。

遵循全纳、参与、可持续和赋权四项原则，社区康复涵盖了健康、教育、生计、社会和赋权五大部分，每部分包括了以下内容（如图2-1所示）：（1）健康部分作为社区康复最基础的项目，规定了残疾人应享有提高健康水平、残疾预防、医疗、康复和辅助用品用具等服务；（2）教育部分要求贯彻实施儿童早期教育、初级教育、高等教育、非正规教育和终身教育等各个教育环节；（3）生计部分是指为残疾人提供多种形式的职业发展和生活保障资源，包括技能发展、自我就业、雇佣就业、金融服务和社会保障；（4）社会部分的内容主要是满足残疾人精神层面的发展需求，包

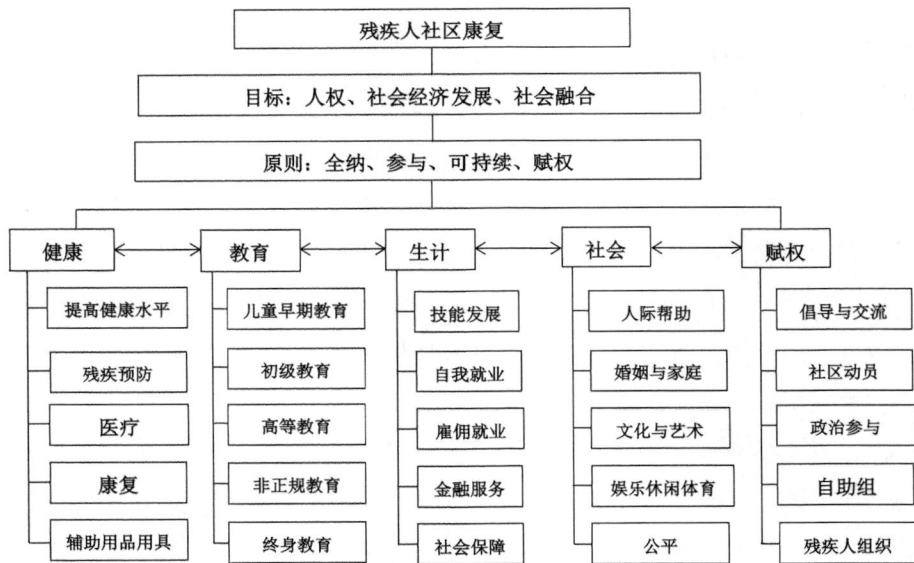

图2-1 国际残疾人社区康复框架

括人际帮助、婚姻与家庭、文化与艺术、娱乐休闲体育和公平；（5）赋权部分包含倡导与交流、社区动员、政治参与、自助组和残疾人组织。残疾人社区康复体系所设置的服务内容反映出现代社区康复作为一项复杂的系统工程，涉及领域众多、内容较为全面，需要结合不同学科、多个专业的共同协作才能完成。此外，由于社区康复的具体实践受到地区经济、社会、文化发展因素的影响，如何因地制宜、有效调动现有资源与条件实现本土化发展是世界各国和地区都共同关注的问题。

近年来，随着残疾人社区康复体系建设的逐步完善、政府改革措施的深入推进以及基层康复工作的有力施行，社区康复逐渐脱离了传统的自上而下的、单一的、行政主导模式，进而发展成一种以社区为基本行动单元、以促进残疾人社会融入和自我发展能力为主要目标、以多元主体的互动和合作为基本特征，充分整合政府、市场和社会资源的新型发展模式。整体而言，目前的社区康复发展具有以下几种特征：一是多元化的主体结构。残疾人社区康复不再局限于政府主导，而是转变为以需求为导向，在服务设计和实施过程中充分吸纳包括社区自治组织、群众性志愿者组织、非营利性社会机构，以及残疾人家庭成员等共同参与，实现主体结构多元化。二是包容性的发展取向。残疾人社区康复从过去以社会保障为主旨的介入目标，拓展为坚持整体性和包容性的发展取向，着力为残疾人发展提供全方位的服务，致力于培养和提高残疾群体的独立发展能力。三是社会化的运行模式。传统的残疾人康复服务和社会保障主要依赖医疗机构的专业活动与公共部门的专职行为，新型的残疾人社区康复则坚持一种社会化和开放式的运行机制，鼓励多组织共同运营、协作发展，充分发挥市场机制和社会机制的优势。

三、社区康复的服务模式与成效

纵览国际社区康复的发展过程可以发现，社区康复模式的形成是一个复杂的、动态的、具有多元取向的系统整合及优化过程，必须以不同国家的国情、服务提供主体和资源特色为参考依据，同时也需要依赖完备的社会福利、社会保险、社会救助及社会工作体系作为力量支撑，才能确保模

式运作的顺畅与成功。目前，全球范围内已有超过 90 个国家和地区在开展
残疾人社区康复工作。一些欧洲国家由于福利事业较为发达，且社会工作
服务体系较为成熟、完备，在推行残疾人社区康复模式的过程中较注重以
"大康复"为理念指引（在服务层面不仅关注残疾人身体功能的康复，更
注重其社会功能的恢复）并取得了理想的成效。英国的康复服务深受人本
主义的影响，较关注残疾人的功能改善和社会融入情况，因此采用以社区
为依托的社区照顾模式，致力在教育、就业、医疗等领域为残疾人群体提
供尽可能全面的服务保障。美国采取家庭服务模式的方法，以团体之家和
社区医院相结合的方式来负责提供服务，搭建了由政府、社区机构与非营
利机构、社区居民等多方共同协作的服务供给平台，形成了成熟的社会化
社区服务体系，在公共资源配置与利用方面具有成功的经验。德国主要采
用的模式是邻里之家，该模式实际上是德国睦邻运动的直接产物，颇具德
国社区工作的基本特色。邻里之家的主要运作方式是自我经营、自我管
理、自负盈亏，但由于其活动仍得到了政府的部分资助，因此也受到政府
的管理和监督。邻里之家所面向的康复对象较为广泛，其服务内容不仅涉
及基本的康复训练和生活护理，还包括家庭服务、心理支持、阅读服务
等。澳大利亚为解决因人口老龄化和残疾人口攀升导致的传统医院医疗供
不应求的情况，形成了家庭与社区共同照顾模式，有效缓解了卫生系统人
力不足、资金短缺、服务运转效率低下的局面。该模式在医院与社区之间
的双向转诊机制较为完善，但社区机构之间服务内容和资金来源存在差
异，未形成系统的统筹和管理。日本则从本土需求出发，形成了以社区为
基础的包容性发展模式，将包括残疾人在内的所有脆弱群体纳入社区发展
中，确保他们在社区内可以获得家庭康复和机构康复服务，充分享受社会
福利与医疗保健，在获得日常康复服务的基础上得到更多的社会参与和融
入机会。显然，这些国家的残疾人社区康复服务展现出了多样化的形式和
丰富的内容。深入借鉴国际经验后我们不难发现，残疾人社区康复服务的
成功实施往往根植于坚实的社会福利和社会保障体系之中，这构成了康复
体系建设的稳固基石。同时，成熟的社会工作专业在康复系统的各个环节
发挥着至关重要的作用，它可以有效串联各项服务资源，凝聚服务力量，

确保康复服务的全面、高效和专业化。

中国的残疾人康复事业虽然起步稍晚，但近年来在寻求社区康复的本土化发展道路上，展现出了积极的探索与尝试精神。目前，国内一些地区已形成了颇具特色的残疾人社区康复模式，如宁波江北的"多元联动模式"、南京白下区的"康复中心+康复站模式"、北京的"残疾人社区康复模式"、广东惠州的"农村社区康复模式"和深圳的"国际社区康复模式"。这些模式均以行政区域来划分，有的确立了服务管理网络的平台搭建，有的凸显了多组织、多部门互助共享的合作优势，有的利用互联网实现了服务数据对接并创设了远程服务方式。尽管当前的康复模式设计在宏观服务体系层面取得了进展，但在服务项目的具体策划与实施方面尚缺乏足够的理论及行动指导。例如，在如何确保社区康复技术的精准应用、数据信息与专业经验的有效结合、具体服务决策的科学判断，以及项目管理流程的规范化设计等方面，都仍待深入研究和改进。此外，社会工作方法在国内残疾人社区康复领域的应用仍不充分，宏观需求被过度强调，而微观实践的关注度不足。同样，残疾人社区康复工作机制也需进一步完善，服务供给模式也需更加创新，以满足不同残疾人群体的多元化需求。因此，无论基于实践探索还是理论研究的视角，都有必要对如何有效建设融合社会工作参与的残疾人社区康复服务体系、如何完善国内残疾人社区康复的实务路径等问题作更多、更深入的讨论。

四、社区康复的研究进展与不足

关于残疾人社区康复的研究，其广泛性和深入性在全球范围内均有所体现。在对象群体研究方面，研究覆盖了从肢体功能障碍如中风、偏瘫、慢性关节炎等，到精神残疾如智力障碍、孤独症、精神分裂症、阿尔茨海默病等广泛领域。国外的研究主题较为多样化，且对实务研究给予了高度重视。在理论研究方面，残疾人社区康复的定义、核心内涵、模式框架和政策保障等方面均得到了深入探讨，呈现出丰富的理论内涵。实务研究也涵盖了多个主题和方向，包括服务成效研究（如关于不同介入模式的应用效果对比、康复人员的角色和态度调查、残疾人对服务决策的满意度评价、服务成效的影响因素分析等）、康复过程研究、残疾人和照顾者的心理与社会适应现状研究、服务需求调查、服务评估方法研究（如督导、评估方法的讨论和相关工具的研究）等。在研究方法的运用方面，国外文献以质性研究为主，如进行访谈、焦点小组等，问卷形式的定量研究、混合式研究相对较少。然而，随着研究方法的不断发展和交叉融合，未来研究在方法的选取上需要更加关注多元性和灵活性。

国内残疾人社区康复的研究更多聚焦在理论分析层面，相关的理论研究以介绍国内外残疾人社区康复的基本理念、发展历程、服务模式和人才培养特征为主，而实务研究则更多是对某个地区的残疾人社区康复现状进行评价与分析，并结合国外经验提出存在的问题、完善建议和启示等。在研究主题的选取方面，较注重对残疾人社区康复理念知识的基础介绍和历史起源的阐述，或是对相关社会保障政策的表面分析。然而，考虑到我国残疾人社区康复领域已经累积了数十年的实践经验，当前的研究主题显得知识深度不足、理论创新缺乏，且研究成果的发现往往滞后于现实服务的发展，因此需要更加深入地挖掘社区康复的深层内涵，推动理论创新，确保研究成果能够紧跟并引领现实服务的发展。此外，相比医院临床医疗视角下的康复成效研究，社区康复领域的实证研究在规模和质量上仍有待提升。同时，实务研究中专门探讨残疾人社区康复议题的文献也较少，研究视角略显传统和局限，缺乏对未来发展趋势的前瞻性洞察。再者，尽管在大数据时代的浪潮下，各行各业都在积极探索信息技术的创新应用，但残疾人社区康复领域对于信息科技的关注和应用仍显得较为不足。无论是实务操作还是科学研究，仍更多地聚焦于辅具用品的技术研发而较少深入探究如何利用科技手段、信息数据方法，如循证实践等来推动残疾人社区康复决策和方法的革新。这限制了康复服务的高效性和精准性，亟须我们拓宽视野，加强信息科技在残疾人社区康复中的创新应用。在研究方法的使用方面，现有的国内残疾人社区康复文献主要停留在理论研究阶段，应用研究较为缺乏，无论是观察性研究还是干预性研究的成果积累都有待丰富。随机对照试验研究、系统评价、案例研究、定性研究等方法也运用不多，方法较单一。以上的研究不足都需要得到学界更多的关注并逐步完善。

第二节　社会工作介入残疾人社区康复的研究现状

一、社会工作介入残疾人社区康复的基本理念

国内残疾人的康复途径以社区康复为主，而社区康复作为一项由多部门、多学科、跨专业协力共建的综合工程，需要通过包括医疗工作者、康复工作者、教育工作者、社会工作者、政府人员和机构相关人员在内的多元化主体密切合作，才能确保服务供给的全面性、精准性，资源整合的有效性，以及体现社会力量的充分参与。不少学者指出，引入社会工作是提高残疾人社区康复服务水平、拓展服务覆盖面的重要途径，并认为社会工作在基层服务专业化中扮演了关键的角色。政府通过促进社会工作机构和社会工作人员在社区服务的广泛介入，对残疾人社区康复的发展起到积极的推动作用。社会工作作为一门实用性较强、应用面较广的学科，在服务残疾人群体方面具有得天独厚的优势。以残疾人群体为对象的残疾人社会工作发展在西方国家历史悠久，其专业价值观、理念和介入方法与社会工作在社区康复中的应用具有较高的相似性，即同样地尊重残疾个体的尊严和价值，旨在通过个案咨询、小组工作和社区工作等专业活动满足个别化服务需要，为他们解决包括就业、教育、康复、社交、家庭沟通、贫困等的社会融入问题。实际上，社会工作介入社区康复可以被理解为残疾人社会工作中的一个领域。相较而言，残疾人社会工作的覆盖范围更广，不仅包括社区内的服务，还包括在学校、医院、企业等其他场所的残疾人服务干预，而社会工作介入社区康复则更多着眼于以社区为本、围绕社区进行的服务。从这点来看，残疾人社会工作的发展从侧面印证了社会工作专业在服务残疾人群体方面是有国际经验积累的，作为社会工作应用于社区康复的专业背景依托，可为其提供在理论、方法方面的知识基础及实践方面的经验参考。

社会工作应用于残疾人社区康复能较大程度地发挥专业优势并凸显人文关怀特色，而社区康复在社会工作的助力之下也能更好地促进实现残疾

人的康复与社会融入目标，并形成更系统、综合且更具有创新性的康复范式。社会工作在残疾人社区康复领域具有巨大的发展空间，两者的诸多理念存在一定的相似性和共通性。首先，社会工作通过助人服务秉持利他主义取向，推崇以助人为宗旨，尊重人的生命价值与尊严。社区康复同样要求以尊重残疾人群体的生存权、发展权和参与权为服务开展的前提条件，两者在尊重个体的观念上具有一致性。其次，社会工作的专业目标主要包括为服务对象解困济贫、维护脆弱群体权益及增进社区福祉，对于解决社会问题、促进社会和谐发展具有积极的推动作用。而社区康复也同样是本着社会秩序安定、人道主义原则，两者在维护社会稳定方面有着共同的使命。两者在促进个体能力提升和赋权方面也较为相似，社会工作认为应在服务中帮助残疾人改变对自身的认识，增强能力感，使之更好地认识自己在社会中的权利和责任，残疾人社区康复的现代理念则同样涉及赋权、全纳的内容，强调比起解决单一的社会问题，更重要的是保障残疾个体各方面权利的落实，令他们可以有效提升融入社会所需的各项能力并取得长足发展。再次，社会工作作为一项科学的助人活动，不同于一般的行善活动，始终不懈追求职业化、专业化和本土化路径的探索与发展。异曲同工的是，残疾人社区康复在稳步推进的过程中也必须体现出强而有力的专业支撑作用，规范人才队伍建设，并因地制宜地践行出一条适合本土特色特情的康复发展道路。因此，从强化专业建设的策略来说，两者的理念不谋而合。最后，社会工作与残疾人社区康复都比较重视社区的作用，在强调立足于基层，以社区为本开展服务的工作思路方面具有共通性。从服务方法上看，社会工作所遵循的注重人与情境互动的理念，使得社会工作服务非常强调对残疾康复者社会支持网络的建设，以及各项服务的资源链接，这些方式对于社区康复的目标实现和效率提升均具有积极帮助，也较符合社区康复致力追求的倡导实现个体社会化的服务原则。在专业模式应用方面，社会工作所采用的心理—社会治疗模式与社区康复中的《国际功能、残疾和健康分类》（ICF）理论架构一样，都是通过生理、心理和社会角度认识个体与改善其生活状况的，看待残疾人的视角也高度相似。由此可见，社会工作与残疾人社区康复在多方面的理念和思路都是并存不悖的。

在此基础上，社会工作为残疾人社区康复提供了不一样的专业视角，使其服务范围、内容和方式更加丰富多元，而残疾人社区康复也为社会工作提供了更广阔的发展平台，促进了社会工作理论及实务领域的拓展、延伸。两者可以达到共同促进、交融发展的目的。

二、社会工作介入残疾人社区康复的作用与路径

社会工作是一种运用专业理论和技巧解决社会问题、帮助特殊困难群体的助人专业。它所服务的各类群体中必然包含了残疾人群体。残疾人社会工作的工作方法对社区康复最具现实指导意义。某种程度而言，在当前的残疾人社区康复工作中设立社会工作的支持制度和工作内容是一种康复路径的改良与创新。社会工作对于社区康复服务体系的进一步完善、专业化进程的推动、服务方式与内容多元化的实现产生着至关重要的影响。社会工作在社区康复中的应用为残疾人康复服务工作的开展注入了新的活力，使其不再拘泥于纯粹的、以医学治疗为本的康复手段，而是实现康复范畴的逐步拓展及康复内涵的全面建设，确保残疾人在健康、教育、生计、社会和赋权层面获得充分的权益保障与发展。

从微观层面看，社会工作有助于提升社区照顾水平，可以为残疾人群体提供康复所需的资源链接，为他们搭建与社会各方力量互动的桥梁，由此促进他们社会支持网络的建设。社会工作在心理-社会康复领域发挥的作用尤为突出，可以通过个案辅导、小组活动、同路人支持等专业方法和技巧灵活、有效地解决传统医学手段无法触及的问题，如改善残疾人的情绪状态、提高其生活质量、提升其家庭功能和社会功能。此外，在疾病预防、就业康复、辅具适配支持、康复知识普及方面也能显现出较大的专业优势和作用。从宏观层面看，社会工作可以在残疾人社区康复中承担承上启下的衔接作用。一方面通过了解、收集残疾人的社区康复情况，向相关政府部门做基层工作反馈；另一方面通过贯彻落实各类康复政策和助残政策，确保残疾人可以及时从政府决策中受惠。社会工作专业的运用能较好地帮助协调与残疾人相关部门的工作，提高残疾人社区康复项目在设计、组织、动员、提供与管理方面的成效，并在公共卫生和区域卫生工作的策

划过程中体现出举足轻重的影响力。

近年来，学界对于构建残疾人社区康复的社会工作介入路径曾作出多种探索。有学者从残疾人社区康复发展的整体规划层面来讨论社会工作的应用路径，提出社会工作服务的发展要依托社区康复，要为社区康复体系的综合化、多元化发展提供技术支持，并重视社区基层的机构建设和社会工作人才队伍建设，为社区康复目标的逐步实现保驾护航。有研究从社区资源整合的角度出发，提出"社区+社会工作+社会组织"的"三社+"区域联动模式是理想的社会工作介入残疾人社区康复路径，因为能充分体现社会资源的有效整合及利用，较为符合当前国内的康复服务整体状况。也有研究发现，从组织管理主体及资金来源的分类形式来看，社会工作在残疾人社区康复中的发展模式主要包括了政府购买模式、社区自治模式和非营利组织模式。不同模式在资金筹措与运用、社会工作人员的行政监管、社区居民参与、服务项目设计和管理方面的灵活性与自主性都存在一定差异。还有学者主张以社会工作的基本工作手段为依据，在残疾人社区康复中采取个案咨询模式、小组工作模式、社区工作模式以及政策支持模式，这些模式既可以单独使用，也可以根据本土情形和服务需求同步实施，由此彰显社会工作的专业特色。此外，部分研究在讨论服务模式的分类方法时以社会工作理论、视角为指导，旨在强调社会工作在残疾人社区康复实务应用过程的理论性，其中提到的常见模式包括赋权模式、倡导模式、优势视角模式、生理—心理—社会综合模式等。也有一些文献对社会工作介入社区康复模式的讨论以特定残疾人群体为对象，例如针对精神疾病康复者的社区康复介入，提出不能简单地复制西方做法，要结合本土实情和外部社会支持来达到康复目标；而面向贫困残疾人时则指出，服务模式应注重专业关系的建立、家庭互助网络的构建、心理支持服务的提供以及良好共融环境的建设。还有一些讨论是从社区工作方法的视角出发，借由其中的社区照顾理念来指导社会工作介入残疾人社区康复的应用路径，提出要从"由社区照顾"到"在社区照顾"，进而实现"对社区照顾"的多层次介入，使社会工作在残疾人社区康复的应用过程中呈阶梯式递进发展，在充分考虑本土实情、社区资源情况及当前服务水平的基础上开展服务，有步骤地完善社区照顾体系的建设。

三、社会工作介入残疾人社区康复的研究进展与不足

总的来说，西方国家由于社会工作的发展历史较为悠久，其专业服务在不同人群包括在残疾人群体中的应用更为广泛，相关的实务积累和研究成果也尤为丰富。这些国家关于社会工作介入残疾人社区康复的科研探索硕果累累，研究主题覆盖面较全，贯穿了残疾人群体终身的发展需要及全方位的福祉和权益，如包含了残疾儿童和青少年的社区教育、朋辈支持、暴力预防、文体参与、生活质量、能力提升等方面的干预，也涵盖了残疾成年人群体关于"心理—物理治疗—医疗"多元康复的干预、孤独感和生活满意度的改善、行为及情绪问题的处理，还涉及了老年残疾人退休准备的干预。此外，还有针对照顾者的家庭支援和兄弟姐妹支持研究，以及专门面向残疾女性的安全意识教育干预与研究。对于残疾人在社区康复过程中面临的污名化问题介入也有诸多学术探索。由此可见，西方社会工作介入社区康复的研究较注重理论与实践结合，相关成果对于推动实务工作的发展具有一定的参考价值。

在国内，残疾人康复事业长期聚焦于医院场域的医学干预，尽管当前正全面迈向社区康复的新阶段，但构建多元主导、跨专业协作的康复事业基础仍显薄弱。残疾人社区康复作为一项涉及多专业、交叉学科的综合性战略，其研究主要集中在护理学、临床医学、康复治疗学等医学领域，偏重康复服务的理论探讨。相比之下，心理学、社会工作等其他学科在残疾人社区康复领域的研究文献较少，其研究成果和影响力相对有限。社会工作在残疾人社区康复领域的研究更多聚焦于论证社会工作解决社区康复问题的可行性，如探讨社会工作介入的优势、特色、机遇和挑战，以及提出相关的应对思路和策略。从主题研究的宏观视角来看，社会工作作为新兴的、应用性强的专业，其在残疾人社区康复中如何进行介入、怎样才能发挥最大效应是值得进行更广泛、深入的模式和路径探讨的。国内已有研究侧重于对服务模式的纯理论分析，停留在路径初探的摸索层面，缺乏结合实践与成效评价来检验相关模式的实际可操作性和可行性；而为数不多的

评价路径成效的应用研究又往往缺少相关的理论支持，或是理论运用过于局限，如通常只采用优势视角、增权视角或与社区精神康复相关的复原理念等几个传统的理论观，导致理论选取与应用的多元性和创新性不足。因此，有必要更加注重理论与实践的关联，并采用理论建模、实务检验成效的综合研究方法，争取最大限度地在学术层面展现社会工作在该议题的专业实用性和理论全面性特色。

另外，通过分析国内社会工作介入残疾人社区康复的应用研究可以发现，已有的实证研究以需求评估为主，即通过实地调研的方式，在社区层面或机构层面对人群进行需求调查，继而提出对应的干预措施，如有关于精神疾病康复者社区康复需求的调查，也有分析残疾儿童社区康复现状的研究。也有为数不多的实证研究专注于对机构在残疾人社区康复过程中的运营效果作评价。还有少数文献针对个案咨询、小组工作和社区工作专业方法在残疾人社区康复中的运用进行效果评估与分析。总的来说，干预性研究成果数量不多且涉及主题较为分散，研究证据的质量也参差不齐。在研究对象方面，现有文献以分析精神疾病康复者社区康复情况的比例最多，也有少数研究以关注智力残疾人或孤独症群体为主。相比之下，专门讨论肢体残疾人社区康复现状的研究较为缺乏，有待补充。从研究方法上看，既有以访谈为主的质性研究，也有运用问卷调查法的定量研究，但普遍都存在样本量较少的问题。再者，无论是研究中体现的干预策略还是成效评价方式都不够规范，证伪效果不如理性，致使证据的科学性和可靠性有待加强。鉴于当前研究存在的空白与局限，社会工作介入残疾人社区康复的学术讨论无疑蕴含着巨大的进步潜力和广阔的拓展空间，迫切需要展开更加紧密结合理论与实践的探讨，推动社区康复工作的全面深化与提升。

第三节 循证社会工作的研究现状

一、循证实践的理念形成

循证实践是一种"以证据为本"或基于证据的实践研究理念。当代证据为本思潮的兴起源自西方医学领域，并在较短时间内得到快速发展和广泛认可。循证实践被认为与以传统权威为决策依据的临床实践模式相比，更具有可靠性、科学性和严谨性，该理念背后体现的求真求知精神、实践革新力量，以及对专业逻辑规范的不懈追求为西方医学走向科学化、系统化发展提供了强大的推力。

循证实践并非 21 世纪西方临床医学的新近产物。事实上，在研究循证发展的历史渊源时可以发现，关于循证的理念形成最早可追溯至古希腊时期。当时的医师希波克拉底（Hippocratēs，约前 460—前 377 年）在医学领域首次运用观察性研究法，并提出了综合推理经验对医学成果发展的重要意义。时至 16—17 世纪的欧洲科学革命期间，哥白尼、开普勒、伽利略、牛顿等举世闻名的科学家通过反复的运算、观测和实验对自然界规律进行了科学分析，推翻了千年以来宗教神学主义所推崇的地心学。同一时期，帕拉赛尔苏斯（Paracelsus）、安德烈斯·维萨里（Andress Vesalius）、威廉·哈维（William Harvey）、皮埃尔·路易斯（Pierre Louis）等人也借助科学实验与观察，创设了以化学、数学为核心的医学体系，反对以古典理论、专家意见为权威的传统医学逻辑，提出在医学决策过程中要遵循临床观察事实。1898 年，病理学家菲比格（Fibiger）通过发表关于血清治疗白喉的半随机对照试验论文，第一次为血清治疗白喉的有效性提供了实证依据。可见，近代关于循证实践的一系列启蒙式探索为日后循证方法在医学领域的发展奠定了重要的思想基础。

学界普遍认为，真正把循证科学引入当代医学的第一人是英国的内科医师、临床流行病学家阿奇·考克兰（Archie Cochrane）。他在 1972 年出版的著作《疗效与效益：健康服务中的随机反映》（Effectiveness and Efficiency：Random Reflectionson Health Services）中指出了医疗措施的选择须以科学证据为依据，并强调随机对照试验证据是诸多证据类型中最具有可靠性的，因此应严格并优先采用。阿奇·科克伦还与同事提出系统评价是指导临床决策的最佳方法，可以综合分析与特定病种及疗法相关的随机对照试验数据，并依据最新临床试验的出现而及时更新证据。相关论点有力地推动了系统评价在医学研究中的发展。受此影响，伊恩·查默斯

(Iain Chalmers）等人在 1987 年通过发表关于激素对有早产倾向的母亲系统评价，证实了糖皮质干预的有效性。该研究发现不仅在欧洲得到了推广与应用，还确立了系统评价在临床问题分析方面的科学性、权威性地位。国际临床流行病学网的成立则标志着循证医学所需的各项技术支撑得以逐步完善。其后，循证医学的创始人之一戴维·萨基特（David Sackett）教授、盖亚特（Gorden Guyatt）教授及相关学者开始不断对循证医学的概念进行界定与修正。其中，最为学界广泛接受和推崇的定义版本是萨基特教授在 2000 年提出的，他认为循证医学是指"慎重、准确和明智地应用当前所能获得的最好的研究依据，同时结合医生的个人专业技能和多年临床经验，考虑病人的价值和愿望，将三者完美地结合制定出病人的治疗措施"。

循证方法在医学领域提出了"遵循最优证据进行治疗"的核心决策理念，并推动该理念上升至行动层面，为界定、搜索与实施"最佳证据"提供了具体的应用标准和步骤。它的出现被誉为医学实践领域的"范式转换"。一般来说，循证医学需要遵循两个基本理念，一是实践决策必须以最新的、可靠的、有效的研究证据为依据，要注重科研与实务的结合，避免出现过度依赖权威经验的问题，以此保障医疗干预的成效。二是强调在服务方案的设计过程中重视服务对象的需求、利益和处境，确保循证实践的参加者是包含了实践者、服务对象和最佳证据的完美结合，使服务范式更能体现人文关怀。值得注意的是，循证实践的有效施行离不开实践者的参与。因此，在医学领域应用以证据为本的实践必须基于三个原则：一是实践者需要懂得如何对研究结论作科学解释并加以利用；二是实践者要在工作过程中掌握运用科学研究的方法来指导实践；三是要以更有效的方式，把与实践相关的研究发现传递给实践者供其参考。随着循证方法在医学领域的不断深入与发展，循证医学的理论体系已日趋成熟，使得现代医学逐步脱离传统以经验为本的狭隘思维模式，越来越注重临床实践过程中对科学证据的分析与应用。为了更有效地对循证医学证据进行管理和传播，国际性非营利民间学术团体考科蓝（Cochrane）协作网于 1993 年在英国成立。该团体在提供最新、最全面的临床医疗证据二次加工信息源方面作出了重要的贡献。目前，Cochrane 已成为全球范围内最重要的循证医学证据平台之一。

二、循证实践在社会科学领域的应用

循证方法对推动人类发展、社会进步和社会福利事业改革的影响并不局限于医疗领域。随着循证医学的大力发展，循证实践也开始逐步在其他学科方向如社会科学领域获得应用和认可。循证社会科学是对循证医学的继承和发扬，循证方法的出现使得社会科学领域下多个学科正朝着更专业、更高效、更科学的目标迈进。循证社会科学是指循证实践的理念和方法在社会科学的应用，即根据社会科学领域要解决的社会问题，在充分考虑服务对象的价值意愿和宏观环境因素的前提下，参考当前可得最佳研究证据所作出的决策和实践。循证社会科学的发展具有一定的历史必然性和迫切性。受 16—17 世纪自然科学所推崇的唯物主义、实证主义科研范式的影响，当时的人文社科领域开始反思如何在学科发展的过程中摆脱长期以来受宗教神学观念所支配、迷信传统理论权威的落后学术思维，并积极追求更科学、严谨的研究方法，以推动学科的进步和建设。在此背景下，观察法、实验法、调查法、文献法、统计和分析法等当代人文社科常用的研究方法得到了不断的实践与推广，为循证实践在社会科学领域的应用奠定了重要的技术基础。循证社会科学作为一种新兴的人文学科研究范式，经过了不断的实践和探索，正逐步形成更全面、更多元的体系化发展。目前，循证实践已被广泛应用于各类人文社科专业的研究，如循证社会工作、循证管理学、循证教育学、循证法律学、循证犯罪学、循证决策学、循证政治学、循证图书馆学、循证经济学、循证心理治疗、循证矫正等，所涉及的研究主题较为丰富、多样，包括经济发展、税收、敏感性政策、教育、劳动关系、就业培训、医疗保健、儿童和家庭关怀、社会流动等方面。

有学者认为，循证社会科学的出现标志着社会科学第三次"科学化"浪潮的兴起。诚然，这种模式在实现理论与实践相结合方面所体现的优势是无可比拟的，对于实现 21 世纪社会科学研究的路径创新也是具有里程碑式意义的。尽管如此，国内循证社会科学的发展仍处于起步阶段，要真正实现该模式的规范化、科学化、专业化建设还有漫长的路要走，有必要进一步完善循证社会科学的定义与概念、确立循证社会科学的学科定位、建立更系统化的循证方法学体系。这些问题的解决对于填补本土循证社会科学研究的空白以及推动循证社会科学的长足发展具有突出的现实价值。

三、循证社会工作的历史溯源与发展

（一）国外循证社会工作的历史进程

西方循证社会工作是基于回应当时的社会困境和社会工作学科发展需要而产生的。从社会背景因素的角度看，一些欧洲国家在实现社会工作学科模式转型之前，正面临着一系列经济问题或体制改革，这些社会变动都对当时的社会工作领域发展带来了不可忽视的影响。例如，20世纪70年代的美国正经历着一场严重的滞胀，当时经济停滞、失业率高居不下，导致社会风气颓废、治安问题严峻、犯罪率直线上升。在此情形下，基层民众对社区服务和社会福利支持的需求变得尤为迫切，如果这些服务项目未能有效运转，帮助人们解决实质性问题，社会的稳定性将会遭受破坏。政府和民众对于社会服务成效的关注使得循证实践在包括社区工作在内的社会工作实务中获得了生根发芽的难得契机。在英国，由于20世纪80年代开始实施公共产业私有化制度，使得社会开始对服务使用者的权益和观感有了更多的重视与尊重。受到这一思想风潮的影响，社会服务和社会工作研究者也逐步意识到服务使用者在参与服务设计、发展和研究过程中的重要性。而发生在同一时期的英国残疾人权利运动在激励脆弱人群积极参与社会决策、服务项目方面也带来了显著的促进作用。受到这一系列社会政策、社会运动背景的影响，英国政府于20世纪90年代末开始倡导在所有的社会关怀专业（Social Care Professions）中使用循证实践模式。该政策的提出对于循证社会工作在英国的发展具有重大的政策导向意义。总体而言，进入20世纪90年代以来，西方国家由于医疗保健和社会服务体系中责任压力以及成本效益压力的增加，使得循证实践在社会工作领域的发展获得了推动力。

除了受国内社会环境的影响与驱动，西方社会工作循证方法在形成、发展过程中还得到了一些国际联合组织所提供的政策引导和支持。以欧盟为例，在金融和经济危机的大背景下，欧盟委员会于2013年呼吁成员国优先考

虑社会投资，即将其社会政策重点转向人力资本和社会凝聚力的投资，以实现其社会福利国家的现代化建设。此时，在认识到危机造成的预算限制和人口老龄化带来的人口挑战后，欧盟委员会认为成员国需要得到更有力的政策指导，以应对当前面临的重大社会挑战。他们倡议在政策制定时，更高效、更有效地利用可用资源进行社会创新，并批判性地采用普遍主义、有针对性和条件性等方法作为政策决策组合。同时，有必要对政策方法进行测试，以使政策制定以证据为基础，并在整个欧洲推广有效方法。如欧盟委员会推出了名为"社会投资方案"（Social Investment Package，SIP）的项目，其中明确了需要通过检验社会政策与服务的证据以筛选出最有效的政策和服务。SIP 认为有效和优质的社会服务是一项公共投资，因此公共社会服务的现代化应当重视关于决策、服务合同和交付以及评估的证据，这对实现欧盟 2020 目标方面产生了关键影响。SIP 计划的实施使得欧盟委员会在支持基于循证知识共享的研究和创新方面发挥了较为突出的作用，随后也使得项目评估和以证据为本的实践在欧洲各国得到了较为迅速的普及与应用。

从学科建设的行进轨迹来看，早在社会工作创立初期，美国社会工作先驱、社会工作专业奠基人玛丽·里士满（Mary Richmond）女士就在其著作《社会诊断》（Social Diagnosis）中提出，"社会工作应在科学的指导下为不同人群提供服务，其中包括进行科学的评估、诊断和鉴定"。可见，社会工作专业从一开始就有致力于追寻科学化发展的宏远目标。时至 20 世纪 70 年代，关于社会工作实践如何在科学知识的指导下进行开始有了更多的争论。这一时期学界出现了一系列的研究，对现有社会工作干预措施的有效性提出了质疑并作出改革建议。其中最受瞩目的是美国学者费捷（Fvfischer）通过对 70 项研究进行分析，证实了当时应用精神分析原则的社会工作干预并没有产生显著成效（Effective Casework Practice：An Eclectic Approach）。之后，他在 1978 年出版的著作《有效的个案工作实践：折中的方法》中指出，应该把社会工作的目标成效设置成可以测量、检验的行为或表现。他的观点对于循证方法后来被社会工作领域接纳起到了一定的理念启示作用。贾亚拉特纳和利维（Jayaratne、Levy）（1979）主张在社会工作实务过程中采用经验临床实践模式（Empirical Clinical Practice，ECP），把基于传统经验形成的理论应用在临床实践中，并运用单一受试研究方法进行实证成效评估。虽然该模式与后来的循证实践相比，在知识来源、决策依据的理解方面存在较大差异，但经验临床实践运动仍有效地推动了研究与实践的结合，在一定程度上改进了社会工作的知识结构，增强了专业实践与评估的科学性和合理性，为循证社会工作的出现和发展提供了良好的知识准备及理论铺垫。相似地，在社会工作循证实践研究中建树卓著的学者萨亚也建议要重视关于实践的经验实证研究，并提议把这些研究成果进行梳理和整合后通过指南的形式派发给一线社会工作者以供实务决策的参考。同一时期，社会工作学界还掀起了一场关于发展心理健康实践模型的运动。在此运动中，一系列经过充分研究的心理社会干预模型，如涉及行为、认知、人际和社会的方法，以及与精神疾病密切关联的生物学和生物心理社会学理论都得以形成并运用。此时，多个学科包括心理学、精神病学和社会工作的实证研究人员相继开创性地使用模型进行社会工作实践。

一般认为，首位正式把循证实践理念引入社会工作领域的学者是美国的甘布丽尔（Gambrill）。她最突出的贡献在于通过 1999 年发表的文章，把社会工作研究知识的获得，依据研究证据的来源、证据的遵循程度，分成了"基于权威"（Authority-based）和"基于证据"（Evidence-based）两种类型，并进一步将社会工作实践分为"基于权威的实践"（Authority based practice）与"循证实践"（Evidence based practice）两大类别。自此以后，循证社会工作的发展势头迅猛、进度快速，关于循证实践探索的社会工作著作开始不断涌现。其中，较为经典的著作包括 2000 年考克兰的《家庭社会工作的循证实践》（Corcoran Evidenced-based Social Work Pactice with Families）、2004 年起创刊发行的学术刊物《循证社会工作》（Journal of Evidenced-based Social Work）、英国的比尔森（Bilson）在 2004 年出版的《社会工作中的循证实践》（Evidence-based Practice in Social Work）、英国的史密斯（Smith）于同年发行的著作《社会工作与循证实践》（Social Work and Evidence-based Practice）、2005 年瑞士的佐默菲尔德（Sommerfeld）的《循证社会工作：通向一种新的专业主义？》（Evidence-based Social Work：Towards A New Professionalism?），以及澳大利亚的格雷（Gray）等人在 2009 年出版的《循证社会工作：批判的立场》（Evidence-based Social Work：A Critical Stance）等。另外，1999 年 5 月发行的《社会工作实践研究》（Research on Social Work Practice）杂志对循证实践指南的制定进行了探讨，而 2011 年 4 月发行的《临床社会工作》（Clinical Social Work Journal）杂志则围绕临床社会工作与循证实践的议题作了专门讨论。这些文献、著作的发表都对循证方法在社会工作领域的推进起到了良好的学术宣传作用。

值得一提的是，国外一些高等院校的社会工作系和由社会工作主导的社会组织在推动循证模式成为社会工作主流实践方法的过程中也发挥了至关重要的作用。例如，英国的埃克塞特大学（University of Exeter）早在 20 世纪 90 年代就成立了循证社会服务中心（Centre for Evidence-based Social Services）并由社会工作教授布莱恩·谢尔顿（Brian Sheldon）担任主任。澳大利亚弗林德斯大学（Flinders University）也成立了相似的科研机构并由社会工作教授詹姆斯·巴伯（James Barber）担任负责人。在美国，有几十个社会工作研究中心都隶属于高校里的社会工作学院，比如佐治亚大学（University of Georgia）的社会服务研究中心（Center for Social Service Research）。这些组织正在积极开展以证据为本的临床社会工作研究，它们通过寻求联邦和州的资金，采用如随机对照临床试验和准实验等可靠的研究方法，对社会工作和社会福利服务的结果作出科学评估。另外，一些社会工作服务组织，如美国社会工作者协会（National Association of Social Workers）设置了一个实践研究网络（Practice Research Network），即类似于美国精神病学中的一个实证资源平台，旨在收集有关日常社会工作实践的系统信息，以及评估社会服务的结果。美国另一个颇具名声的组织——社会工作与研究学会（Society for Social Work and Research），则加入了 Campbell 协作网（Campbell Collaboration），并通过与多个组织合作为社会工作者提供研究证据的支持。该组织现在已有来自不同国家和地区超过 1800 名的成员，并赞助每年一次的科学研讨会，通过信息支持、科研合作等层面逐步扩大它们在循证社会工作领域的影响力。

总的来说，循证实践在国际上已逐步成为社会工作实务的重要组成部分。社会工作领域的循证实践涉及将最佳可用的研究证据与临床专业知识、服务对象的价值观和偏好以及社会文化背景相结合，以提供有效的社会工作服务。循证社会工作在全球范围内的进展主要体现在以下方面。

循证实践模型与框架的发展：在 20 世纪 90 年代和 21 世纪初期，西方国家构建了一些循证实践的模型和框架，虽然这些模型并不是专门服务于社会工作专业，但仍然可用于指导社会工作实践的实施。

对系统评价和荟萃分析的重视：在国外的社会工作实践中，系统评价和荟萃分析已成为越来越受欢迎的方式，用于综合与总结最佳可用的研究证据。

循证实践在不同社会工作领域的拓展：循证实践已经拓展到不同的社会工作实践领域，包括儿童福利、心理健康、物质滥用、残疾人服务和老年人服务。

服务对象价值观和偏好的认可：越来越多地认识到将服务对象纳入循证过程、考虑他们的价值观与偏好在决策中的重要性。

学术研究的进展：实施科学研究有助于设计出更有效的服务策略，以促进循证实践在社会工作中的实施与应用。

文化多样性的关注：将文化差异、文化多样性等内容整合到循证实践中已成为社会工作的重要考虑因素，认识到文化因素在确认服务对象需求和偏好方面的重要性。

基于以上发展成果，国外社会工作专业将进一步推动循证实践的应用，以提高实践的质量和有效性。与此同时，社会工作实践和研究之间的联系也有待获得进一步加强，以促进知识的共享和交流。循证社会工作也将更加注重与其他学科和领域的合作，以推动知识的跨界融合和创新。此外，允许服务对象参与决策也需要成为循证社会工作的发展重点，目标是通过鼓励服务对象的参与，真正实现以他们为中心的服务。循证社会工作还应更加注重推动社会公正和社会变革，以改善社会福利和公共利益。

（二）国内循证社会工作的起步与发展

循证社会工作的概念与实践在我国经历了从引进到逐步深化的过程。何雪松作为最早向国内学术界宣传循证社会工作的学者，于 2004 年率先在期刊文章中介绍了循证实践的基本特征、发展背景，回顾了循证引发的主要论争，并探讨了循证方法对中国社会工作发展的启示，从此开启了国内循证社会工作理论研究的新征程。其后，他于 2005 年与陈蓓丽发表论文介绍了当代西方社会工作在理论、实践和体制等不同方面的发展趋势，并在文中论述了循证实践对于树立社会工作学科专业权威性的意义。之后若干年，国内学术界对于循证社会工作的认识进展缓慢，其间文献成果不多。这可能与当时的社会工作服务实践基础薄弱、案例积累较少有关。直到 2012 年以后，以循证社会工作为主题的学术关注度才显著提高，相关文献数量逐步上升。其中比较具有代表性的成果有杨文登 2014 年发表的研究文献。他通过对西方循证社会工作的经验进行总结和回顾，以图文结合的形式阐述了循证社会工作的发展史、基本结构、实践思路、证据分级标准及一般实施步骤，为国内社会工作领域认识循证方法梳理了较为清晰的框架脉络，并提供了详尽的循证基础知识资料。拜争刚等（2017）则专门介绍了系统评价研究方法，并分析了如何运用该方法获取社会工作循证证据的操作流程，为循证实践的具体步骤作出了行动指引。此外，范斌和方琦（2017）对比了中西方社会工作证据实践相关的文献发展情况，指出当前国内循证社会工作在科学依据、高级别证据、标准化量表、人群与领域拓展等方面存在的局限和不足，并提出了相关的完善建议。

有学者通过总结社会工作服务项目的实施经验，对循证社会工作本土化的思路作出了讨论和反思。如郭伟和等（2012）以"5·12"汶川地震后的"青红社工"干预项目为例，提出了要运用理论研究成果影响反思性行动过程，实现理论和实践双向对话的建议。万斌斌（2013）通过梳理残疾人婚恋辅导项目的做法，指出了当前社会工作实践存在缺乏理论性和证据依据不足的问题，由此倡导要在实务中积极推广循证实践方法。李树文（2014）则结合自身的社会工作服务经历，讨论了循证实践应用于社会工作领域的本土化过程中可能存在的困境与挑战。相似地，彭少峰和张昱（2015）基于南通的循证矫正经验，分析了循证社会工作在国内推进的土壤特征以及与西方模式的差异，对其进一步发展提出了相应的适应、调整策略。

总的来说，国内学界对于循证社会工作介入不同特色领域、专门人群的研究正日益丰富，成果主要聚焦在社区矫治、民生治理、扶贫工作和长者照顾方面。同时，循证社会工作的人才培育开始得到重视，关于循证方法应用于社会工作教育、实习的研究在逐年增加，讨论日益热烈。

（三）循证社会工作的信息技术发展

全球性循证医学证据平台 Cochrane 协作网在推动循证医学发展方面所作出的先驱性贡献及取得的巨大成功为社科领域的循证信息技术应用提供了更具体、清晰的行动参考。受其先行影响，国际非营利学术性组织 Campbell 协作网于 2000 年在美国宾夕法尼亚大学正式成立，并在全球范围多个地区如北欧、英国及爱尔兰、南亚等相继设立了研究中心。该组织作为目前享誉世界的社会科学类多学科交叉的智库平台，主要是为心理、社会、教育、司法犯罪及国际发展政策等领域提供科学严谨的系统评价决策依据，并为循证社会工作提供了重要的信息技术平台。经过 20 多年的努力，国际循证社会工作的技术发展已日趋成熟。

国内的人文社科领域近年来也积极传播循证社会科学的理念，并致力于推动相关技术力量的发展。自 2016 年起，中国人民大学、四川大学和兰州大学等高校相继设立了循证社会科学研究中心或开展跨学科研究交流。南京理工大学借助成立循证社会科学与健康研究中心的契机和平台，多次举办与循证实践相关的学术论坛、国际会议及研究班，为广泛宣传循证社会科学理念、方法及培育循证实践高级人才作出了重要贡献。之后，南京理工大学更与国际 Campbell 协作网在 2019 年联合发起成立了 Campbell 中国联盟，首次邀请到四川大学、兰州大学、武汉大学、广州大学等 10 所高校加入联盟，该举措标志着中国循证社会科学进入了规范化建设的全新发展阶段。为进一步促进循证社会科学的数据本土化建设，国内还建设有循证社会科学数据库（Evidence-based Social Science Database，ESS）。该平台是中国第一个介绍循证社会科学的摘要性数据库，为循证理念和方法在社会科学领域的应用提供了证据支持。而兰州大学循证医学中心—甘肃省循证医学与临床转化重点实验室和美国南加利福尼亚大学社会工作学院合作开发了中国儿童与老年健康证据转化平台（Chinese Clearinghouse for

Evidence Translation in Child and Aging Health，CCET）。作为 Campbell 中国联盟的数据平台支持之一，CCET 是中国首个聚焦社会心理环境健康服务的儿童和老年社会心理健康循证数据库，旨在为国内的老年和儿童服务对象及相关工作人员提供最佳的心理支持、社会支持与环境支持干预证据。在 ESS 和 CCET 的基础上，中国知网、万方数据、维普资讯等学术网站也储存了大量的、与循证知识相关的科研论文。这些网站可以作为 ESS 的有效补充，尤其在获取最新发表的、暂未被 ESS 所收录的循证社会工作文献方面，其具有一定的便利性和渠道优势。

四、循证社会工作的学科价值

综观社会工作的发展史，受临床医学界初期的工作范式影响，社会工作较长时间以来的助人模式都遵循"以权威为本"，即在实务过程中把专家的评判或先辈经验作为主要的决策依据。尽管这种传统模式在快速产生服务决定方面具有一定的优越性，但由于过分倚重主观意见，缺乏对其他客观因素如服务对象所处情境、科学知识等的充分考量，导致在如何确保服务决策准确性方面遭受较多诟病。近年来，"权威实践"使得社会工作的科学性一度陷入了既无法证实也无法证伪的困境当中，社会工作的专业合法性和权威地位也因此备受质疑。例如，有学者批评当前的社会工作实务普遍存在服务不专业、成效不显著、对象不明确、理论支撑匮乏等现象，这些不良因素都在一定程度上限制了本专业的长足发展。在此情形下，社会工作急于寻求破局之法，迫切探索能充分展示专业实效和社会价值双重构建的新路径。而循证实践方法的提出，无疑为社会工作的解困与发展注入了新的希望。从推动社会工作事业可持续发展的宏观角度看，循证方法对于突破传统、实现社会工作科学化具有显著的优势。循证社会工作可以为科学知识与实务服务之间架起互动的桥梁，兼顾标准化道路和个别化需求的平衡博弈，有效提升社会工作实践的社会认可度和接纳度，进一步树立专业威信。

越来越多的研究指出，社会工作特有的专业属性与循证方法的基本理念存在较高的契合性和互补性，具体可体现在以下多个方面。

一是社会工作的社会属性。社会工作作为专业的助人实践活动，在解决社会问题和推动社会进步方面发挥着重要的作用。但社会问题本身无论是基于产生原因的多样性还是表现形式的复杂性，都使得人们不仅会关注问题解决的方法，更会注重问题解决的成效。这样一来，溯源行动策略和检验服务效果则成为社会工作各个领域亟待攻克的难题。而循证方法无论从理论框架还是操作范式都具有良好的科学严谨性和系统性，恰好能为这些问题的解决提供一种"有迹可循""有据可依"的路径。

二是社会工作的人本属性。社会工作一贯遵循的人本主义价值取向要求在专业实践过程中兼顾科学精神和人文精神，即一方面留意积累经验提炼理论，另一方面善用理论诱发反思，形成新的实践领悟。这与循证方法重视处理理论与实践结构化合作对话的思路高度吻合。

三是社会工作的环境属性。"人在情境中"的社会工作本质和使命使得实践者不能把关注点局限在服务对象身上，还需对社会环境加以分析、利用和改造。与传统的"权威实践"模式相比，循证方法在综合考量人与环境的互动关系上更能体现其灵活的结构模式和广阔的发展空间。

四是社会工作的伦理属性。社会工作的专业伦理价值体系是规范和引导各项实践活动的认知与行动标准。而循证模式在寻找科学研究证据，并据此选择最优服务方案指导实践的工作过程呈现出较强的伦理包容性，能较好地回应社会工作专业常见的伦理价值困境，如尊重服务对象的自决权和独特性、监督资源配置公平性与合理化、确保服务科学有效性等问题。

五是社会工作的证据属性。长期以来，社会工作助人活动的科学性建立在实证主义的基础上，但是实证主义科学性存在的前提是本专业在开展助人服务时能提供可靠、可持续的实践证据。因此，必然要形成、完善社会工作专业的证据库以及证据使用与评价方法，才能为后续的活动提供有价值的参考依据。与此同时，对于服务对象而言，可靠的服务成效证据有助于增强他们的信任感，使他们相信方案的可行性，看到改变的希望，继而产生更大的改变动力。循证方法在最佳证据的获取、应用和分析层面能最大限度地满足社会工作在上述方面的专业需求，并提供有力的理论和技术支持。

循证社会工作的提出与应用不仅符合专业属性和思想渊源，还充分遵循社会政策要求、顺应时代发展趋势。以美国的经验为例，该国作为国际上社会工作发展较早、较为成熟的国家，在多个政策法规和行业规范中都对循证实践方法在社会工作领域的应用作出了明确规定，其中，2002年的《不让一个孩子掉队法案》（No Child Left Behind Act）和俄勒冈州参议院第267号法案要求社会工作者在工作中使用循证实践的联邦和州法规。此外，全美各地的高等院校都在社会工作课程中增设了关于循证实践的培训内容，把循证方法纳入基础职业技能的学习范畴。相似地，多个与社会工作密切相关的行业协会也通过继续教育项目提供循证实践指导。另外，越来越多的保险公司在进行理赔时要求社会工作者提供治疗方案的循证依据。政府也认可服务对象有权利向社会工作者索取最佳服务证据的相关信息。可见，国外循证社会工作的应用与实践不仅是基于自身专业发展的需要，同时也是对法律、教育、社会服务等领域规范化发展需求的一种及时回应和配合。

我国的循证社会工作正处于探索阶段，仍缺乏相应的配套政策和措施指引。但可以看出的是，推动循证方法在中国社会工作领域生根发芽将可能成为把握社会时代脉搏、抓住专业发展机遇的明智决策。一方面，大数据时代的兴起使得高效收集、利用数据成为各行业必然的发展趋势。而循证方法在实现信息转化证据、由科学证据指导社会工作服务决策方面有着巨大优势。该方法的运用能充分体现数据、信息对现代服务的有效参与，与大数据时代倡导的数据化思维模式较为相符。另一方面，社会工作作为现代哲学社会科学的重要分支和实践领域，通过运用循证方法，可积极对应新文科建设所强调的满足国家重大需求、重视学科交叉建设、加强基础理论创新等任务目标。为此，有学者提出，循证社会工作遵循的逻辑和实践事实，为满足当前特定历史阶段对科学的新需求提供了切实可行的新思路、新方法，是必要、合理且可行的。

五、循证社会工作的模型发展

为了更好地厘清循证实践的逻辑机理，有效缩短临床研究与实践之间的差距，西方学者对循证社会工作的模型形成进行了积极探索。从现有的文献中可以发现，国外社会工作领域的循证模型构建侧重于为临床社会工作者开展循证实践及证据应用与转化提供思路、框架和方法，涉及的核心内容包括论证一般过程的形成、循证决策的要素构成以及证据效力分级。其中，循证实践的一般过程分析旨在展示循证方法的具体操作步骤和思路，使社会工作者可以有章法、有顺序地实施循证行动；而对循证决策的要素内容作讨论主要是为了对服务决定的产生过程提供评价指标，明确证据知识转化、应用应遵循哪些标准；循证证据的效力分级则以研究方法的科学性为出发点，对知识证据"从高至低"作出等级划分，致力阐明"最佳证据"的产生是有理可依、有据可循的。这些模型内容的知识构建可以为后续的实证研究和临床实践制定较为清晰的、具有可操作性的行动指南，提供理解循证、践行循证、发展循证最直观、有效的路径。

国外学者在研究循证模型的过程中，通常以医学循证模式的基本结构与内涵为主要参考依据，并在此基础上根据社会工作的专业特性进行适当的修改与完善。例如，在社会工作实务决策因素中增加了服务对象因素、专业因素等内容，使得循证决定的形成环节尽可能体现主客观因素的相互兼顾、社会公平性与专业价值取向。需要指出的是，虽然学界在大方向上对于"循证方法是怎么操作的""如何作出循证决策、依据是什么""何谓最佳证据""证据筛选的标准是怎么样的"等现实实践问题已达成一定的共识，但整体来说国外的循证模型仍较难摆脱医学专业的影响，容易出现过度参照来自医学实践的知识蓝本和经验总结的情况，对于如何更好地提升循证方法在社会工作领域的专业契合方面仍分析得不够深入。例如，在循证决策过程中过分强调知识科学性，未能充分考虑其他人文与环境因素对服务决策的影响，导致循证模型对知识的运用缺乏弹性，提供的实践思路过于教条化和僵化。同时，不同模型研究所提出的关于服务决策的非证据因素内容较为零散，涵盖的要素不全面且不够具体化。在现有研究中，循证实践模型的一般过程设计也存在内容过于简洁、缺少对操作细项的展示、应用便利性不足等问题。

近10年以来，我国关于社会工作循证模型的学术探讨正日益丰富，并展现出本土化特点和巨大潜力，但研究数量相较于其他领域仍显有限，高水平且具有国际影响力的成果也仍在积累。在循证模型构建的探讨上，研究成果较为稀缺，且缺乏从实证角度对本土经验的深入总结与反思，多数研究停留于理论层面的探讨。为此，我们需要正视存在的不足和研究空白，极力寻求突破，为开发独具本土特色的循证社会工作模型研究注入新的活力，推动该领域学术研究的持续深化与发展。

六、循证社会工作的研究进展与不足

国外的循证社会工作对于该领域的发展进程、模型构建、实践逻辑、理论检验与优化等问题已有诸多研究，但对于循证模型具体内容的设计与分析仍不够细致，专业契合度方面的考虑也不够周全。与此同时，干预研究发展较为成熟，运用循证方法介入长者照顾、精神健康、残疾康复、社区矫治、儿童发展、家庭功能恢复等方面的成效讨论成果颇丰。其中，检验认知行为疗法成效的行为研究循证证据最为充分。研究设计整体而言较为多样化，主要包括实验性、准实验性、预实验性和服务对象意见研究。循证实践效果分析以观察服务对象接受干预后的转变为主，也有部分文献尝试通过收集实践者对干预执行情况的反馈来检视实务成果。

国内文献偏重社会工作循证的理论研究，以介绍西方理论经验、证据分析新技术（如构建定量研究问题的 PICOS/PICOT/SPIDER 模型、Cochrane/Campbell 系统评价等）、研究框架、实践模型的形成与本土化发展路径为主。对本土化建设有较多的呼吁，但主要还是基于循证社会工作合理合法性的论证，对于循证方法本土模型的发展，例如在揭示实务决策因素、一般操作过程等方面的讨论不多，检验模型成效的研究更是较为稀缺。另外，循证方法作为注重理论性与实践性并举的新路径，关于社会工作循证应用于不同领域服务的成效分析成果尤为单薄。为数不多的循证社会工作干预研究主要聚焦于老年健康、社区矫治和特殊儿童问题。例如，童峰（2016）检验了该方法在老年人口健康干预问题的应用；彭少峰和张昱（2015）论证了循证实践在社区矫治的本土优势；王君健（2019）分析了如何运用循证策略提升艾滋失依儿童的抗逆力；王晓娟等（2012）则通

过随机对照试验证实了循证实践在解决社区照顾干预老年认知障碍问题方面的作用。总的来说，国内的循证社会工作研究整体缺少对循证方法运用过程的详细汇报。对于如何获取最佳证据、如何把证据有效转化为决策内容等问题未能作出清晰的解释和分析，致使个别研究看起来很"循证"，但实际上与普通行动研究的做法无异，仅侧重于应用实践和效果评估，缺乏对获取证据的过程及评价证据环节的相关论述。也有研究注重介绍循证方法应用于实务领域的设计，但对于具体案例或干预行动的成效结果却未有讨论，因此无法从真正意义上为循证社会工作的有效性提供完整、可靠的证据参考。

综上，为解决存在的研究不足，循证社会工作研究在发展过程中需要进一步为理论搭建通往实践行动的桥梁。也就是说，为了促使循证社会工作在中国生根发芽、开花结果，必须确保该方法的应用有据可依、有章可循。在目前已具备一定理论支持并有专业呼吁为其开路的情况下，应进一步把握学科机遇，加大对循证实践的特色构建和发展的研究，如包括对循证方法的一般操作流程、服务决策构成要素、证据评价标准等问题进行本土化设计，提出清晰、可操作性强的行动方案，使之能有效指导"从现象到理论""从理论到实践"，又从"实践回归理论"的循环过程。与此同时，对相关模型进行实务应用和综合性的评估、汇报，为循证方法本土实践效果的验证及相关模型的完善提供具有科学参考价值的证据。

第四节　循证社会工作介入社区康复的研究进展

循证实践作为社会工作专业的科学新路径，在介入残疾人社区康复方面的国外研究数量正稳步上升，研究方向和领域也在日益拓展。按残疾人群体的年龄划分，既有涉及儿童精神健康的干预评估，也有关于社区青少年心理治疗、社交能力提高、学业水平提升、毕业转衔等问题的服务和成效分析，对于老年残疾人群体以社区为本的身心干预循证实践问题也有一定的讨论。对相关学术成果依据研究对象的残疾类型进行归类可发现，精神残疾群体的研究成果相较其他残疾类型而言尤为丰富。这可能是因为国外循证社会工作在长期的发展过程中都深受循证医学和循证心理学的影响，由此聚焦人群精神健康问题的干预研究更具备发展基础。有研究认为，循证社会工作方法在精神卫生领域体现出的专业优越性是突出的，包括：（1）能通过形成概念化的、严谨的服务方案来指导干预；（2）有助于增加社会工作者的知识和技能；（3）能有效改善干预效果；（4）对于传统的临床判断是一种有利的补充和整合；（5）能充分尊重实践、价值观和专业共识；（6）在一些国家和地区，能有效满足拨款或管理式医疗报销要求。同时，国外循证社会工作改善社区精神残疾群体身心机能的策略较为多样化。如对于严重精神障碍成年人，已被证实较为有效的干预措施包括积极的社区治疗（ACT）、支持性就业、强化病例管理、健康自我管理、家庭心理教育、对同时发生的药物滥用和精神健康障碍的综合治疗、自助和同伴支持服务、创伤后应激障碍（PTSD）干预、认知和人际关系疗法等。对于有严重情绪障碍风险的儿童，则可以采取预防性干预、治疗寄养、多系统疗法（MST）、亲子互动治疗、亲属支援、初级保健中的协作治疗、社区重返计划、学校心理健康服务、多家庭团体治疗等方法。经过长期积累，国外已形成了一批较为经典的、论证循证社会工作干预精神障碍社区康复成效的科研成果。例如，Gerald Hogarty 和 Carole Anderson 通过随机对照试验的方式，评估了慢性精神疾病患者的家庭心理教育干预措施的成效，相关研究发现广受认可；Myrna Weissman 则以其精神病学流行病学工作而闻名，她所参与研发的人际心理治疗是一种新兴的重度抑郁症循证干预方法，成效已得到诸多证明；Gail Steketee 基于循证策略，运用随机对照试验的方法检验了认知行为疗法在强迫症人群中的应用成效；Whittaker 等人讨论了精神障碍儿童循证干预的存在困境、实践模型与服务路径。除了研究精神残疾人，国外对于循证社会工作方法介入智力障碍、孤独症、脊髓损伤、脑卒中、脑瘫等其他类别残疾人社区康复服务的可行性以及循证实践的标准、决策模型的构建、服务实践的推动等进行了一定的探讨。

国外残疾人社区康复研究在讨论循证社会工作的应用问题时，逐渐对专业人员的观感和体验给予更多的关注。有越来越多的文献通过问卷调查、质性访谈等方法，探究参与社区残疾人服务的社会工作者对证据知识的看法、残疾人社区康复实施循证干预的态度、循证策略的具体使用情况以及影响循证实践效力的可能限制与困境。这些关于基层实务资料的收集和经验整理对于促进循证社会工作介入残疾人社区康复的理论发展及策略完善都有积极的意义。

值得关注的是，虽然在文献检索、收集的过程中可以发现，循证社会工作应用于残疾人社区康复的文章数量在不断增长，质量也不断提高，但社会工作专业在残疾人社区康复循证研究领域的影响力与医学、心理学等学科相比仍难以企及。这可能是因为，有些实际与社会工作内容密切关联，由社会工作者发表的文献很难从标题上被识别学科背景，仅能通过浏览作者信息才被发现；而在另一些时候，临床社会工作者的贡献形式是提供心理社会干预措施，但这些干预措施却由其他学科的学者来开展随机对照试验及发表成果。这样一来，即使临床社会工作者正积极地参与残疾人社区康复的循证实践和实验，他们的工作依然容易被其他专业人士低估与忽视。

在国内，关于循证社会工作介入残疾人社区康复的研究领域尚未形成丰富的系统性文献积累。通过审视该领域的行动研究可以得出，尽管服务方案在形成决策过程中已经取得了一定成效，但在其制订过程中，基于知识证据的支撑和理论框架的搭建仍显得相对薄弱，较多地依赖于过往经验。在数据分析方面，虽然已有部分研究尝试使用前后测的方法来验证干预方案的成效，但随机抽样方法和随机对照试验的应用仍显不足。这反映出，这些行动研究在采用循证策略方面需加强，尚未能完全呈现出基于社会工作专业背景的深入循证成果。另外，从循证实践的角度来看，现有研究在运用循证策略方面还有提升的空间，其提供的证据级别在作为循证依据时稍显不足，由此可能致使在循证实践过程中收集知识证据面临一定的挑战。此外，关于残疾人社区康复社会工作者如何深入理解和运用循证方法的研究也相对较少，这在一定程度上可能影响专业人员对循证实务的可行性和潜在挑战的全面理解。

第五节　文献述评

综上所述，目前关于循证社会工作、残疾人社区康复的研究角度丰富、成果百花齐放。学界对于循证社会工作方法如何介入社区康复正在给予越来越多的关注，这些前期的学术成果也得出了一些有意义的结论，为该课题的本土化研究发展奠定了基础。尽管如此，"循证社会工作应用于残疾人社区康复工作"这一课题在主题、对象、内容、方法方面都存在知识缺口，整体研究深度和广度有待提升。

一、研究主题方面

前期研究主要是基础研究，注重原理解释和知识性归纳，对于循证模型本土化构建包括内涵、方法、构成要素、具体过程和步骤等理论动态研究不足，该方法在特定服务领域尤其是残疾人社区康复领域适应情况缺乏成果积累。在应用研究方面，对于循证方法的可能用途和新途径探讨多止步于观点阐述、经验反思，实证性研究特别是针对残疾人服务板块的研究规模较小，理论与实证相结合的综合性研究基础薄弱，有待加强；关于应用循证方法的本土基础条件、现状，尚未作出有效的评估与分析，尤其未能洞察社会工作专业人员对于使用循证方法的认知、态度和行动意向等情况。

二、研究对象方面

社会工作循证实践成效检验所聚焦的人群类型较为单一，主要集中于老年人群、青少年儿童和社区矫治群体，专门针对残疾人群体在社区康复层面的介入效果几乎未见论述，调研对象需要进一步拓宽。

三、研究内容方面

国内关于残疾人状况的描述和影响因素分析较为充沛，对社区康复服务的模式探索、技术创新、干预措施的实现路径等也有一定讨论，但专门检验服务效果特别是针对社会工作实务项目的干预研究数量不多、质量不高，可供参考的本土数据较为有限。虽然已有较多关于循证社会工作的历史溯源和方法介绍，但对于如何使循证社会工作模型的本土化构建从理论呼吁走向实践与应用的问题仍有着广阔的研究空间。尤其在实用模型构建方面存在一系列的问题有待进一步解答，如"是否可形成一套可操作性强、内容较为全面的模型？""模型在指导社会工作实务决策形成过程中应涉及哪些要素（证据的转化与应用问题）？""相关内容是否能与残疾人社区康复的需求和特征兼容？""模型在残疾人社区康复领域作实际应用的步骤是什么、过程是怎样的？""相关实践如何做检验、效果怎样？""这些经验对于模型的进一步完善和发展将带来怎样有益的启发？"等。此外，在循证模型构建和应用的基础上，"当前的专业基础条件是怎样的？""社会工作者对于循证方法的认识、态度和实践意向如何？""社会工作者在残疾人社区康复中应用循证方法的可能困境在哪里？"这些问题"痛点"环环相扣、层层递进，需要一一"把脉"，对其进行深入研究并逐个击破。相关成果对于弥补国内对循证社会工作方法的认识短板、促进社会工作专业的学科发展、推动国内残疾人康复事业的科学路径建设均具有重要意义。

四、研究方法方面

当前循证社会工作研究的成果形成途径主要来源于文献梳理、理论思辨和经验总结，数据挖掘与分析的技术相对落后且在研究中较少体现。例如关于循证证据获取过程的讨论只对文献的分析方法（如系统评价法）、Cochrane 论文质量评估方法等一般原理及操作思路作过介绍，鲜少把这些证据分析方法真正转化、应用在现实研究中并予以必要解释、说明，由此导致涉及循证实证的文献在证据形成与合成的分析环节存在内容缺失或标准不一等问题，缺乏具体的解释与应用。另外，无论是循证社会工作研究还是残疾人社区康复研究，在探讨服务成效时多采用描述性分析或经验总结的方法，单一试验研究多为走访调查而非可控试验，如随机对照试验，导致产出证据级别较低，数据质量不甚理想。

为此，本研究以探索残疾人社区康复的社会工作创新方法为焦点，在梳理循证实践原理与社区康复服务内涵的基础上，对循证社会工作介入社区康复的理论视角作系统论述，并对循证实践的基本原理和机制过程进行分析，进而构建具有本土化特征的循证实践模型。基于相关成果，进一步运用系统评价、定性研究、随机对照试验等多种研究方法进行模型的应用与检验，旨在通过多角度呈现循证实践方法论，为突破传统研究范式提供新的思路与实务策略。本研究还通过探究本土康复社会工作者对循证策略的认知、态度、行动意向及其影响因素，分析循证社会工作方法应用于本土社区康复领域的现实条件与困境。期望相关成果能有效拓展残疾人社区康复服务的理论宽度，为论证社会工作干预手段提升残疾人康复水平提供直接、有力的证据支持，助力提升社会工作在康复领域的学科影响力和话语权，并有助于推动残疾人循证社会工作研究的发展！

第三章　循证社会工作介入残疾人
社区康复的理论分析

深入剖析理论是构建及应用循证社会工作模型的核心环节，其重要性不仅在于推动研究视角的革新与发展，更在于为指导实践、检验实践成效提供坚实的理论框架与准则。通过这一分析过程，我们可以有效促进社会工作服务质量的持续提升和服务水平的不断深化，为残疾人社区康复事业的专业化、科学化发展贡献力量。为此，本章重点分析了与循证社会工作及残疾人社区康复密切相关的核心概念。随后，讨论了社会工作干预研究的理论支持，并试图透过相关理论视角论证社会工作专业发展科学方法的重要性。此外，本章还对与循证实践相关的理论观点进行了梳理，也探讨了在残疾人社区康复中进行科学实践的理论看法。相关内容将有助于理解残疾人社区康复中以证据为本的社会工作实践，为构建循证社会工作介入残疾人社区康复模型提供理论依据，促进提升社会工作干预服务的成效。

第一节　循证社会工作介入残疾人社区康复的相关概念

一、社区康复

1981 年，世界卫生组织康复专家委员会对社区康复进行了界定，强调社区康复是利用社区的人力资源进行的康复措施，包括残损、残疾和残障人员本身、家庭和社会。1994 年，联合国教科文组织、世界卫生组织、国际劳工组织联合发表的《关于残疾人社区康复的联合意见书》对社区康复进行了重新定义，将社区康复作为社区发展计划中的一项康复策略，强调其目的是使所有残疾人享有康复服务、实现机会均等、充分参与。此外，社区康复需要依靠残疾人、残疾人亲友、残疾人所在的社区以及卫生、教育、劳动就业、社会保障等相关部门的共同努力才能得到有效实施。2004年，世界卫生组织、联合国教科文组织、国际劳工组织联合进一步更新了社区康复的定义，反映了社区康复方法从提供服务向提升生活质量和推动社会参与的方向转变。新的定义如下："社区康复是一个为增进残疾人身心功能及社会参与而进行的程序。它涉及残疾人自我管理、社区环境改善、建立支持机制及社区层面的协作。社区康复重视与残疾人及其家庭、组织和社区共同策划、实施、监测及评估康复服务。它建立在社区参与、发展和自主性的基础之上。"① 该定义强调了社区康复的本质是为了改善残疾人的身心功能和促进其社会参与。

在我国，社区康复是以社区为基础，采用社会化工作等专业方式开展残疾人康复工作的一种策略。我国自 1986 年开始进行残疾人社区康复的试点工作，目前已经全面推广和普及。《中华人民共和国残疾人保障法》中也指出要以社区康复为基础、以康复机构为骨干、残疾人家庭为依托，以实用、易行、受益广的康复内容为重点为残疾人提供有效的康复服务。

结合国内外对社区康复的界定，本研究认为，社区康复是以社区为基础，依靠社区资源和社区力量，为残疾人提供康复服务和支持，帮助该群体恢复功能、提高生活质量和参与社会生活的途径与方式。

二、循证实践

循证实践一般被认为是一个决策过程，该决策的产生来源于三个不同的核心影响，分别包括最佳可用证据、临床专业知识以及客户价值观。这一定义在国际上具有较为广泛的应用，包括医学、心理学、教育学等不同专业都采用了相似的界定。例如英国国家健康与护理卓越研究所（2020）

---

① World Health Organization. "CBR：a strategyforrehabilitation，equalization ofopportunities，poverty reductionand socialinclusion ofpeople withdisabilities：joint positionpaper 2004. " CBR：a strategy forrehabilitation，equalization ofopportunities，poverty reductionand socialinclusion ofpeople withdisabilities：joint positionpaper 2004. 2004. 27-27.

将循证实践定义为一种系统的决策方法，用于对个别患者的护理进行决策，临床医生在与患者协商后，使用可用的最佳证据来决定最适合患者的选择。加拿大卫生研究院（2012）认为循证实践是一种解决问题的方法，可应用在医疗机构的临床决策中，旨在将最佳可用科学证据与最佳可用经验（患者和医护人员）证据相结合。此外，根据美国心理协会（2005）的观点，心理学领域的循证实践是指个体特征、文化和偏好的背景下将最佳可用研究与临床专业知识相结合。美国言语和听力协会（2005）把循证实践定义为一种在临床决策过程中将当前高质量研究证据与实践者专业知识、服务对象偏好和价值观相结合的方法。而美国国家孤独症中心（2009）则强调，循证实践需要将研究结果与专业判断和基于数据的决策、家庭的价值观和偏好以及准确实施干预措施的能力相结合。在教育领域，Whitehurst（2002）将循证实践定义为专业智慧与最佳可用经验证据的结合，并提出应以此决定提供教学。

总之，循证实践是一个决策过程，它整合了各种专业的最佳可用证据、专业知识以及服务对象价值观和背景要素。这一界定总体上适用于包括心理学、言语和听力、社会工作、教育、管理等多个专业领域。循证实践强调将研究证据与临床专业知识、服务对象价值观和背景因素相结合以作出明智决策的重要性。

三、循证社会工作

在社会工作专业领域，循证实践的定义大致与医学领域的界定较为相似。如 McNeece 和 Thyer（2004）认为，循证社会工作是指在作出实践决策时将最佳研究证据与临床专业知识和服务对象价值相结合。其中，最佳研究证据一般来自基础研究和与临床应用相关的研究，特别是来自评估社会工作服务结果的干预研究，以及对评估措施的可靠性和有效性作分析的研究。临床专业知识是指利用教育、人际交往能力和过去的经验来评估服务对象功能、诊断障碍情况和/或其他相关状况（包括环境因素）以及了解服务对象价值观和偏好的能力。目前，该定义在社会工作的应用最为广泛。另外，Gray 等学者（2009）在研究中提出，循证实践是社会工作中的一种新兴现象，并将循证社会工作描述为"可以指导特定干预、支持最佳实践并为服务对象展示积极成果的专业研究基础措施"。目前，国内学术界总体认可循证社会工作是一种寻求将研究证据与临床专业知识和服务对象价值观相结合的方法，以告知实践决策并改善针对服务对象的干预结果。

四、系统评价

系统评价又可以称为系统分析，是一种系统化而严谨的文献分析方法，用于审查和综合来自多个来源的证据。系统评价试图整理所有符合预先指定的资格标准的经验证据，以便回答某个特定的研究问题。它的操作过程通常由一套协议和程序指导，确保方法的使用明确而具有系统性，最大限度地减少偏差和错误，从中为研究问题提供更可靠的发现，进而得出有效结论并作出决定。系统评价被认为是循证实践等级中最高级别的证据，该方法在对特定研究问题的可用证据进行全面和客观的综合分析方面是必不可少的。通过使用 PRISMA 等报告指南以及使用 Cochrane 手册偏倚风险工具等对纳入的研究进行批判性评估，可以确保系统评价的质量和透明度。使用 GRADE 等框架可以评估证据的强度。Cochrane 手册为系统评价的实施和报告提供了全面的指导。

五、随机对照试验

随机对照试验（Randomized Controlled Trials，RCT）是医学和社会科学领域广泛使用的研究方法。该方法是在受控条件下进行的前瞻性、比较性、定量研究/试验，随机将干预措施分配给对照组。随机对照试验是确定干预与结果之间是否存在因果关系的最严格和最可靠的研究方法。它的目标是在控制可能影响结果的其他可能因素的同时，确定干预是否产生统计上显著的效果。随机对照试验是产生循证实践建议的重要工具，旨在最大限度地减少偏差并确保结果稳健、可靠。随机对照试验的结果被认为是最高级别的循证证据之一。在评估干预措施的有效性和安全性时，可以通过执行随机对照试验来生成高质量的证据，并且为临床决策提供信息，以此改善康复者的治疗效果。此外，随机对照试验可以很好地被应用于系统评价和荟萃分析中，为综合此类研究产生的证据提供坚实的基础。在循证实践的背景下，随机对照试验被认为是评估医疗保健干预措施和社会福利服务有效性的黄金标准。

第二节　循证社会工作应用于残疾人社区康复的理论支持

一、循证实践证据价值的理论依据

（一）理性主义

循证实践的概念最早产生于医学，而其理论渊源则在一定程度上与哲学的理性主义视角有关。该理论与经验主义中重视人的感性经验不同，主张某些知识是与生俱来的，与感性经验无关，可以通过逻辑推理获得。也就是说，理性可以基于人的论点与具有说服力的论据发现真理，经过符合逻辑的推理而非依靠表象而获得结论，继而使之成为意见和行动的理由。理性主义的核心观念是先天观念，即人类心智中固有的某些知识。这些先天观念构成了理解现实和制定合理论证的基础。理性主义者认为，通过理性而非仅凭经验的证据，个体能够理解世界并得出普遍真理。

理性主义在推动哲学、医学等各个学科领域的科学发展方面发挥着重要作用。在循证实践的背景下，理性主义为理解决策过程和经验证据的作用提供了宝贵的理论框架，因为理性主义与循证实践有着共同的目标——追求知识和真理。虽然理性主义依赖于演绎推理和先天观念，而循证实践重视来自科学研究的经验证据，两者看似相互对立，但并不一定无法兼容，它们可以在追求合理决策的过程中相互补充。事实上，循证实践中的证据提取过程本身就是一种逻辑推理、辩证分析的过程，充满了理性思辨色彩。证据知识在循证方法中占据核心地位。换而言之，循证实践是以证据为基础的模式。因此，循证实践理念和理性主义视角在对"信息、知识的推崇"方面具有较大相似性。

理性主义强调的逻辑推理与循证实践所需的批判性思维和分析能力相一致。它为评估和解释研究结果提供了一个框架，以及支持了由此产生的逻辑推论。通过运用理性主义原则，从事循证实践的社会工作者和研究者可以批判性地评估研究证据，发现其中的缺陷或偏见，并得出有效的结论。理性主义还鼓励社会工作者和研究者质疑假设，挑战现有知识，确保对证据进行全面审查。它培养了对知识科学研究中的逻辑一致性和内在一致性的好奇心。通过对研究结果和理论框架进行批判性检查，社会工作者和研究者可以完善他们的理解，并为知识的进步作出贡献。

虽然理性主义为循证实践提供了有价值的见解，但仍有必要认识到它的局限性和潜在挑战。首先，理性主义过于强调演绎推理和逻辑一致性，常常将理论的一致性置于经验证据之上。这可能会导致实践者和研究者不愿接受挑战现有理论的新证据，由此阻碍科学进展。其次，在循证实践中应用理性主义可能会受到经验证据的可用性和质量的限制。在某些领域，如社会科学或新兴研究领域，经验证据可能有限或不确定。在这种情况下，仅仅依靠理性主义可能不够，社会工作者和研究者需要谨慎行事，对新证据保持开放的态度。还需要留意的是，社会工作视域下的循证实践对于证据的解释、应用并不是简单的线性关系，因为证据知识的转化既包含了服务实施者与接受者的参与过程，也体现了他们与不同环境层次互动的结果。与传统的循证医学相比，循证社会工作更强调要反映人的主观能动性及环境调节复杂性。这是一个涉及客观与主观因素、内因与外因、个体系统与多层次系统交叉互动的复杂环节，单凭证据信息直接作出服务中的行动决策是不可行的。理性主义能为循证实践中关于证据提取的过程提供一定的理论参考依据，但并不能很好地解释循证实践的其他环节，尤其是对证据的转化与应用作多维、立体的分析，也未能全面考量不同学科在证据应用方面的差异性需求。因此，完全依赖理性证据指导实践的观点在循证实践中不能在未经调适的情况下被照搬使用。

理性主义以其对理性和演绎推理的强调，为理解和加强循证实践提供了有价值的视角。通过融入理性主义原则，社会工作者和研究者可以批判性地评估研究证据、识别缺陷，并为知识的发展和完善作出贡献。然而，在循证实践中保持理性主义与经验证据之间的平衡至关重要，虽然理性主义提供了促进批判性思维和推理的框架，但它不应取代经验证据的重要性。循证实践高度重视严格的研究方法、经验证据和对证据的系统评估。理性主义应被视为增强对证据解释和应用的工具，而非替代。将理性主义和循证实践相结合还凸显了跨学科合作的重要性。通过接纳不同的观点和方法，社会工作者和研究者可以获得更广泛的见解与知识。理性主义鼓励跨学科对话，使社会工作者和研究者能够就研究发现的逻辑一致性在不同学科中进行有意义的讨论。总之，理性主义和循证实践相互影响且相辅相成。理性主义以其对理性和演绎推理的强调，为循证实践提供了评估和解释研究证据的框架。它培养了批判思维、好奇心和追求逻辑一致性的精神。通过将理性主义原则融入循证实践，社会工作者可以提升决策过程，为知识的完善作出贡献，并改善服务对象的康复质量和成效。然而，保持平衡的方法至关重要，需要承认经验证据的重要性，并拥抱跨学科合作，以确保循证实践的有效性和适用性。

（二）后实证主义

后实证主义是一种哲学思想，它对科学研究的方法论提出了一系列观点和原则。作为对实证主义局限性的回应而产生，后实证主义旨在超越无价值和客观科学探究的观念。它承认研究过程中的内在主观性，并强调背景、价值观和解释的重要性。实证主义是后实证主义的前身，它认为客观真理可以通过经验观察和一般规律获得。然而，后实证主义通过强调客观性的局限性，主张对知识构建更加细致的理解。该理论认为，社会工作者和研究者自身所持有的偏见与先入为主，以及社会和文化背景均会对研究过程产生影响。因此，科学探究应该承认和考虑这些主观因素，避免简单和还原主义的现实观。后实证主义与实证主义有所不同，实证主义认为科学知识可以通过严格应用科学方法和发现普遍规律来获得。该理论流派主张，尽管可以追求知识建构的客观性，但最终仍受到研究者和社会工作者的主观经验、价值观和解释的影响。为此，这种元理论立场认为，知识是通过迭代和反思的过程产生的，涉及研究者与研究对象之间的持续互动，以及社会、文化和历史因素的影响。

后实证主义认同并尊重证据知识的严谨性。该理论作为一种哲学立场，可以通过证据的情境化、反思性和主观性、多元化的证据观以及迭代式知识发展四个层面为循证实践环境中证据的生成、解释和应用提供分析与解读。首先，在证据情境化方面，后实证主义强调证据生成和应用中情境的重要性。它认识到证据不是普遍和与情境无关的，而是受到特定环境的塑造。在循证实践的背景下，这意味着社会工作者在解释和应用研究证据时需要考虑其实践环境的独特特征，包括社会文化、组织和个体因素。后实证主义支持了这一观点，要求证据的情境化，以确保其与特定的服务对象群体或康复环境的适用性和可应用性。其次，在反思与主观性方面，后实证主义鼓励社会工作者进行反思，强调自我意识和对自身主观性、偏见和价值观的批判性反思的重要性。这种自我意识使社会工作者能够认识到自己的观点可能对证据的解释和应用产生影响。在循证实践的过程中，反思有助于社会工作者认识和解决可能影响决策过程的任何偏见或先入为主，它促进了对证据的更加透明和批判性评估，使社会工作者能够考虑不同观点和视角。再次，在多元化的证据观方面，后实证主义挑战了将证据局限于定量研究结果的观念。它认识到多种形式的证据的价值，包括定性研究、经验知识和服务对象观点。后实证主义与循证实践的原则一致，鼓励将不同类型的证据整合起来，以更全面地理解复杂的康复问题。这种多元化的证据观承认证据可以通过不同的方法和来源产生，每一种方法都提供对临床实践复杂性的独特洞察。最后，在迭代知识发展方面，后实证主义强调知识的迭代和演进性质。它强调科学知识不是静态的，而是根据新的证据与洞见进行修订和完善的。同样，循证实践注重不断更新知识，并将新的研究发现纳入临床决策的过程。后实证主义支持循证实践应是一个动态的过程，使社会工作者能够根据新的证据调整他们的实践。

后实证主义为理解其与循证实践之间的关系提供了有价值的观点。通过强调情境化、反思性和主观性、多元化的证据观以及迭代知识发展，后实证主义对证据的生成、解释、评价和应用产生了重要影响。在循证实践的背景下，采纳后实证主义观点能够促进社会工作者更加全面地评估和利用证据，以提供更加个体化、适用性强的康复干预决策。

（三）建构主义

建构主义是起源于哲学和发展于心理学领域的学习理论，强调学习者通过参与有意义的活动和经验，在建构自己的知识和理解过程中发挥主动作用。该理论认为学习是一个主动的过程，学习者通过将新的信息与已有的认知结构相联系，积极地建构自己的知识。根据建构主义的观点，学习最有效的方式是将知识置于实践中，让学习者亲身参与其中。传统的被动接受知识的方式不足以培养学习者的批判性思维、问题解决能力和深度理解能力。因此，建构主义提倡学习者通过实践和创造性活动，将知识与经验相结合，建构自己的知识体系。在建构主义的视角下，学习者被视为知识的建构者和意义的创造者。他们通过积极探索、实验和参与真实世界的任务与项目，建构新的概念和思想。在这个过程中，学习者不再只是被动地接收信息，而是积极地建构新的知识结构，并将其与既有的认知框架相连接。

循证实践是一种基于最佳可用证据、结合专业知识和服务对象价值观的决策方法，它要求将科学研究的发现与实践相结合，以制定最佳的干预策略和决策。建构主义对循证实践的发展产生了重要影响。首先，建构主义强调学习者的主动参与和实践性经验，这与循证实践的理念相契合。在循证实践中，社会工作者通过将最新的研究证据与自己的专业知识相结合，制订和实施干预计划。建构主义的思想促使社会工作者以学习者的角色置身于主动学习和实践的环境中，从而更好地应用循证实践的原则。其次，建构主义注重个体差异和多样性，这与循证实践的原则相呼应。循证实践强调将最佳可用证据与服务对象的价值观及个体差异相结合，制订个性化的服务方案。建构主义的思想有助于社会工作者更好地理解服务对象的个体需求，将循证实践的原则应用于个性化的实践中。建构主义还主张要重视深度学习和积极思考的重要性，这与循证实践的目标相一致，因为循证实践强调要在干预对策形成过程中将最佳可用证据与服务经验和专业知识结合，体现了经验提取与知识整合的必要性和意义。因此，建构主义鼓励社会工作者要在参与实践和服务创造过程中不断地学习与总结，培养批判性思维和分析能力，凝练服务知识与经验，使他们能更好地解释和应用最佳可用证据。此外，建构主义还强调学习的自主性和主动性，推崇对学习过程和思维方式进行自我反思。这与循证实践的服务逻辑相一致，循证实践要求社会工作者对自己的实践作出专业反思和评价，不断更新和改进自己的实践。建构主义的理念培养社会工作者提高元认知能力，使他们能够重视自己的循证实践学习过程，以批判性的视角反思不同的方法和策略，并不断改进自己的学习和实践方式。

综上所述，建构主义强调学习者的主动参与、实践性经验和个体化学习，与循证实践的多种理念相契合。建构主义的思想促使社会工作者以学习者的角色置身于主动学习和实践的环境中，切身践行循证实践的原则。建构主义的方法有助于培养社会工作者的批判性思维、问题解决能力和自主学习能力，使他们能够更有效地评估和应用最佳可用证据，推动循证实践的发展。通过将建构主义与循证实践结合，可以在循证社会工作的教育与实务领域更好地促进专业学习和发展，提高实践的质量和效果。

二、循证社会工作的理论基础

（一）系统理论

系统理论是影响社会工作循证实践发展的关键理论之一。该理论将整个环境或社会生态系统描述为一组嵌套结构或层次体系，认为它们之间的互动会对个体的生活带来直接影响。与此同时，个体也通过在整个环境中的相互作用参与知识的共建，并对环境的改变产生作用。系统理论承认个人行为所受的影响因素是来自多个层面的，包括他人、环境、文化和组织系统。此外，该理论强调，系统某一层级的变化会对整个系统产生连锁反应，并且通常需要针对系统的多个层级进行干预才能产生持久的变化。基于这些观点，社会工作实践被认为是在一个由互相关联因素组成的复杂系统中发生的过程。系统理论秉持的信念是如果不考虑社会问题所嵌入的更大系统，就无法理解或解决社会问题。

系统理论对于社会工作循证实践过程中证据转化与应用的发展具有重要意义，尤其在服务决策要素的筛选标准和原则制定方面能带来更全面具有启发性的理论指引。例如，虽然循证实践的关键原则之一是强调使用研究证据来指导服务决策，从系统整体的角度来看，研究证据只是在作出有关服务对象服务决策时必须考虑的众多因素之一。由于社会工作实践具有一定的复杂性，社会工作者必须对广泛的因素作出全面的评估与衡量，这些因素包括服务对象的独特需求和偏好，当地社区的可用资源，与服务密切相关的更广泛的社会、政治和经济影响等。此外，还需要考虑由于服务干预而带来的意外后果的可能性，因为针对系统某一层面作出的服务干预可能会对系统的其他层面带来一系列不可预期的连带影响。社会工作者在作出有关服务对象服务决策时应充分考虑这些潜在风险，如改善家庭经济水平的服务措施可能会对残疾服务对象的社会关系或他们获得医疗福利的机会产生意想不到的风险。社会工作者必须意识到这些潜在的意外后果，并采取必要的措施降低损失或风险。鉴于上述原因，社会工作者需要全面了解服务对象，才有可能制订出有效且可持续的干预决策方案。这对于循证实践的发展尤为重要，因为它要求社会工作者必须认真考虑与实施干预措施相关的更广泛的背景情形。由此可见，基于系统视角的循证社会工作实践不仅要重视研究证据对服务决策产生带来的理论价值，还要对服务对象及其所处环境的背景作充分调查，更要兼顾、平衡证据与服务对象及其所处环境因素之间的关系，才能形成更客观、全面的干预决策观点，促进服务的均衡性和公平性。

系统视角还强调了跨专业人员之间协作与交流的重要性，这也是确保循证实践得以顺利进行的关键要素。由于系统理论秉持环境会对个体产生影响的基本理念，这些观点在循证实践中突出了以服务对象为中心的服务干预的重要性，即意味着服务对象的偏好、需求和价值观应成为决策与干预计划的核心。因此，循证社会工作的服务决策形成要求将来自多个来源的研究证据与临床专业知识以及服务对象价值观和偏好相结合，而不同学科背景的专业人员之间的合作将有助于开展证据适用性评估，确保使用现实、可行的最佳证据来指导决策，并保障干预措施能更有效地根据个体的独特需求和偏好量身定制，而不是依赖于一刀切的方法。系统理论强调了在践行循证理念时跨专业团队协作的意义，并为循证社会工作过程中如何进行专业分工和人员合作提出了较为清晰的思路，例如这种协作将可能涉及共享知识与资源，共同制定和实施干预措施，以及参与可持续服务的评估与改进。不同学科背景的专业人员合作是保障服务对象获得最佳服务的重要前提之一。

总而言之，系统理论为推动社会工作循证实践的发展提供了重要的理论参考。系统视角强调循证社会工作的实践应立足于多层次系统进行综合考虑与分析，并对跨专业人员协作与沟通、风险管理、采取整体观点等事项予以重视。从系统角度出发，社会工作者可以在最大程度上设计出更有效、更可持续并根据服务对象独特需求和偏好量身定制的干预措施。

（二）人本主义理论

人本主义理论起源于 20 世纪 50—60 年代，该理论是对当时在心理学发展中占主导地位的精神分析论和行为主义观点的回应。人本主义反对这些理论所支持的人性决定论和还原论观点，试图对人类经验的积极方面进行关注。人本主义理论立足于这样一种信念，即认为个人具有内在的价值与尊严，他们的经历和感受应该受到尊重与重视。该理论强调主观体验在人类生活中的重要性，以及个人选择和责任在塑造人们生活中的作用。人本主义心理学还强调积极关系和人际关系的重要性，并相信个人有能力在一生中改变和成长。虽然循证社会工作的基本原则——例如用科学证据指导实践、对客观知识的重视等——从表面上看似乎与人本主义理论中强调主观经验、重视个人感受的看法不一致，实际上人本主义中的一些关键思想与循证社会工作的理念并不冲突，可以为循证实践提供具有价值的理念和信息参考。

首先，人本主义理论强调理解及回应每位服务对象独特需求的重要性，而循证社会工作也要求优先考虑服务对象的需求和偏好，并鼓励他们参与决策过程。这种社会工作服务的循证实践注重将服务对象置于服务过程的中心，并关注服务对象的个别化需求、偏好和价值观，做法与以人为本的理论宗旨高度契合。其次，人本主义理论强调个体差异、主观体验和个人成长的重要性，它对人类经验复杂性的认识有助于促进以服务对象为中心和个别化的社会工作循证实践方法的发展。再次，人本主义理论还关注积极人际关系的建立，包括强调同理心、真实性和无条件积极关注在干预服务关系中的应用，而这也恰恰是循证社会工作实践获得最佳成效的重要前提条件。在循证社会工作的服务过程中，建立积极的人际关系可以帮助社会工作者更好地理解服务对象的需求和问题，进而提供更加个性化和有效的干预服务。真实性、同理心和无条件积极关注也能够使社会工作者更好地与服务对象建立互信关系，并且获得服务对象的支持和合作。这种积极的参与可以增强服务对象的自我效能感，并且提升干预效果。可见，人本主义理论为循证社会工作的服务实践提供了以人为本的价值导向，而且这种对人的关注不仅聚焦于服务对象的需求，还涉及对服务对象与他人尤其是和社会工作者建立积极关系的关注。最后，人本主义理论重视个体成长与改变的潜能，认为人在改变自身处境的过程中并不是被动地接受结果，而是具有主观能动性和积极参与可能性的。这一观点对循证社会工作实践最大的启示在于肯定了服务对象在决策参与过程中的重要作用与影响，并且揭示了研究证据成为最佳服务决定的前提之一在于它们是否有利于帮助服务对象增强优势与资源，以及是否能为他们提供充分的个人成长与改变机会。只有当研究证据能充分满足服务对象需求，并且能确保在其服务参与主动性和潜能施展机会时，基于循证实践的社会工作决策方案才能达到最佳的成效。

综上，人本主义理论对循证社会工作核心思想的形成具有一定的影响。虽然人本主义理论重视主观体验和个人成长能力的观点似乎与循证社会工作实践倚重客观科学证据的看法不一致，但人本主义的价值精神仍然在循证社会工作的实践中体现出显著的指导意义。通过强调理解和回应每个服务对象独特需求的重要性，建立积极的关系，并认识到个体成长和改变的能力，社会工作者可以在取得现有研究证据的基础上，提供更有效的和以人为本的残疾人康复支持服务。

（三）社会学习理论

社会学习理论是阿尔伯特·班杜拉在 20 世纪 60 年代提出的心理学经典理论。该理论根植于行为主义和认知心理学，强调向他人学习所涉及的认知过程，并认为观察、模仿和强化对于塑造人的行为非常关键。在社会工作循证实践的背景下，社会学习理论可被用于解释研究证据在促进社会工作干预服务成效方面的重要影响和意义。社会学习视角假设个人是通过观察他人行为及该行为的后果来进行学习的，研究证据在该视角下可以被理解为对个人行为的观察整合。虽然社会工作者在实务过程中可以通过服务去收集服务对象的经历和干预的结果，但这种观察过程可能并不能提供对最有效干预措施的全面了解。也就是说，通过对有限个案进行观察的经验是具有片面性的，较难形成对相关服务措施有效性的整体认识。在这种情况下，研究证据可以通过对不同干预措施的效果进行系统、客观的分析来帮助填补这一空白。研究证据能提供大型的、更全面的关于服务对象干预经历的观察资料，以便社会工作者作出更优化的实务决策并对成效显著的干预方案进行模仿实施。因此，社会学习理论中所提出的观察学习可以通过最佳研究证据的取得来实现，与传统的单一服务观察相比，来自研究证据的观察更能体现样本规模，且可提供的学习资料更为丰富。另外，社会工作者可以通过观察数据认识自身在知识和实践方面的差距，由此激发进一步提升自己、不断汲取专业新知识的动力。这种持续学习和改进的过程对于为服务对象提供最高质量的服务支持至关重要，同时也与社会学习视角所倡导的个人要不断通过学习而获得转变的理念较为吻合。与此同时，使用循证干预的社会工作者也可以作为该领域其他专业同行的模仿榜样，为他们提供间接学习的经验分享，从而促进循证实践的使用和该领域知识的传播。

社会学习理论的另一项重要观点是认为个体可以通过强化来获得行为。当该观点被应用于解释社会工作的循证实践时，可以从两个方面来理解。一方面，当社会工作者采取基于证据的干预措施时，他们会向服务对象展示这些措施的有效性。这种方式有助于加强社会工作者和服务对象之间的合作关系，因为研究证据所展现出来的专业性和权威性会使得服务对象更有可能信任社会工作者并对干预成效产生信心。也就是说，由于研究证据而产生的信任感和权威感将成为一种强化，鼓励服务对象获得行为的转变，包括与社会工作者建立合作联盟和更有动力、更积极地参与循证服务。另一方面，基于证据的干预措施也更有可能帮助服务对象取得积极的成果。这些积极的成果同样可以对社会工作者和服务对象产生强化影响，进一步增加他们对干预服务的认可度，推动循证实践在社会工作发展的可持续性。因为社会工作者在实务过程中有机会见证循证干预的积极影响，这种循证实践经历也有助于提升他们的工作满意度。

除了观察、模仿和强化，社会学习理论还强调个体差异在学习中的重要性。换而言之，并非所有干预措施对所有服务对象都有效，社会工作者必须利用他们的临床专业知识和对服务对象的了解来调整循证干预措施，以满足每位服务对象的独特需求。这种个性化干预的过程也是循证实践的一个重要方面，因为它确保干预是根据每位服务对象的特定需求量身定制的。

总之，社会学习理论可以为解释研究证据在社会工作实践中的重要性提供多个视角的理论依据。而研究证据作为有效干预的模仿蓝本，能提供关于不同干预有效性的观察数据，并为社会工作者和服务对象带来多种积极的成果。通过在社会工作循证实践中融入社会学习理论的基本理念，社会工作者可以为服务对象提供最有效的干预，提高他们的康复服务成效和满意度。

（四）优势理论

优势理论作为社会工作专业中一种独特的理论视角和工作方法，强调在进行服务介入的过程中，应注重个人、家庭和社区的优势、资源和适应力，而不是仅仅关注个体自身的问题和缺陷。该理论将个人和社区视为个体自己生活中的积极因素，并力求赋予他们实现目标和充分发挥潜力的能力。优势理论的相关观点可以为社会工作循证实践中基本原则、操作方法、实施过程及证据效力的产生和发展提供具有显著价值的理论支撑与行动参考。

在循证实践的原则方面，优势理论认为应将服务对象置于干预过程的中心，并明确了让服务对象参与决策和目标设定的重要性。这一理念与循证实践中以服务对象为本的原则不谋而合，两者共同提出了让服务对象参与服务过程并使用适合其独特需求和情况的干预措施的必要性。优势观点还强调要识别和建立个人、家庭和社区的优势与资源。该理论认为，循证社会工作实践应以利用基于优势的干预措施为原则，由此揭示出社会工作者要有效利用服务对象及其支持系统的优势和资源，而不是仅仅解决他们的问题和不足。优势理论还指出，需要考虑个人和社区存在的社会、文化和环境背景的影响与作用。因此，社会工作的循证实践还要从多元文化视角出发，并遵循充分理解、考虑服务对象所处背景及文化因素的原则。此外，优势视角提倡对服务对象进行赋权，使其能在自己的生活中发挥积极作用并行使自决权。这一观点凸显了社会工作专业的本质特点和价值取向。在此启发下，强调促进服务对象自主性、自我效能和对自己生活作出明智决定的能力也应成为社会工作循证实践的原则之一。

社会工作实践可以通过不同的方法和行动策略来实现。根据优势视角的观点，在解决服务对象问题时应聚焦于解决方案本身而不是纠缠于对问题成因的过度分析和批判。因此，优势理论较为提倡以干预方案为中心的短期介入服务，这一看法与循证实践具有一定的相似之处。循证实践对干预证据的重视实际上体现出的是一种以解决方案为焦点的做法。因此，基于优势视角的社会工作循证实践必然是以识别与建立服务对象的优势和资源，并帮助他们制定解决问题的最佳方法为宗旨的。优势理论这种立足于当前的知识视角为循证实践追求最佳证据的取得、最佳决策方案的形成和实施提供了有力的学理支持。

优势理论在社会工作循证实践中的应用可以体现在实践过程中的不同环节。例如在对证据进行筛选时，更侧重和优选有利于展现及发展服务对象能力与潜能、能促进其充分利用身边资源和支持的证据，即把突出和运用优势作为评价最佳证据的考察要素之一。在服务决策的实施环节中，选择基于优势的干预措施也有助于增强服务对象及其支持系统的优势和资源，并促进赋权感和自我意识。到了实践成效的验证环节，检验证据效力成为最核心的任务。在优势视角的指导下，干预成效的评价指标设计将以服务对象为中心，确保服务结果与服务对象相关且对其有意义，并确认相关干预能对服务对象的生活产生积极影响。换而言之，是否能通过相关服务干预使原本弱势的服务对象变得更有优势，使其处境得以改善能较为直接地说明与反映所应用的证据是否真的具有显著效力。

优势理论作为独具社会工作专业特色的理论视角，其倡导的伦理精神对于循证实践在本专业的发展具有较为突出的影响。而社会工作的循证实践作为本专业的创新思想与方法，需要充分借鉴优势理论的相关理念和精神，才能真正契合服务人群的实际需要，有效遵循专业自身的发展规律和特性，进而构建出凸显社会工作人文情怀的专业发展路径。

三、循证实践应用于残疾人社区康复的理论框架

当社会工作循证实践被运用于残疾人社区康复时，必须考虑的一个重要问题是应当遵循或参照什么样的标准和规则来更全面地分析社区康复的整体目标，以及更精准地识别出残疾人的实际康复服务需求，以确保循证实践能因地制宜、结合实际，进而循道而行、行稳致远。在此情形下，国际功能、残疾和健康分类（International Classification of Functioning, Disability and Health, ICF）的提出可以为社会工作在残疾人社区康复中的循证实践提供较为清晰的指导思路。ICF 是 2001 年由世界卫生组织（WHO）制定的一套国际通用理论标准，旨在描述个体的功能状态、健康状况和残疾程度，形成理解和衡量残疾与健康的知识框架。具体来说，ICF 框架的整体理念立足于生理—心理—社会模式，强调三者之间的交互影响关系，对残疾作出了全新的界定，认为在研究残疾定义时不应再局限于身体机能的障碍，而应该以个体的活动能力为评价核心，身体机能情况、心理/情绪状态，以及其他个体资源和环境背景因素都是影响活动参与程度的重要考察指标。ICF 通过对这些方面进行分类和描述，为评估和管理健康、预

防疾病和残疾、促进康复和社会融合等方面提供了重要的参考与指导。当 ICF 被用于解释循证社会工作在社区康复中的运用时，其观点可以渗透在循证实践过程的每一个环节，并使得相关操作能更好地反映及满足残疾人的服务需求、特征。

ICF 对循证社会工作在残疾人社区康复的启发主要体现在问题的界定、证据搜索、最佳证据的取得、证据转化与应用、成效评估等步骤上。关于循证实践的问题界定，由于 ICF 提供了一种标准化的语言和框架来描述与衡量健康和残疾结果，它可以指导社会工作者及研究人员制定与残疾人相关且有意义的研究问题。例如，可以根据干预措施如何提高个人的身心机能或促进他们参与社会的能力来建构研究问题。在进行证据搜索时，ICF 则可以作为一种残疾人康复服务的专业准则或指南，被用于确定与康复干预目标一致的相关结果测量和指标。其内容将有助于确保所审查的证据与残疾人的需求相关并适用。当进入最佳证据的取得环节，ICF 强调在制定与评估康复干预措施时考虑环境和背景因素的重要性。根据 ICF 框架要求，康复服务需求的评价指标、介入目标制定应考虑从多方面、多层次入手，充分分析不同内因和外因的互动作用，承认人与环境的关系以及人的状态是动态发展的，并将服务对象的身心特征、个人资源和限制因素，以及外部社会环境因素等纳入循证决策的评估要素。也就是说，证据知识在产生以后，需要经历一个证据等级评价、质量筛选的过程，而这个过程则需要通过对上述因素、指标的综合分析和评估才能最终获得最佳证据的形成与应用。因此，社会工作者和研究人员可以在最佳证据的基础上，结合 ICF 四个方面的内容（身体结构与功能、活动与参与、环境因素和个人因素）来确定干预措施，这些干预措施不仅可以解决个人问题，还可以解决可能影响他们充分参与社会的能力的环境因素。

ICF 还可以在证据转化与应用的过程中用于指导选择对残疾人相关且有意义的结果措施和指标。该操作将有助于确保康复干预与个人的目标和优先事项保持一致，并且使用对个人有意义的指标来衡量进展，同时也与前面几个环节中 ICF 的应用思路是高度一致的。当循证实践进入成效评估的阶段，基于对 ICF 相关内容的运用，还可以通过衡量个人功能、能力、活动参与度和生活质量的变化来评估康复干预的结果。ICF 强调在评估结果时考虑环境和背景因素的重要性，这有助于确保评估内容的综合性，并考虑到干预对个人参与社会的能力的影响。ICF 架构的相关理念丰富了残疾人社区康复循证决策的信息评估范围，使之不再拘泥于传统医学循证中过度依赖证据结果，忽视人文、环境因素的做法，为其提供了更全面、更多层次的证据评价维度，使证据决策在"落地"时更接地气，更具有本土实用价值。

总之，ICF 提供了一个理解和衡量健康与残疾结果的框架，可以对社会工作者及研究人员在社区康复循证实践的每个环节作出指导。通过结合、运用 ICF 的理念及循证实践过程的操作内容，社会工作者和研究人员可以确保他们提供的康复干预对残疾人来说是相关的、有意义的和有效的。

第三节　理论述评

循证实践要成为社会工作应用于残疾人社区康复最前沿、最科学的方法之一，就必须经过系统且严谨的理论论证。为此，本章对理性主义理论、后实证主义理论、建构主义理论、系统理论、人本主义理论、社会学习理论、优势理论和国际功能、残疾和健康分类框架（ICF）的核心观点进行了具体阐述，充分探讨了这些理论对于发展循证社会工作介入残疾人社区康复的重要启示。虽然有越来越多的学者认为，循证实践代表了社会服务实践的重大变化，但同时也指出，在循证方法的运用过程中需要特别注意诸如"意识形态和文化上的变化""'认同'证据价值及在决策中使用它的重要性""重视证据内容或模式技术的必要调适与变化""各个服务利益方的协作与组织变革"等问题。本章通过讨论多个理论在循证社会工作的应用，对上述问题都作出了较详细的分析与回应。

通过文献回顾可以发现，当前国内在构建与应用循证社会工作介入残疾人社区康复模型方面尚存在较大的研究空间和潜力。本研究在对循证社会工作相关理论进行梳理和分析的过程中，不仅较为客观、全面地证明了证据知识的价值与重要性，而且对于循证社会工作模型在各个环节的本土构建，包括循证问题的提出、证据的类型、证据的动态性原则、证据审查的逻辑推理、服务决策的影响因素、证据知识的效力及检验、循证实践的行动原则、循证实践的行动策略、循证实践人员协作、社会工作者与服务对象的关系以及专业人员的成长，也提出了极具启发性和现实意义的知识参考。不同理论视角对社会工作循证实践带来的具体启示见表3-1。例如，理性主义理论和后实证主义理论强调了证据知识的重要性，为循证实践提供了有效的方法与工具。建构主义理论和系统理论提醒我们，循证实践不仅需要关注个体和社区的需求，还要考虑复杂的环境和系统因素。人本主义理论和社会学习理论则强调了专业人员与服务对象之间的关系和协作，要求重视人的尊严和权利。此外，优势理论和ICF框架的应用，使循证实践能更好地关注个体的能力和资源，促进其社区康复。

因此，本章的详细阐述与讨论为循证实践在残疾人社区康复领域的发展提供了重要的知识指导和思考。通过系统而严谨的理论论证，能够更好地理解不同理论在循证社会工作中的作用和意义。然而，需要注意的是，循证实践并非一蹴而就的简单路径，而是需要不断深化和完善的复杂行动过程。当前国内的研究空白提醒着我们在该领域仍有许多问题需要进一步探索和解决，特别是在构建和应用循证社会工作介入残疾人社区康复模型方面。相关研究和实践应该继续关注循证社会工作模型的本土构建，对循证实践各个具体环节的设计与实施予以重视。这将有助于推动循证社会工作在残疾人社区康复中的实际应用，并取得更好的效果。最后，要强调理论与实践的密切结合。各种理论的引入和探讨为循证社会工作提供了思想与方法的启示，但只有在实际工作中不断尝试和实践，将这些理论与实际操作相结合，才能真正发挥循证实践的作用，为残疾人社区康复提供最前沿、最科学的支持和帮助。

表3-1 不同理论视角对社会工作循证实践的启示

理论视角	循证实践环节	对循证实践的启示
理性主义理论	● 证据知识的效力 ● 证据审查的逻辑推理	● 推崇信息、知识 ● 鼓励社会工作者和研究者批判性地评估研究证据，发现其中的缺陷或偏见，并得出有效的结论
后实证主义理论	● 服务决策的影响因素 ● 专业人员的成长 ● 证据的类型 ● 证据的动态性原则	● 尊重证据知识的严谨性与价值 ● 提倡重视社会工作者和研究者主观经验、价值观和解释对服务决策的影响 ● 强调决策形成过程也应考量社会、文化和历史因素 ● 强调社会工作者进行自我意识和对自身主观性、偏见和价值观的批判性反思 ● 鼓励采用多种类型的证据 ● 要求在循证实践过程中不断更新证据并调整实践
建构主义理论	● 专业人员的专业知识应用 ● 服务决策的影响因素 ● 专业人员的能力培养	● 要求社会工作者将最新的研究证据与自己的专业知识相结合，制订和实施干预计划 ● 提倡将最佳证据与服务对象及个体差异相结合，制订个性化的服务方案 ● 强调提高社会工作者的批判性思维，问题解决能力及学习主动性
系统理论	● 服务决策的影响因素 ● 循证实践人员协作	● 要求服务决策的形成要综合考虑除证据知识以外的多种因素，包括服务对象的独特需求和偏好，当地社区的可用资源，与服务对象密切相关的更大的社会、政治和经济的影响，潜在服务风险 ● 强调不同学科和部门专业人员之间交流、分工、协作的重要性

续表

理论视角	循证实践环节	对循证实践的启示
人本主义理论	• 服务决策的影响因素 • 社会工作者与服务对象的关系	• 要求重视服务对象的个别性需求、偏好和价值观，以及服务对象在决策和服务中的参与 • 强调要挖掘服务对象的资源和潜能，以增强他们的潜能作为服务成效参考依据 • 鼓励社会工作者通过真实性、同理心和无条件积极关注等方式，更好地与服务对象建立互信关系
社会学习理论	• 证据的效力 • 专业人员的成长 • 社会工作者与服务对象的关系 • 服务决策的影响因素	• 认可循证实践中证据的获得能更好地体现观察资料的系统性和客观性，与单一服务观察相比更具有优越性 • 鼓励社会工作者持续学习和不断改进技术，并通过学习同行经验获得专业提升 • 认同研究证据对社会工作的专业性和权威性，有助于改进服务和社会工作者的合作关系，增强服务参与信心，进而增强服务成效 • 提倡对服务对象独特需求的识别与关注
优势理论	• 服务决策的影响因素 • 循证实践的行动原则 • 证据的效力及检验	• 明确让服务对象参与服务过程并使用适合其独特需求和情况的干预措施的必要性 • 强调要识别和建立个人、家庭和社区的优势与资源，考虑个人和社区存在的社会、文化和环境背景的影响与作用 • 提倡循证实践要立足于当前，进行短期介入 • 提出把案出和运用和优势作为评价最佳证据的考量要素之一 • 要求成效指标的设计以案主为中心，确保服务成效结果与案主相关目标对其生活产生积极影响 • 认可相关指标能对案主生活产生积极影响
国际功能、健康和残疾分类框架（ICF）	• 循证问题的提出 • 服务决策的影响因素 • 证据效力检验	• 认为ICF可以为循证实践的问题提出提供标准化语言和框架 • 要求在证据的转化与应用过程中充分考虑环境和背景资源的影响 • 提出ICF可以为证据效力评估过程提供理解和衡量健康与残疾结果的框架

第四章 研究设计

本研究致力于深入探寻循证社会工作在残疾人社区康复中的有效介入路径与实践策略。在本章中，我们提出了循证社会工作介入残疾人社区康复的研究框架，阐释了整体研究思路，并通过技术路线图展示了研究的主要环节，还根据不同研究阶段的实际需求设计了相应的研究方法，讨论了研究的重点与难点，以及提出了研究的创新之处与计划安排。通过对本研究整体性设计的详细阐述，为后续开展具体研究奠定坚实的基石，充分展现本研究独特的研究路径与前瞻性的理论成果。

第一节 研究内容和研究框架

本研究主要分为两个阶段。第一阶段是模型的设计。通过对国内外讨论残疾人社区康复历程与模式、循证社会工作发展经验及成效特色的研究文献进行回顾和梳理，借鉴与残疾人社区康复、循证实践相关的理论视角，并结合实地调研和专家评价的方式，形成具有本土特色的社会工作循证实践模型，从理论层面提出循证社会工作介入残疾人社区康复的操作策略。该阶段主要包含四个环节，分别是文献梳理及理论分析、模型初构、专家评价、模型修正。第一个环节的文献梳理及理论分析旨在对国内外讨论残疾人社区康复历程与模式、循证社会工作发展经验及成效特色的研究文献进行梳理与论述，并分析了与残疾人社区康复、循证实践相关的理论视角，由此洞察当前残疾人社区康复模型发展存在的问题，进而总结出设计新型残疾人社区康复循证模型的必要性和意义；第二个环节的模型初构是对现有循证实践模型的流程、决策要素、证据质量及效力标准进行分析、比较，从理论角度初步提炼出本土化模型的主要元素，并尝试勾勒各元素之间的顺序、结构关系；第三个环节的专家评价是指专家评判过程。采用德尔菲评价法，邀请业内专家、学者对模型的理论科学性及应用性进行检验；第四个环节的模型修正主要基于前述的专业实务经验反馈和专家评估意见，对模型内容作进一步完善，并结合采用 AHP 层次分析法以确定指标权重，最终完成模型构建。

研究的第二阶段是模型的应用与推广，目的是从应用层面对模型进行实务操作，通过对服务对象的效果评估来检验模型的有效性，形成"从理论到实践，由实践检验理论"的研究循环。在模型成效检验的基础上，进一步分析、讨论模型在本土实务推广的影响因素和潜在困难，并提出相应的对策。首先，以广州市 N 区肢体残疾人士的社区康复困境为案例展开研究，运用循证社会工作模型解决实际康复问题，通过检视服务成效反过来论证模型的本土有效性，为循证方法介入残疾人社区康复工作的路径推广提供案例样本和具体行动指引。具体过程包括以下方面：（1）按照循证社会工作模型的一般过程提出并确定相应的康复实务问题；（2）运用系统评价的方法全面收集国内外的相关临床研究并对其进行质量评价，得出最佳证据；（3）在取得最佳证据的基础上进一步进行证据转化，形成服务决策与方案；（4）实施干预方案并进行成效评估；（5）基于实务问题的解决情况对该模型的有效性进行讨论与反思。

其次，在利用具体残疾人社区康复案例作模型应用与成效检验的基础上，还对影响循证社会工作模型本土化实施的现实因素进行了分析，如对社会工作者在残疾人社区康复中运用循证方法的认知、态度以及具体实践经验展开了讨论，旨在探索应用循证社会工作策略的实际基础条件及具体难点、痛点，为循证模型的进一步"落地"和推广提出具有现实意义的政策与实务建议。

循证社会工作介入残疾人社区康复的研究框架如图 4-1 所示。

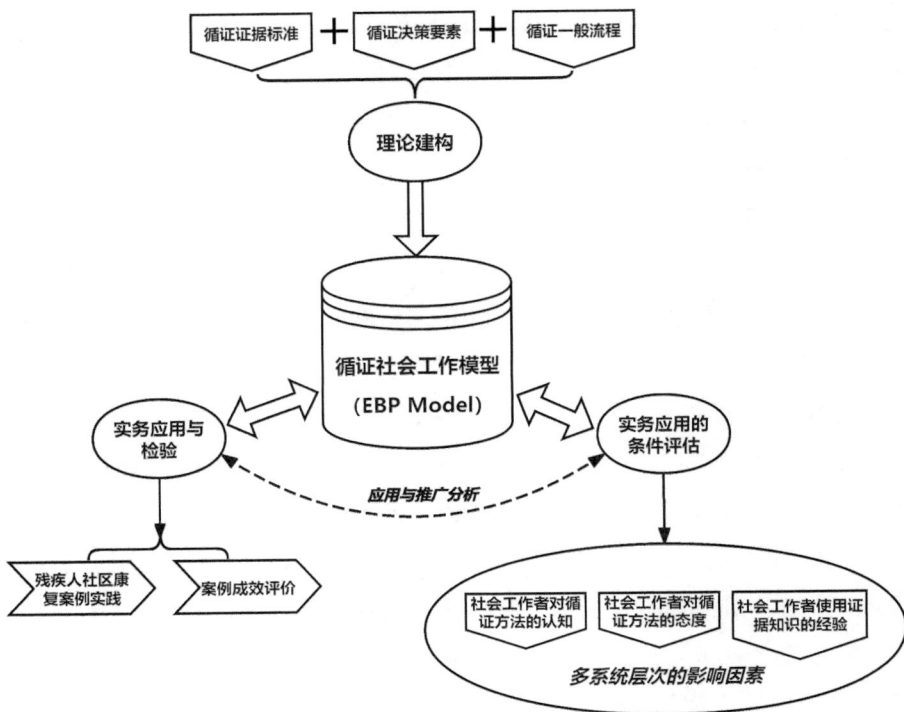

图 4-1　循证社会工作介入残疾人社区康复的研究框架

第二节　研究方法

模型的设计阶段用了比较研究法和专家评价法；模型的应用与推广阶段用了可视化文本分析法、二次分析法（系统评价）、访谈法和干预研究法（随机对照试验）。具体研究设计如下。

比较研究法：分析国内外循证社会工作、循证医学、循证心理学及其他相关循证社会科学的模型内容，包括循证实践的一般过程、证据评价方法和核心构成要素。通过对比不同模型的共通点、差异及特征，为本研究循证模型的核心要素筛选及变量关系设计提供具有针对性和借鉴价值的文本素材。

专家评价法：运用德尔菲评价法，邀请在残疾人社区康复理论研究或实务工作方面具有资深经验的行业专家对初步构建的模型进行打分和评价。评判的主要内容包括对模型的结构，核心要素内容，变量关系的科学性、合理性和应用性作出评分并提出修改建议。相关的评价结果和反馈意见都将成为模型进一步修改的重要参考依据。

可视化文本分析法：本研究在模型的应用与推广阶段，以肢体残疾人群的社区康复问题为案例展开研究与分析。为此，运用可视化分析工具VosViewer 软件，以"共现聚类"的方式梳理从 2010 年至 2022 年国内外文献关于肢体残疾人在社区康复过程中身心健康问题的研究趋势与热点分布。从研究的角度聚焦锁定近年来备受关注的肢体残疾人康复困境议题，进而为循证模型应用过程中的问题界定（残疾人社区康复问题的界定）提供理论思路。

二次分析法（系统评价）：在明确了肢体残疾人社区康复具体问题并提出以正念疗法为本的社会工作干预方案后，采用系统评价的方法对国内外的文献进行甄选和二次分析，洞察正念疗法应用于肢体残疾人群体的干预情况，讨论和分析相关实证成果中不同干预指标的实际达到质量和效果，旨在为制订该群体的综合干预方案提供更科学的参考数据。

访谈法：在研究的不同阶段采用访谈法来实现研究目的。在循证社会工作模型的应用阶段，以广州市 N 区肢体残疾人群体的服务为例，对服务机构的行政管理人员和社会工作者展开访谈，分析该区域的社区康复服务，尤其是相关的社会工作服务情况，以便形成对该群体服务需求的具体认识；在研究的后期阶段，以从事残疾人社区康复的本土社会工作者为对象，通过问卷调查和访谈相结合的方式，分析他们对于循证方法应用于残疾人社区康复实践的认识、态度和行动意向，并尝试探讨相关的影响因素。研究结果能为评估循证模型本土化应用的现实条件及潜在困难提供具有现实意义的、有价值的观点反馈和数据支持。

干预研究法（随机对照试验）：通过随机分组的方法，把研究对象分为实验组和对照组。实验组实施以正念为本的社会工作个案干预，对照组则不进行相关干预。两组在干预前、干预后分别接受问卷测试，以对比其组内和组间在身心健康转变方面的差异，由此验证以正念疗法为本的社会工作干预方案作为"最佳证据"的客观成效。

第三节　研究技术路线

为了更系统性地指导研究进程，明确研究的主要目标、数据分析过程和预期成果，本研究设计的技术路线如图4-2所示。

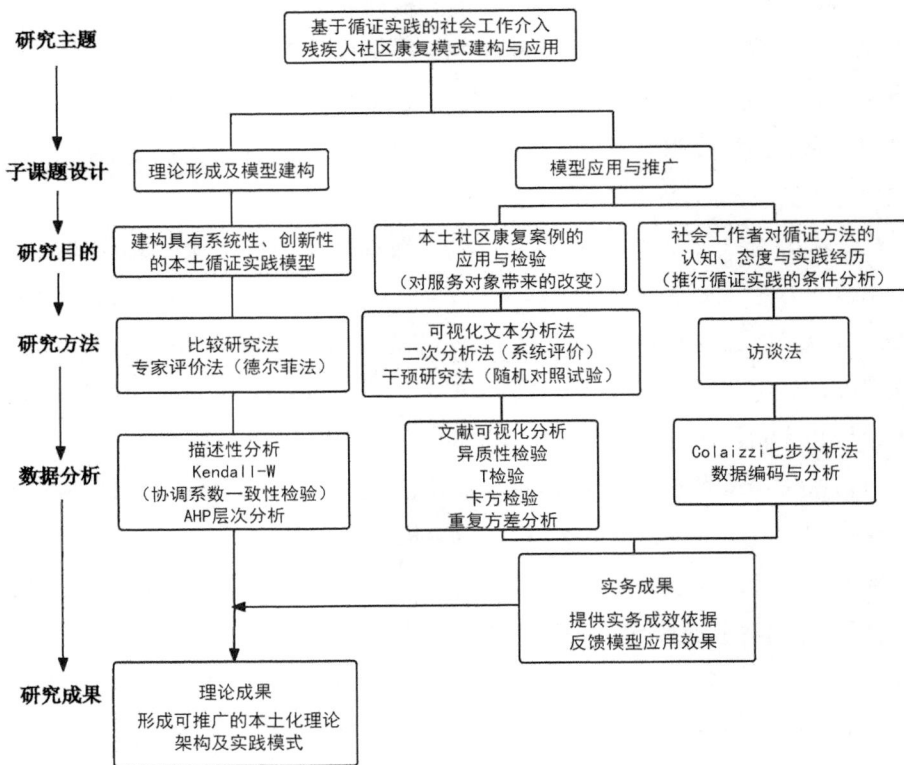

研究主题　基于循证实践的社会工作介入
残疾人社区康复模式建构与应用

子课题设计

理论形成及模型建构

模型应用与推广

研究目的

建构具有系统性、创新性
的本土循证实践模型

本土社区康复案例的
应用与检验
（对服务对象带来的改变）

社会工作者对循证方法的
认知、态度与实践经历
（推行循证实践的条件分析）

研究方法

比较研究法
专家评价法（德尔菲法）

可视化文本分析法
二次分析法（系统评价）
干预研究法（随机对照试验）

访谈法

数据分析

描述性分析
Kendall-W
（协调系数一致性检验）
AHP层次分析

文献可视化分析
异质性检验
T检验
卡方检验
重复方差分析

Colaizzi七步分析法
数据编码与分析

实务成果

提供实务成效依据
反馈模型应用效果

研究成果

理论成果

形成可推广的本土化理论
架构及实践模式

图4-2　循证社会工作介入残疾人社区康复研究的技术路线

第四节　研究重点与难点

根据本研究的研究目标，研究重点主要涉及以下方面：（1）构建基于循证实践的社会工作介入残疾人社区康复模型；（2）结合本土实务案例，开展以社会工作循证模型为基础的干预研究；（3）根据干预研究的成果验证"最佳证据"的本土应用效果，论证模型的有效性；（4）分析本土社会工作者对循证方法的认知、态度和实践经历，由此探讨循证社会工作策略介入残疾人社区康复现实困境及解困思路。

本研究存在的难点主要包括以下方面：（1）模型变量的筛选、确定及修订需要通过前期扎实的文献梳理、系统的理论分析、严谨的实地调研和科学的专家评价等多种方法的结合才能完成，相关研究过程可以为模型的构建提供综合的、丰富的理论与实证素材；（2）模型的实务应用与效果检验过程耗时较长、工作量较大，涉及问题提出、原始数据挖掘、最佳证据获取、证据转化与执行、效果与效率评价等多个步骤，需要充分调动课题组、合作机构、学校科研平台及相关部门的资源力量才能完成；（3）由于目前我国尚未建立能有效储存巨量残疾人康复资讯的数字化系统及共享机制，导致获取国内社区康复数据难度较大，且数据的规范性和质量不理想。这些现实困境无论对于循证模型理论构建的知识及信息梳理工作，还是对于模型应用的证据研究，甚至对于开展循证社会工作方法可行性调研的文献分析和数据整理工作都带来了一定挑战。为此，本研究通过引用国外多个社科类和医学类数据库的高质量证据，弥补可能存在的研究数据质量缺陷，进而提升数据的利用率和通用性，促使各个研究目的实现及任务有效完成。

第五节　研究创新

本研究的创新之处主要体现在研究视角、研究思路和研究方法方面。首先在研究视角方面，通过在残疾人社区康复领域对社会工作循证实践方法开展从"模型的理论构建"到"模型的应用与成效检验"，再到"模型推广的现实条件分析"的系列研究，多维度、多层次、多元化地讨论了该方法本土化发展的可行路径，由此突破了当前国内学界仅注重对社会工作循证实践作描述性和传统综述介绍的研究局限，实现研究范式的创新，并拓展了社会工作循证理论的研究深度；其次在研究思路方面，本研究先从机制层面构建了社会工作循证实践的研究模型，再试图从技术层面对模型进行实务应用和成效分析，并从社会工作者对循证知识的认知、态度、实践经历等多个层面讨论了对循证方法进行可持续应用与发展的困难和对策。这一研究思路使得科研成果同时具备了理论意义与实践意义，有利于提升研究结果的普适性和推广性；最后在研究方法方面，通过结合实地调研、专家评判、AHP 层次分析法、可视化文本分析、系统评价和随机对照试验等方法，实现对循证实践研究方法应用的崭新尝试，为残疾人社会康复工作干预方法的发展提供了科学的实证资料。

第五章　循证社会工作的基本原理及过程

通过前面章节的文献回顾及理论分析可以发现，以证据为本的社会工作实践是残疾人社区康复的基石，能通过应用最佳干预措施来最大限度地提高社区服务效果，以此提升残疾人群体的身心福祉，改善其生活质量。循证社会工作方法最突出的特点在于为理论与实践架起了互通、互助的桥梁，使之互为促进。为达到这一目的，循证社会工作研究不能只停留在单纯的理念介绍和学理渊源分析，还需要对该方法的基本原理进行分析，并对其概念框架、操作路径，包括证据的取得、评价、转化、运用及检验等问题展开全面讨论，清楚地阐明在实践中"做什么""怎么做""做得怎么样"，方能确保相关理论知识顺利"落地"，充分体现其实践指导价值和应用性优势。鉴于此，本章依据课题的研究逻辑与顺序，阐释了循证实践的基本原理以及一般流程，并重点对问题的提出、最佳证据的取得、证据质量与效力、证据的转化与应用、证据的成效评价等实践环节的理论进展、面临的挑战与存在不足进行了论述，在此基础上提出了本土调适与完善的具体建议。

第一节　循证实践的基本原理

循证实践作为一种以科学研究证据为基础的方法论，注重将科学研究的结果与临床实践相结合，以制定最佳的决策和提供最有效的服务。长期以来，循证实践应用于临床医学领域的基本原理主要包括以下 4 个方面。

证据导向：循证实践的核心是以最新的、最可靠的研究证据为基础进行决策和实践，而不是单纯依靠个人经验或专业观点。通过收集、评估和整合高质量的研究证据，可以以科学的方式确定最佳的干预方法。

临床经验：循证实践承认临床工作者的经验和专业判断在决策过程中的重要性。个体化的临床经验可以帮助解释研究证据的适用性，并在特定情况下进行调整。临床经验和专业知识可以与研究证据相结合，提供更全面和个体化的服务。

服务对象价值观：循证实践强调将案主的价值观、意愿和偏好纳入决策过程中，重视服务对象的需求和期望，尊重其自主权，确保提供符合服务对象期望的治疗方案。服务对象的价值观和目标应成为制定决策与选择干预方法的重要考量因素。

决策制定：循证实践鼓励在决策制定过程中综合评估不同来源的信息，包括研究证据、临床经验和患者价值观。基于这些综合信息，作出最佳的决策和制订干预计划。循证实践要求决策是明确、透明和可追溯的，以便其他人可以了解和评估所采取的决策过程。

通过坚持这些基本原则，循证医学实践将有助于为服务对象提供最佳的治疗和护理服务，改善他们的健康结果，减少并发症发生率，并提高生活质量。在此基础上，还有助于提高医疗资源利用效率以及促进专业发展。尽管如此，当循证实践成为社会工作的一种专业方法被用于服务残疾人社区康复时，基于社会工作本身的专业特色以及残疾人社区康复的独有特征，相关的实践行动除了需要遵照上述的原则要求，还要对一些原则事项予以关注。例如，要重视多学科合作、反思实践、伦理和法律准则、信息的透明与公开、文化敏感性、持续学习与改进、个别化服务、多元方法的使用等。这些原则可以成为循证社会工作在社区康复领域的基本指导，帮助社会工作者在社区康复领域根据可靠的证据开展实践，并提高康复服务的质量和效果。

第二节　循证实践的一般过程

循证实践的一般过程是一种基于证据的决策和行动过程，它强调通过收集、评估和整合可靠的研究证据来指导实践与决策。当社会工作构建出属于自己专业的循证实践过程模型，并使之应用于残疾人社区康复时，将为该领域的服务发展带来突出的理论意义和实务价值。循证实践的一般过程可以为社会工作者提供一个结构化的指导框架，使其能够更加科学地进行服务决策和实施干预，进而有效地提高残疾人社区康复的成效。首先，整个循证过程强调将实践与最新的研究证据相结合。社会工作者可以通过了解和实施相关过程步骤，更好地理解与应用最新的研究成果，从而提高康复方案的科学性和有效性。其次，社会工作者可以通过实施循证实践的流程步骤，不断收集和评估康复实践的效果与成本效益，及时调整与优化康复方案，以适应持续变化的社区需求和个体特点。通过研究和了解这些循证实践的一般流程，社会工作者可以更好地理解和应用循证社会工作的核心原则与方法，为残疾人社区康复提供更优质的服务。相关内容能促使社会工作者更加系统地整合证据、评估干预效果、实施持续质量改进，并与其他专业人员进行有效的合作。

循证实践的一般过程往往会包括多个操作步骤和环节，不同服务领域、不同模型下的行动内容可能会存在差异。尽管如此，较为关键且常见的循证实践过程步骤一般都会包含以下方面：问题的提出、最佳证据的取得与评价、证据的转化与应用和证据成效分析。目前，国际上对于这些步骤的具体实施已经设计出了具有一定规范性的、较为广泛通用的规则和方法。然而，完全的"拿来主义"虽然便捷，却未必是最好、最适用的。因此，我们对这些循证实践过程步骤的操作原理、方法及规则进行阐释与讨论，有助于进一步反思如何通过修订与改良，设计出更能反映本土实情、满足本土服务需求的实践模型和具体操作内容。

一、问题的提出

问题的提出是指专业人员将实务过程中遇到的实际困难或疑问转化为可回答的问题。这是循证实践过程中的首要步骤，同时也是最不容易掌握的步骤之一。被提出的问题一般要求清晰、聚焦和可回答，它的确定有助于澄清需要解决的难题或议题，使专业人员能够界定问题的范围和性质，进而寻求最合适的行动方针并确定最佳解决方案。通过提出明确、具体的问题，专业人员能够有效地将工作重点放在寻找相关和适用的证据上。问题的确定在指导证据检索方面也起着至关重要的作用，精心设计的问题能将专业人员引导到最相关的信息来源，它有助于缩小焦点，使他们能够确定和访问适当的文献、数据库和研究，以提供必要的证据来支持决策。

Stillwell 等人提倡关注提出"正确"问题的重要性。事实上，临床实践过程中出现的问题怎么提、提得怎么样往往会直接影响证据的搜寻和产生。例如，有护理学研究指出，拥有不同专业经验的临床医生提出的问题往往会存在差异。资历浅的临床医生经常会提出与过往背景密切相关的问题，或者涉及现象一般方面的问题。问题的构成要素通常会包括"谁"（Who）、"什么"（What）、"在哪里"（Where）、"何时发生"（When）、"如何发生"（How）和"为什么"（Why）。而有经验的医生更倾向于提出具有前瞻性的问题，即可能会对未来治疗成效产生影响的具体问题。这类问题通常会聚焦在特定患者或问题上，提问的内容会涉及干预措施、干预措施的比较（如果相关）和结果。提出一个好的临床问题取决于问题背后的目的。在此情形下，如果专业人员提出的是聚焦于背景现象的问题，这样的问题可能会很宽泛或过于开放。基于一个薄弱的临床问题进行的检索可能得出模糊的结论，限制其在实践中的适用性。然而，如果他们提出的是前瞻性问题，由检索该问题而产生的证据则可以为实践提供有用的信息。

当临床情境中存在不确定性或知识差距，不确定如何提出最佳问题时，可以通过格式化的规则设置来帮助专业人员设计、明确问题并进行文献检索。目前，临床实践问题的提出通常会遵循 PICO 规则。它是由循证医学提出的一个较为常用的框架和规则，用于帮助医护人员精确、系统地制定和回答临床问题。PICO 代表了 4 个关键组成部分，分别是服务对象（Population）、干预（Intervention）、对照（Comparison）、结果（Outcome）。

服务对象：这一部分涉及问题中所提及的服务对象、人群或特定的临床问题。在 PICO 规则中，需要明确描述服务对象的特征、特定的人群或特定的临床问题，以便确定问题的背景和范围。

干预：这一部分需要明确关注的是治疗策略、干预措施或测试方法。干预可以是一种治疗方法、药物、手术、特定的护理措施、康复方案等，它代表了在解决问题时要研究或比较的主要行动或干预手段。

对照：在研究中，对照组或对照条件用于与实验组进行比较。对照可以是不同的治疗方法、安慰剂、标准护理、不接受干预等。这一部分的目的是帮助比较不同干预措施的效果或评估其相对优劣。

结果：这一部分涉及预期的结果。结果可以是某种治疗的疗效、生活质量的改善、疾病进展的减缓、康复效果的提升、不良事件的发生率等。明确定义预期的结果有助于确保问题的明确性和可回答性。

在 PICO 规则的基础上，有研究建议增加"S"，即研究设计（Study design），进一步把不相关的文章排除在外。也有学者提出应该把时间因素也纳入考量范围，因为时间的影响时常也隐含在临床问题中，添加时间框架可能有助于提高问题界定的精准度。为此，他们提出了 PICOT 规则。该规则比 PICO 多了一个 T，也就是时间（Time），目的是要明确计算问题发生的起止时间。另外，库克等人还通过开发一个名为 SPIDER 的检索工具来专门识别定性和混合方法研究。他们认为 PICO 规则中的"对照"并不适用于某些证据类型，该设置可能会导致部分有价值的文章被限制。因此，他们在 SPIDER 工具中添加"设计"和"研究类型"，目的是进一步提高该工具识别定性文章的能力，同时把 PICO 规则中的"对照"删除。SPIDER 工具主要包含了五个要素，分别是样本（Sample）、感兴趣的现象（Phenomenon of Interest）、设计（Design）、评估（Evaluation）和研究类型（Research Type）。无论是 PICO、PICOS、PICOT 还是 SPIDER 规则，它们的设定都有助于系统化地制定和回答临床问题。这些结构化的方法使得问题更加具体、清晰，并指导专业人员在文献搜索和证据评价过程中更具有针对性与高效率。通过明确对象、干预、方法、结果、研究类型甚至具体的时间框架等，这些格式化的规则能帮助专业人员在循证实践中提出可回答的问题，并为实践决策提供有力的支持。

需要注意的是，虽然上述的问题提出及问题检索规则在多个国家的不同专业领域都得到了广泛应用，但由于它们最初都是针对临床医疗环境而开发的，当被运用在残疾人社区康复中的循证社会工作干预时，可能会面临一些局限，无法完全契合社会工作专业及残疾人社区康复的实际情况。

这些局限主要体现在问题多样性、干预广泛性、群体特异性、环境多样性、伦理复杂性和实践的综合性方面。首先，在问题的多样性方面，PICO、PICOS 和 PICOT 方法关注的问题一般是特定的临床疾病或症状。但在残疾人社区康复的社会工作实践中，遇到的实务问题通常是复杂的、多维度的。这些问题会涉及社会因素、环境因素、心理因素等。因此，这些现有的方法可能无法充分涵盖多种实务因素，限制了问题分析的全面性和综合性。其次，在干预的广泛性上，PICO、PICOS 和 PICOT 方法主要聚焦在对特定症状的干预措施研究，社会工作则涵盖了广泛的干预领域，如咨询、政策倡导、资源链接和社区服务等，这些都可能使之无法很好地适应上述问题设定框架。再次，还需要关注群体的特异性情况。PICO、PICOS 和 PICOT 方法的焦点是针对个体或特定人群的干预策略。然而，在残疾人社区康复中，通常需要考虑整个社区的需求和资源。单纯关注特定人群可能忽视了康复服务的社区层面，无法全面解决社区中的康复问题。此外，在环境多样性方面，社会工作的实践通常涉及社会、文化、经济等多个层面的环境因素。PICO、PICOS、PICOT 和 SPIDER 方法强调了对干预措施的比较，但可能无法充分考虑环境因素对康复干预的影响。例如，社区资源的可及性、社会支持网络的建设等，这些环境因素对康复的效果具有重要影响，但在 PICO、PICOS、PICOT 和 SPIDER 方法中可能无法得到充分考虑。另外，伦理的复杂性问题也需要被重视。社会工作实践受到职业伦理原则的指导，重视服务对象自主权、社会正义和文化敏感性。PICO、PICOS、PICOT 和 SPIDER 方法可能很难全面考虑这些伦理因素。在此情形下，社会工作者必须考虑干预措施所涉及的伦理问题，而不仅仅是严格遵循 PICO、PICOS、PICOT 和 SPIDER 方法的应用。在研究设计方面，SPIDER 是现有的问题设定规则中唯一对研究类型和研究方法都作出了清晰设定的检索规则，但鉴于目前国内的社会科学研究质量参差不齐，具有高证据等级的文献数量仍不够充分，因此直接根据研究类型把某些学术成果排除在外可能会导致遗漏或误删部分有价值的文献信息。因此，SPIDER 方法也未必能较好地契合国内当前的社科研究发展实情。最后，实践的综合性问题同样不能被忽视。社会工作往往是一种综合性的实践，需要考虑多种因素的相互作用。PICO、PICOS 和 PICOT 方法通常将问题简化为干预与结果之间的关系，但社会工作实践可能涉及多种因素的综合干预和多个结果的评估。因此，这些方法在处理复杂实践问题时可能显得过于简化和片面。

虽然上述限制可能会使得社会工作循证实践在社区康复中不能直接照搬现有的医学问题提出框架，但并不意味着这些方法和规则在循证社会工作领域没有价值。本研究通过对现有循证提问框架的适用性进行分析，结合社会工作的实务环境、工作特点和残疾人社区康复的需求，对其进行了调整和改良，并由此提出了一个适合本土社区康复循证社会工作实践的问题/需求提出方法。该方法被命名为 PSOCI 规则，包含了 5 个需要涵盖的提问要素，分别是对象（Population）、情境（Situation）、结果（Outcome）、背景（Context）、干预（Intervention）。PSOCI 规则中每一个要素的具体内容如下。

对象：指的是问题中所涉及的服务对象或特定人群。

情境：指的是社会工作干预的具体情境和背景。这里包括立足于残疾人社区康复背景的问题特征，涉及个体、家庭或社区问题的严重性和范围。该部分可以帮助确定社会工作介入需要关注的特定社区康复领域。

结果：是指确定想要达到的预期结果或目标。这可能是改善个体、家庭或社区处境的特定指标，如生活质量、社会参与度、自尊心或心理健康等。明确预期的结果有助于定义干预措施的有效性。

背景：是指考虑社会工作干预的背景因素，其中包括社会、文化、经济、政治和制度因素，以及个体和所在社区的特定需求、资源和限制等。需要留意的是，在临床医学当中，对于背景因素的考虑是较为欠缺的，而且即使对其作考量和评估，也往往是在证据产生后、实现证据转化前才进行。但就社会工作实践而言，保持文化敏感度以及对环境资源的密切关注是最基本的专业规范性要求。因此，我们在干预问题的提出阶段就已经有必要对背景因素进行整体分析，对于有干预意义，但明显不具备环境和资源条件解决的问题可以及早作出筛选，以达到节约时间、控制服务成本、提升服务效率的目的。

干预：指的是希望获取的社会工作干预方法或策略。这可以是一种特定的社会工作技术、干预模式、咨询方法、政策或社区发展策略。确切地描述干预措施有利于针对特定问题和目标寻找最相关的研究证据。

基于 PSOCI 规则，我们可以尝试对社会工作在残疾人社区康复实务过程中遇到的问题或需求作出识别。例如，在一家专门服务孤独症人士的社区康复机构中，孤独症儿童和他们的家长是社会工作者重点聚焦的服务对象，即"P"。社会工作者希望了解在社区康复中如何提供支持和促进孤独症儿童的自理能力与社交互动能力，属于情境，即"S"；社会工作者致力于改善孤独症儿童的自理能力和社交互动能力，提高他们的生活质量和社区参与度。这些内容属于目标，即"O"。为达到干预目标，社会工作者需要考虑社区康复中孤独症人士的特殊需求和资源限制，包括评估医疗和康复服务的可用性、社区支持网络的存在以及社会文化因素对孤独症儿童和他们家庭的影响，以及这些资源和因素是否足以支持实现相关干预目标。这些都属于背景要素，即"C"。社会工作者还关注哪种干预方法或策略可以促进孤独症儿童的自理能力和社交互动能力的发展。这可能包括家庭支持计划、社交技能训练、个体和团体心理辅导等。这些内容都属于干预的范畴，即"I"。最终，我们可以通过 PSOCI 规则来提出一个问题："在残疾人社区康复中，针对孤独症儿童和他们的家庭，哪种社会工作干预策略可以最有效地促进自理能力和社交互动能力的发展，提高他们的生活质量和社区参与度？"

在循证社会工作实践中，问题的提出是第一步，对于证据的获取、应用和效果的产生具有重要影响。尽管 PICO 和 PICOT 规则长期以来在全球范围内的医学和其他学科都得到了广泛应用与推广，但它们在社会工作专业和本土特定实务领域的适用性仍存在疑问。这是因为 PICO 和 PICOT 规则的操作方法更适合于期望产生标准化治疗方案的临床医疗问题，而对于服务特殊困难群体的社会工作专业来说，人群的多样性、残疾人社区康复需求的动态性以及资源对人的服务要求的综合性影响等问题使得完全符合社会工作和特殊困难群体需求及特征变得困难。因此，在本研究中，我们提出了新的 PSOCI 规则，在一定程度上增加对社会工作专业和残疾人社区康复需求的关注，融入对文化和社会因素的考量，将可能使问题的提出更加丰富、更容易契合专业要求。

二、证据的取得

在循证社会工作实践过程中，问题的提出是启动点，而证据取得则是接下来的关键环节。证据取得是指通过收集、获取和评估各种类型的证据，为社会工作决策和干预方案的制订提供可靠、有效的支持。这一环节的有效进行不仅有利于提高社会工作实践的科学性和专业性，还可以为实践者提供有效的指导和支持，更好地满足服务对象的需求和促进社会公正。一般来说，当我们已经设立了一个可回答的问题后，就需要进一步搜寻所需要的证据。但在进行证据检索前，首先需要明确到底"哪些信息可以成为证据"。在回答这一问题时不难发现，循证医学领域最初对于证据的认定是较为局限的，例如对研究证据的认可度整体较高，但更看重定量研究，对质性研究是否可以作为证据存在较大争议。另外，对于非研究证据的接纳度也存在不同的看法。但随着循证方法在全球范围越来越多的学科领域得到推广与应用，当前国际上已逐渐形成了"多元主义"的证据观，学界普遍认为不同类型的数据信息资料都有可能成为证据。也就是说，不但学术研究可以作为证据的来源，习惯与传统、经验总结、专业判断、推理等都可以作为证据的来源，如包括系统评价、实验性研究（如随机对照试验、非随机对照试验、准实验性研究）、非实验性研究（如对照研究、相关性研究和病例研究）、权威意见（如政府及相关机构报告、专家委员会报告）、多个案例报告、临床经验等都有望成为循证证据。此外，在研究证据中，定量研究、质性研究以及混合式研究都被纳入，证据范围更为全面。这种多元证据观对于循证社会工作在社区康复中的发展也有着尤为显著的意义，因为其更能切合服务供需实情，也更有利于循证实践的顺利开展。

在确定了哪些类别的信息是证据之后，下一步就是通过搜索引擎或者数据库来取得所需要的证据。目前已有较多证据信息平台和数据库为循证实践提供信息支持，其中一个较为知名的是 Cochrane 协作网。Cochrane 协作网是一个独立、非营利性的全球性组织，致力于推动循证医学的发展和应用。协作网的目标是提供高质量的医学证据，以支持医疗决策、临床实践和健康政策制定。它的使命是使人们能够作出更明智、更有效的医疗决策，从而改善全球的健康状况。协作网通过广泛的文献检索和筛选程序，从世界各地的研究文献中收集潜在的相关研究。这些研究可以是已经发表的，也可以是尚未发表的研究，以确保综述的全面性。该平台从选定的研究中提取数据，并对这些数据进行合并和分析。通过应用统计方法和 Meta 分析技术，协作网综合研究结果，以得出更具统计学意义的结论，帮助医疗专业人员和决策者作出更明智与可靠的医疗决策。

在中国，循证数据支持主要来自三方面。一是专门的证据检索与转化平台，如循证社会科学数据库（ESS）和中国儿童与老年健康证据转化平台（CCET）。其中，ESS 是一个专门收录和提供循证社会科学研究的数据库平台，旨在促进社会科学领域的循证实践和研究，为研究者、政策制定者和从业人员提供可靠的循证信息与证据。而 CCET 则是一个致力于儿童和老年人健康领域证据转化的数据平台，用于促进医学研究的成果转化为实际临床实践和政策制定中可操作的证据。二是其他国内学术数据库，包括中国知网、万方数据、维普资讯、中国科技论文在线、中国工程科技知识中心、中国科学院文献情报中心等。这些数据库也涵盖了多个学科领域的学术资源，成为 ESS、CCET 等证据转化平台在数据获取方面的重要补充，它们在检索最新发表的循证社会工作文献方面具有突出的优势，能高效地为研究者和专业人士提供丰富的证据搜索与获取服务。三是鉴于残疾人社区康复需求的复杂性以及对应社会工作服务的多样性特征，在进行该领域相关证据检索时也可能有必要收集一些从统计学角度看证据级别不那么高、但从现实意义上看却具有实务参考价值的数据资料，如专家报告、政策信息、政府服务报告等。这些资讯一般可以通过各级残疾人联合会的官方网站、相关民政与卫生部门门户网站以及各类残疾人协会和自助团体网站中获取，它们也有可能成为证据取得的途径和来源之一。还有国内学者提出，建立在社会工作研究基础上构建的残疾人社会工作服务相关数据库、案例库、操作指南、工作手册等也应被视为证据来源。

三、证据的质量与效力

在循证实践中，确保证据质量是非常重要的，因为它决定了决策的可靠性和有效性。证据的质量是指研究的设计和方法是否科学严谨，以及数据是否具有可靠性和有效性。高质量的证据一般包括以下特征：研究设计符合科学原则；样本选择具有代表性，能够反映目标人群的特征；数据收集方法科学可靠，包括使用标准化的工具和测量方法；统计分析方法适当，并且结果得到充分的解释和讨论。高质量的证据更有助于减少因偏见和误导性结论带来的影响，提高决策的准确性和可信度。通过对证据质量的评估，可以确定哪些证据是可信的，哪些不可信，从而作出更明智的决策。此外，循证实践也强调持续更新和监控证据，以确保最新的证据被纳入实践和决策过程中。

一般情况下，我们在取得证据后，需要进一步对其筛选和评价，即证据质量检验。这一环节可以通过设立证据质量评价标准来实现。国际上关于证据分级的指标体系有很多，但最为通用、常见的主要有 Cochrane Library 提出的循证医学证据分类、GRADE（Grading of Recommendations Assessment，Development，and Evaluation）评级系统、美国医疗质量研究机构（AHRQ）使用的证据分级标准、美国纽约州立大学州立医学中心推出的证据金字塔以及由 Grandage 和 Fraser 各自设计的证据分级模型。以下将对这些证据分级标准进行介绍。

Cochrane Library 的循证医学证据分类标准：该标准提供了评估和报告证据质量的一般方法。其分类方法有助于研究人员和实务工作者理解与评估证据的可靠性，并在决策制定过程中提供有关干预措施效果的指导。该分类标准把证据分成了五个层次，最高质量层次的是基于证据的指南和摘要；第二层次是随机对照试验研究；第三层次是队列研究；个案报告、病例系列、实践指南等属于第四层次的证据；质量层次最低的是个别案例证据、临床参考书籍。

GRADE 评级系统：该系统是由 GRADE 工作组于 2004 年推出的证据质量和推荐强度分级方法，被广泛用于评估临床医学研究的证据质量。它将证据分为高、中、低、极低四个级别，基于研究设计、偏倚风险、一致性、效应大小和可信度等因素进行评估。根据 GRADE 的评估方法，随机对照试验研究一般被认为是高级别或中级别的证据，而观察性研究则通常被视为低级别或极低级别的证据。

美国医疗质量研究机构（AHRQ）使用的证据分级标准：该标准被称为 AHRQ 循证实践中心方法指南，用于评估医疗健康领域的研究证据，以支持决策制定和指导临床实践。AHRQ 的证据分级主要包括四个层次，分别是高强度证据、中等强度证据、低强度证据和未能找到足够证据。其中，高强度证据是指基于多个高质量随机对照试验的一致性结果，或者基于一个高质量的随机对照试验并有其他低偏倚风险研究提供支持；中等强度证据是基于中等质量的随机对照试验，或者基于一个高质量非随机对照试验和多个低偏倚风险研究的一致性结果；低强度证据是基于低质量的随机对照试验，或者基于非随机对照试验和观察性研究的一致性结果；未能找到足够证据主要指没有足够的研究来支持或否定特定的干预措施，或者现有的研究质量不足以得出明确的结论。AHRQ 的证据分级标准可评估研究的质量和可信度，并帮助决策者确定建议、指南和政策的基础。这一标准考虑了研究设计、方法学质量、研究结果的一致性和可信度等因素，以提供有关干预措施效果的可靠评估。但需要留意的是，AHRQ 标准只是基于医学和健康领域的研究，对于其他类型的研究未必能完全适用。

美国纽约州立大学州立医学中心的证据金字塔：该证据金字塔是一种层次化的方法，用于评估不同类型研究的证据质量和可靠性。其证据分级从高至低分为 6 个层次，最高层次是系统评价和荟萃分析，表示最高级别的证据，系统评价和荟萃分析是对多个研究进行全面综合与分析的方法，可以提供较高质量的证据；在证据金字塔中，随机对照试验被视为较高级别的证据，排在第二层次，它们具有较高的内部有效性，通过随机分配参与者到不同的实验组和对照组，以评估干预措施的效果；非随机对照试验排在第三层次，是一种相对较低级别的证据，虽然它们不具备随机分配的特征，但仍然可以提供一些干预措施的证据；第四层次是病例对照研究，一种观察性研究设计，用于比较疾病发生的风险因素，它们被视为低级别的证据，属于相对较弱的观察性证据；系列研究是对一组相似患者进行观察和描述的研究，它们通常包含小样本量和较低的证据水平，排在第五层次；证据金字塔的第六层次即最低级别是专家意见，它基于专家的经验和专业判断，但不基于系统性研究或具体数据。总之，美国纽约州立大学州立医学中心的证据金字塔根据研究设计和方法质量，将不同类型的研究排列在不同层次上。这样的层次化方法有助于评估证据的可靠性和决策的依据。不过，证据金字塔的具体内容可能会因组织、领域或特定指导方针的需求而有所差异。

Grandage 的证据分级模型：Grandage 于 2002 年构建了证据分级模型，把循证实践证据同样分为了六个层次，从高至低分别是系统评价、实验研究、准实验研究、非实验研究、案例研究、权威意见。这种分级办法与早前的一些证据分级标准相比，似乎在社会科学领域的适用性更强。

Fraser 的证据分级模型：Fraser 在 Grandage 证据分级模型的基础上，于 2009 年构建了另一个对证据进行分级的、金字塔式证据分级模型。该标准随后在人文社科领域得到了推崇与广泛应用。根据 Fraser 模型的观点，循证实践证据从高至低可以分为 6 个层次，分别是系统评价、随机对照试验、定群实验、其他可控实验、准实验研究、描述实验和单案例研究。Fraser 的证据分级方法层次更为明晰、结构清楚，对于使用者而言更容易参照和应用。

通过前面的证据分级模型分析我们不难发现，虽然证据的种类和形式较多，但普遍认为系统评价是级别最高的证据，它甚至被赞誉为循证实践中的"黄金标准"。系统评价作为一种系统性、全面地综合与分析多个独立研究的方法，旨在回答特定的研究问题或评估干预措施的效果。通过严格的研究筛选和数据抽取，系统评价汇总和整合了各种研究的结果，以提供更可靠、全面的证据来指导临床实践和决策制定。系统评价的价值在于它能够克服个别研究的偏见和局限性。借助汇总多个独立研究的结果，系统评价减少了随机误差，并提供了更精确和可靠的结论。它不仅可以识别研究结果的一致性和不一致性，还能提供对干预措施效果的全面评估。通过严谨的方法学和系统性的分析，系统评价被广泛认可为循证实践中证据水平最高的一种研究设计。相对于其他方法而言，它也是目前被证明为最能有效减少误差，达到精确分析的研究办法。

在循证实践中，除了系统评价，随机对照试验也被认为是较为可靠和有效的研究设计之一。它是一种用于评估特定干预措施效果的科学方法。在随机对照试验中，研究人员将参与者随机分配到不同的组别，其中一个组别接受干预措施，而另一个组别作为对照组不接受干预措施，或仅接受一般性的护理、照顾或教育。这样的随机分配可以减少潜在的偏见，并且使得两组在干预前具有相似的特征和背景。通过在实验组和对照组之间进行比较，研究人员能够确定干预措施的效果是否显著，并得出相对可靠的结论。随机对照试验的优势在于其能够提供高水平的内部有效性，允许研究人员更精确地确定因果关系。

在当前的医学类证据分级中，一般认为非随机对照试验研究的证据质量低于系统评价和随机对照试验研究，但它们在证据分级中仍比其他案例研究、专家意见等级别要高。国外的循证社会工作实践在较大程度上沿用了医学循证的做法，如 McNeece 和 Thyer 提出循证实践的证据从最高到最低是：随机对照试验研究、准实验研究、病例对照和队列研究、预实验组研究、调查和定性研究。这种证据级别的分类方法跟一般的医学分类基本一致。尽管如此，随着循证实践得到越来越多专业的应用和推广，学界对于非研究类证据的看法存在一些争议。有观点认为个别案例、参考书籍、专家意见等仍应该被视为证据看待，但也有观点认为除了实验类研究，其他类型的数据资料都不应被纳入证据范围。例如在社会工作专业领域，由于其涉及多样化的服务类型（包括微观、中观、宏观服务介入）以及多元化的服务手段，一些在证据分级当中级别最高的研究方法可能会面临普适性问题，即未必适用于某些服务的成效评价，因此较难以"一刀切"的方式保障能形成相关证据以供参考。在此情形下，政府工作报告、专家意见、专业书籍等资料也会被建议作为证据补充，虽然它们按传统证据级别的标准来看可能不属于高级别证据，但其可以带来的潜在参考价值仍不可忽视。

事实上，虽然证据分级对于减少数据偏倚凸显了一定的优势，但在残疾人社区康复研究领域，也有学者对这种方法的合理性提出了质疑，理由主要包括以下几点：（1）社区康复的使命需要致力于帮助残疾人"开展他们选择的活动"和"扩大社会能力，为其提供充分的机会和便利"。基于这些使命，使得残疾人社区康复的服务范围涵盖了社会融合、就业、独立生活、健康发展、赋权技术等内容，由此需要形成更包容的标准和方法来辨别广泛的最佳证据。残疾人社区康复的性质和范围使得该领域较容易缺少证据级别高的随机对照试验研究。（2）干预措施通常必须高度个性化，或以服务对象为中心，并根据特定的残疾情况或个人和背景因素量身定制。这种多样性和对定制的需求通常导致研究样本很少，由此被当前的证据分级方法认为研究质量不够理想。（3）对于许多个性化疗法，服务对象、社会工作者和治疗师需要了解所涉及的干预措施。例如，研究人员不能向服务对象隐瞒辅助设备或导盲犬的存在。这就使得随机对照试验方法中的盲法和安慰剂对照组设置无法操作。（4）残疾人社区康复中的许多主要问题都涉及无法通过实验操作的大型社会系统（例如通用设计、可访问性、公众态度、合法权利、文化影响、经济因素等）。这些语境效应不容易被纳入当前的证据分级标准。鉴于当前国外通用的证据分级方法还不能完全适用于社会工作专业以及残疾人社区康复领域，我们在进行国内社会工作介入残疾人社区康复的证据评价时，可能需要更多地立足专业实情和本土特征，保持批判性态度去认识现有的证据分级办法。除了关注证据的等级性，还要考虑证据的多样性以及适用性问题，并注意在借鉴前人的基础上，对相关标准进行修改和调整，以确保其科学且可行。

在进行证据评价时，除了根据证据的类别对其进行质量评级，还需要分析其效力。证据的效力指其对于支持或反驳特定问题或假设的能力。循证实践中，高效力的证据具有更强的说服力，能够提供更可靠的指导。有学者针对研究内容提出了以下评价标准，用于评估证据的内部有效性（证据偏倚问题）：（1）目的明确：明确定义研究的目的，确保研究的焦点和目标清晰明确；（2）广泛分析：进行全面分析，以确定问题的真正意义；（3）精确的术语使用：研究中使用的术语应具备准确而一致的含义，避免混淆或误解；（4）清晰详细的研究过程：研究过程应清晰明确，并提供足够细节，以便他人能够复制和验证研究结果；（5）避免个人偏见：研究人员应尽量避免个人偏见对研究结果产生影响，确保研究结果符合客观性；（6）数据完整性保护：采取措施确保数据完整性，避免数据被篡改或失真；（7）保护人类受试者权益：进行人类研究时应遵循伦理原则，保护受试者的权益和福祉；（8）提及研究设计缺陷：透明地提及研究设计中的缺陷或局限性，以增加对结果的准确解释；（9）强调结果的含义并全面呈现：准确解读和全面呈现研究结果，以便更好地理解其含义；（10）数据全面易于理解：数据应全面收集，同时以易于理解和使用的方式呈现；（11）研究人员资质适宜：研究人员应具备适当的资质和专业知识，以确保研究的质量和可靠性。此外，澳大利亚 JBI 循证卫生保健中心的 Alan Pearson 等人还从证据的内在真实性和临床适用性角度出发，提出了证据的四个属性，即 FAME 策略：（1）可行性：评估证据在实践中的适用程度，包括资源可及性、开展该实践所需的经验和能力以及成本效益等；（2）适宜性：评估证据应用与特定情境的匹配程度，包括文化、政策、伦理和组织方面的可接受性，以及在大多数人群中转化或应用的可行性；（3）临床意义：评估证据应用给服务对象带来的积极体验程度，包括符合服务对象的价值观、意愿或信念，以及对服务对象积极或不良体验的影响；（4）有效性：关注证据的内在真实性，评估证据应用实践中达到预期效果的程度，包括获益程度、安全性以及改善服务对象健康结果的能力。这些标准也可以作为评估研究证据效力的重要参考指标。

四、证据的转化与应用

随着科学研究水平的不断提高，研究人员正在不断创造、产生大量的新知识，但是这些知识是否真正能影响临床实践并改善服务对象的结果仍具有不确定性。单凭可靠的证据还不足以保证实践中的有效应用，因为将研究证据转化为可操作的指南和行动还需要经过深入的分析、解释和适应特定的临床场景。这个过程涉及将研究结果与现实世界中的服务对象群体进行对比，并考虑到实践中的资源、约束和个体差异。目前，信息过载、研究结果的不一致性、实务环境的复杂性以及社会工作者对循证方式的接受度等都使得"唯证据论"面临着较大的实践困难。因此，在这种情形下，证据转化与应用是较为必要的循证环节，它可以成为桥梁，促进将研究证据转化为服务行为和决策，帮助科学研究的成果与实际的临床实践实现有机结合。

当临床护理、康复治疗等医学类专业在讨论证据的转化时，普遍认为患者的情况和医护人员的专业经历是需要重点考虑的、可能会对证据的有效应用产生直接影响的因素。其中，患者的情况可能会包括他们及其家属的价值观、习惯与偏好、个人经验和医患关系。也有美国的健康与文化研究提出，对于特定的文化种族群体而言，他们当中可能也会存在群体内的异质性特征。这种情况下，语言、种族、民族、社会经济地位、宗教和家庭模式等因素通常会发生作用并使文化群体类别复杂化。因此，患者的人口统计类别包括年龄、民族、性别、社会经济地位或家庭出身等也应被纳入考量范围之内。这样的观点，也适用于中国，中国具有多民族共融、南北区别显著、城乡差异较大、人口流动快速等社会背景。在此情形下，即使是同类型的残疾人及其所处的家庭，生活状况的差异也是显著的。因此，对人口特征进行具体分析可能也有助于证据的精准转化与应用。除了患者的影响，医护人员的专业经历也需要被评估和分析。这里的专业经历不仅包括了临床实务经验，还可能涉及专业知识、技能、所处的角色、价值观、专业判断以及同事的建议。也有研究尝试把医护人员的角色作进一步的划分，分为决策者和临床实践者，并指出决策者、临床实践者和患者都是潜在的循证实践人员。由于潜在实践人员代表的利益各不相同，他们对于证据应用带来的影响也存在差异。例如，决策者会以社会或组织的优先级作为理解研究的背景，而临床实践者则考虑实施层面应具备的条件，包括前述提及的专业知识、技能、价值观、专业判断等。当服务决策需要真正实施时，则必须考虑到最终执行者的意见，即包括医护人员、患者和家属三方的看法。

现有的研究发现，证据的转化与应用除了会受到利益关系方的影响，环境因素可能也在发挥重要的作用。因为基于特定时间、特定人群、特定条件生产出来的证据并不一定能适用于所有的情景，因此注重证据的环境影响也变得极为重要。其中，环境因素与文化特征有着较为密切的联系，与证据产生情景相关的资源分布、实践条件、政策、文化、习俗、信仰、服务干预背景的稳定性和可预测性等特征都可能是需要被评估的内容要素。此外，根据 Johns Hopkins 循证护理实践模型的观点，在机构组织环境中也可能会存在对证据产生影响的内因和外因。外因包括认证、合法性、质量评价、规范和标准，这些内容需要确保组织、实施各项临床实践和标准都是基于可靠证据的；内因则包括组织文化、价值观和信仰、实践环境（如领导力、资源配置、患者服务、组织使命和优先事项、可获得的技术以及图书馆资源）、设备和物资、人员配置、机构标准等。也有研究在 Johns Hopkins 循证护理实践模型的基础上，从中宏观的角度对可能影响循证实践应用的组织影响作出了进一步的分类和界定，提出组织文化（如领导力、利益相关者的参与、有凝聚力的团队的发展、组织资源的可用性、为学习型组织所做的准备等）、员工改变的态度与愿望（如专业成长、对自己技能的信心、说服同事的意愿、环境变化适应力等）、机构资源（如办公场所、人员配备、培训资源、计算机使用、电子通信等）和组织氛围（如使命和目标的清晰度、员工凝聚力、员工自主性、沟通的开放性、压力、对变化的开放性等）都是重要的组织因素。

国际上关于证据转化的要素分类提出了多种模型（如 Johns Hopkins 模型、PARIHS 模型、KTA 知识转化模型、JBI 循证卫生保健模型、渥太华知识转化模型等），虽然不同模型的分类方法有些差异，但这些内容大多涵盖了来自患者及其家属和专业人员方面的因素，部分对环境因素也有讨论。此外，也有研究尝试运用管理学的 SWOT 分析模型对相关机构或计划开展项目的优势、劣势、机会和威胁，由此形成对证据的综合评价，但相对而言这种方法在国内医学类循证实践的应用较少，普遍性不如其他的证据模型。

在社会工作领域，证据转化的方法主要参照了医学领域传统标准的观点，例如 Gibbs 和 Gambrill 提出除了证据，专业判断、临床专业知识或服务对象的判断、价值观和偏好也需要被纳入决策考量当中。相似地，美国全国社会工作者协会也指出社工要将经过深入研究的干预措施与临床经验、伦理、服务对象偏好和文化相结合，以作出最佳的循证决策并提供服务。但总的来说这些标准对于文化特征、环境因素的考虑均较为缺乏。事实上，一些当前通用的医学类循证实践模型以及证据转化标准正在被部分学者质疑，诉病其在社会工作专业缺乏适用性，例如，这些标准无法解决从研究开发到证据传播再到实践环境之间严重的时间滞后问题，缺少关注环境资源的重要性以及个体需求的独特性，没有有效的方法保障专业人员具备循证实践能力及支持其获得相关教育等。国内学者杨文登也指出，循证医学是自然科学和社会科学的交叉，但人文社科不同于自然科学，应当以此为基础形成新的形态才能契合专业发展的需要。可较为遗憾的是，目前专门针对社会工作专业开发的证据转化方法和标准无论在实务领域还是学术界都仍十分缺乏，因此较难针对以上问题作出有效回应与解决。

有研究对于医学证据转化方法在残疾人社区康复的应用表示担忧，认为研究证据对现实世界背景的普遍性认识有限，而且这种过度依赖群体的证据手段可能会忽视有价值的个体反应或影响结果的特征，忽略了残疾人群体异质性是康复的现实特点这一现象。一些证据标准还不足以捕捉和充分考虑更广泛但同样有效的治疗过程要素，包括临床关系、背景、环境或治疗因素的变化，以及额外的、非康复因素。例如，如果研究成果的发展跟不上康复需求的动态变化，无法提供最及时且最相关的证据参考时，我们应如何看待证据资料呢？这个问题在已有的证据转化系统中暂时未能得到很好的解释。同时，在解决异质性问题时，对残疾人的特征予以关注是社区康复循证实践尤为重要的事情。这种异质性需要根据许多同样重要的标准对沟通、认知、行为、职业康复等进行个体化干预，参考的标准包括：个人的康复阶段、他们独特的沟通/认知、身体、心理和情绪、行为概况、个人目标、治疗地点、相关支持人员的能力和需求、临床医生的培训和能力、可用时间和资金以及依从性，以及不同的认知和家庭、工作或学校的沟通需求。还有学者指出，由于残疾人社区康复涉及针对特殊人群的服务，要确保相关的服务设计和实施在确保符合伦理道德的前提下进行。因此，伦理道德的审查与指导也应当被纳入证据转化标准当中。但目前来说，上述与残疾人社区康复服务要求相关的因素都鲜少涵盖已有的证据转化规则。因此，这些学术和实务瓶颈需要得到进一步的突破，以完善循证实践在社会工作不同专业层面、各个服务领域的发展和应用。

五、循证实践的成效评价

循证实践的成效评价是对社会工作实践过程中应用循证方法和措施的结果进行全面、科学、客观的评估。这种评价的目的在于验证循证实践的有效性，了解实践的成果和影响，以及评估服务的质量和效能。循证实践的成效评价是一个重要的环节，它为社会工作者提供了反思和改进实践的机会，为决策者和研究人员提供了有效的决策依据与学术参考。

循证实践的成效评价是一个多维度的过程，涵盖多个内容层面和视角。首先，成效评价关注循证实践在实际社会工作中所取得的成果，包括对受助者的帮助程度、社区康复项目的影响、社会工作服务的满意度等方面进行客观测量和评估。通过数据收集和统计，可以了解循证实践对目标人群的实际效果，确定服务的优势和改进之处。其次，成效评价还关注循证实践对社会工作实践方法和理论的贡献。通过比较循证实践与传统实践的差异，评估循证实践在提升服务质量、提供更有效支持方面的优势。同时，成效评价也要考虑循证实践的可持续性，探讨实践是否能够长期推广应用，以及对社会工作学科的影响和贡献。最后，循证实践的成效评价关注循证过程本身的质量。循证实践强调要基于最新的研究证据作出决策，因此，评价过程需要考察循证实践中所使用的研究证据的可靠性、适用性和科学性。同时，评价也要关注实践中是否充分尊重受助者的需求和权益，以及是否遵循伦理原则和专业规范。为了进行循证实践的成效评价，需要采用多种方法和工具。定性和定量研究方法结合，可以帮助获取全面的数据和信息。其中，问卷调查、访谈、焦点小组讨论等方法可以获取受助者和社会工作者的反馈意见。案例分析、实验研究等方法则可以深入探讨循证实践的效果和原因。

值得强调的是，循证实践的成效评价是一个动态的过程，不仅要关注短期效果，更要考虑长期影响。在评价过程中，应充分尊重实践的复杂性和多样性，避免简单化和机械化的评价手段。同时，要积极吸纳服务对象、社会工作者、研究人员和决策者等多方利益相关者的意见，确保评价的客观性和公正性。

虽然循证实践的成效评价对于推进社会工作领域的发展和提高服务质量具有重要的价值，但鉴于目前国内循证社会工作的发展还处于初级阶段，更多地偏向于理论研究，实证研究的数量相对较少，因此对分析循证社会工作实践成效的研究成果也较为不足。与此相比，国外在这方面的研究资料更加丰富，涌现出越来越多的实证文章试图对循证社会工作的服务成效进行分析和总结，关于残疾人社区康复的社会工作介入成效研究也日益增多。同时，对社会工作者参与循证实践的观感和经验进行深入分析，也正在成为循证社会工作研究领域的新热点。通过对循证服务实施者和参加者进行双向评价，能够从更全面的视角来探究相关的实践成效。然而，国内在这些方面的研究进展仍然较为滞后，亟须进一步加强，以期在循证实践学术发展方面能早日与国际水平接轨。

因此，我们必须意识到，积累丰富的循证实践的成效评价研究成果对于促进循证社会工作的发展至关重要。为此，需要在国内加大对实证研究的支持和投入，鼓励更多的学者和社会工作者投身于循证社会工作的实证研究中。此外，也应该积极借鉴国外丰富的研究成果，吸取先进的评价方法和经验，促使国内循证社会工作的发展迈上新的台阶。

在社会工作介入残疾人社区康复的成效评价中，还需特别关注本土实际情况，加强对实践的实证研究。另外，通过对社会工作者参与循证实践的观感和经验进行深入剖析，了解实施者和参与者的真实感受，将有助于发掘潜在的改进和提升之处。除此之外，应建立更加完善和系统的评价体系，注重可持续性评估，为长期康复过程提供有效指导。

总体而言，循证实践的成效评价是推动社会工作学科蓬勃发展、提高服务质量的重要一环。国内在这方面仍有发展的空间，需要借鉴国外先进经验，并充分关注本土特色和需求，持续加强循证实践成效的研究与分析。

第三节　关于循证实践流程及证据标准的讨论

通过对相关文献进行深入分析，我们发现虽然学界对于循证实践流程的构成环节包括了哪些内容已达成基本共识，但这些讨论主要以医学视角为主导，并以西方社会的发展经验作为参考依据。目前，专门针对国内本土循证社会工作的实践模型构建及相关研究仍需加强。同时，循证实践过程中各个环节的具体实施也面临着不少现实问题需要进一步解决。例如，在问题的提出环节，已有的、由国外学者提出的问题界定规则并不完全适用于社会工作专业和残疾人社区康复的实际情况，因此需要进行进一步的内容修改和调整；在证据的获取方面，鉴于国内人文社科领域实证研究的积淀尚显不足，且直接采用国外数据库和循证科研平台等渠道可能难以充分考量中外文化差异。因此，单纯模仿国外使用外文数据库作为证据来源的做法，可能无法切实满足本地研究人员和社会工作者在证据信息获取方面的实际需求。在这种情况下，有必要根据本土情况适当扩充和整合证据资源的获取渠道。

同样地，虽然国际上已形成了一些证据质量与效力的评价标准，但这些标准因为对研究证据要求较严苛而受到学界的一些批评。这些方法也较难与当前国内社区康复领域的社会工作服务与研究现状相匹配，导致可能会出现相关标准在应用过程中出现"水土不服""曲高和寡"的尴尬局面。因此，需要对相关证据分析和转化标准进行本土化开发，以更好地适应国内实际情况。

而在证据的转化与应用环节，同样面临前述问题，国外已有的一些证据转化方法无法很好地回应国内循证社会工作实践及社区康复实务过程中所涉及的诸多现实困境，包括动态的康复需求、研究证据的时间滞后性、决策伦理取向的评估与监督、服务对象及家庭的个别化特征和需求、社会工作者的知识经验和培训支持、社会文化的特殊性、问题背景的多样性、社会资源与组织支持的综合性等问题。因此，对相关证据转化标准进行本土化开发的必要性和迫切性变得较为突出。

此外，虽然循证实践的成效评价方法在学术层面已得到了一些讨论，但对于这些方法在实际应用中的有效性仍缺少实证研究成果的积累。尤其国内对该议题的研究相对较少，存在研究空白亟须填补。

综上所述，国内本土循证社会工作实践面临着诸多挑战和困境，需要深入探讨和解决。根据国内社会工作专业和残疾人社区康复的实际情况开发本土化的循证实践模型与相关评价标准，能更好地满足国内残疾人社会工作服务和研究的需求。此外，加强对循证实践的成效评价方法进行应用研究，可以为证明循证实践在国内残疾人社区康复领域的适用性提供有力支持。整体而言，国内循证社会工作的发展需要立足本土、结合国情、积极吸纳国际经验，才能更好地推动学科发展和社会进步。关注国内残疾人社会工作领域的实际需求，为其发展注入新的活力与动力应成为这一过程的重要目标。

第六章　常见的循证实践过程模型

目前，循证实践一般过程的模型发展主要聚焦在医学和护理学领域，模型类型丰富、观点较为多样化。其中，较为经典且广为学界知晓的模型包括 Sackett 提出的实践流程、Iowa 模型、Rosswurm 和 Larrabee 模型、Stetler 模型、Johns Hopkins 模型、PARIHS 模型、JBI 循证卫生保健模型、ACE 明星模型、KTA 知识转化模型、渥太华知识转化模型、AHRQ 循证实践模型、Pipe 等人的循证护理模型、复旦循证护理实践模型、基于证据的持续质量改进模型等。此外，公共服务领域的公共服务循证实践模型和管理学提出的循证管理流程也在相关循证研究中被介绍与分析。相比之下，专门针对残疾人社区康复的循证社会工作一般过程模型较为缺乏，精神健康服务 EPIS 模型和 EBBP 循证为本行为实践模型是少数被学者提出与讨论过的模型。以下将对这些过程模型进行阐述与评价，并在此基础上对不同模型的步骤和理念作比较、分析，旨在为构建适用于残疾人社区康复的循证社会工作过程模型带来思路和启发，使社会工作服务能够更好地满足残疾人社区康复的需求，提升服务的综合效益及康复成效的持续性。

第一节　医学、护理学循证实践过程模型

一、Sackett 模型

Sackett 模型也称为"循证实践的五步模型"，是最早且最经典的循证实践过程模型之一，由 David L. Sackett 及其同事在 1976 年首次提出，1994 年进行了修改，并于 2001 年作了更新。David L. Sackett 是循证医学领域的先驱者，对推动在医疗决策中应用科学证据起到了至关重要的作用。Sackett

模型的重要性在于提供了一种结构化的方法，将研究证据与临床专业知识和患者价值观相结合，为医疗实践提供指导。它作为服务指南，确保医疗专业人员的决策基于最佳可用证据。Sackett 模型包括了五个步骤，也被称为"5As"：（1）构建临床问题（Ask）：第一步是确定一个特定的临床问题，该问题源自临床情景或患者接诊。问题应该是具体和明确的，通常使用 PICO 框架（服务对象、干预措施、对照、结果）来确定问题的组成部分。（2）搜索证据（Acquire）：在这一步中，医疗专业人员对与临床问题相关的最佳可用证据进行系统搜索。搜索通常涉及访问可靠的数据库，并使用特定的搜索词和筛选器来获取相关研究。（3）评估证据（Appraise）：一旦收集到证据，就要使用关键评价技术评估研究的质量、有效性和相关性。这一步涉及评估研究设计、方法学、统计分析和证据的总体强度。（4）应用证据（Apply）：在评估证据之后，医疗专业人员将其与临床专业知识和患者偏好相结合，作出明智的决策。这一步需要考虑个体患者的情况、价值观和偏好等因素。（5）评估结果（Assess）：最后一步是实施基于循证的决策并评估其在临床实践中的结果。医疗专业人员评估其决策对患者健康和福祉的影响，监测任何不良效应，并根据需要进行调整。Sackett 模型强调了将研究证据与临床专业知识和患者价值观相结合的重要性。它鼓励医疗专业人员摒弃传统或凭经验的依赖，转向更系统和循证的决策方法。通过遵循这一模型，医疗从业者可以提高患者护理的质量，并改善其健康结果。

二、Iowa 模型

作为另一个备受关注的、促进优质护理的模型，Iowa 循证实践模型已在多个学术和临床环境中得到应用。这个模型将质量改进与研究利用融合在一起，护士可以直观地理解这个操作方法。Iowa 模型的独特之处在于提出了"循证实践触发因素"的概念，指出循证实践可能由临床问题或组织外部的知识所引发，这些触发因素中的任何一个都可以推动循证实践项目的启动。此后，该模型在制定实践变革措施过程中界定了 3 个关键决策点：（1）是否有机构上的原因来关注这个问题或使用这个知识？（2）是否有足够的研究基础？（3）该变革是否适合在实践中采纳？在前两个决策点上，实施者必须关注组织环境内的现实情况，第三个决策点则暗示了证据可能不足，因此可能需要进行研究或寻求其他证据。Iowa 模型的实施过程主要包括三个重要步骤：（1）确定循证问题，建立循证实践团队；（2）严格评价、整合、应用证据；（3）评价效果和推广。也就是说，循证实践从触发因素或问题开始，这些触发因素或问题可能以知识为中心，也可能以问题为中心。如果问题是组织的优先事项，则组建一个团队。该团队由关键利益相关者、临床医生、护士和其他循证实践的拥护者组成。随后通过证据检索，医护团队对收集到的证据进行综合。如果有足够的证据支持变更，就会进行干预实践。随后将对结果进行评估并传播调查发现。总的来说，Iowa 循证实践模型以临床问题和知识更新为导向，强调证据的筛选与评估，注重实践变革与结果评价，具有广泛的应用领域和显著的效果。这些特色使得该模型成为推动护理实践高质量发展的重要工具之一。

三、Rosswurm 和 Larrabee 模型

Rosswurm 和 Larrabee 于 1999 年提出了一个六步变革模型，旨在将循证实践整合到护理服务体系中。该模型的循证实践过程包括：（1）评估实践转变的需求；（2）把问题、干预措施和结果联系起来；（3）综合最佳证据；（4）设计实践转变方案；（5）实施和评估实践转变；（6）整合和维持实践转变。这一模型主要聚焦于机构组织过程，进行实践改革的初始需求是通过将内部数据（如质量指标）与组织外部的数据进行比较来确定的。在可能的情况下，将该问题与标准干预措施和结果联系起来，然后寻找研究和背景证据来解决问题，并结合临床判断。在获得足够的证据后，制订一个实践方案，并进行试点测试以确定对结果的影响。经过广泛实施后，将对服务过程（如护理人员对转变的遵循程度）和临床结果进行评估。最后通过使用理论派生的推广策略来维持实践改革。

四、Stetler 模型

Stetler 模型也是在循证实践领域被广泛应用的一个框架。它在 2001 年

由 Stetler 提出，旨在将证据融入临床决策和实践改变中。多年来，其强调批判性思维、证据评估和实施策略的特点有助于推动循证实践的发展与进步。通过在全球范围内的医疗领域进行研究证据的推广和使用，Stetler 模型促进了患者干预疗效的改善、组织学习和整体护理质量的提升。该模型主要包括 5 个阶段，分别是：（1）准备阶段：在这一初始阶段，明确循证实践的目的，并进行情境评估，了解当地环境和目标人群的需求。此外，医生还要搜索相关的证据来源，以支持他们的决策。（2）验证阶段：在这个阶段，对已确定的证据进行批判性评估和验证，评估其质量、相关性和适用性，确保只有最可靠、最有效的证据被纳入进一步分析。（3）比较评估/决策阶段：在这个阶段，对经过验证的证据进行综合和比较，以确定最佳行动方案。对证据进行批判性评估、综合，并与临床医生的专业知识和患者偏好相结合。在决策过程中，考虑到外部和内部因素，如组织实践和个体特征。（4）实施/转化阶段：这个阶段侧重于制定和实施策略，以促进循证实践改变的采纳。包括计划、教育、培训和沟通，以确保新的实践得到有效实施，并与现有工作流程相融合。（5）评估阶段：最后一个阶段评估实践变革的结果和有效性。评估过程考察是否实现了预期的结果，以及循证实践的程度。它有助于确定循证实践的影响，并为未来的改进提供反馈。Stetler 模型尝试从不同的角度看待循证实践，强调某种变革实践的证据是可获得的，并且将这些新证据运用到特定的临床环境中，其对于循证实践发展的影响主要体现在其提供了系统化方法、批判性思维、将研究转化为实践、促进实践改进和组织改进以及推动协作与团队合作方面。具体地说，该模型为将证据融入实践提供了系统化和结构化的方法，确保决策基于最佳可用证据。它促进决策过程的一致性和标准化。与此同时，Stetler 模型强调批判性思维能力，鼓励医护人员评估研究证据在临床背景中的有效性和适用性。这在医疗实践中培养了批判性探究和思维的文化。通过引导医护人员实施和评估的步骤，该模型促进了研究结果在实际临床环境中的转化。它弥合了研究与实践之间的鸿沟，促进了有效使用证据以改善患者结果。此外，Stetler 模型通过提供指导来支持实施循证实践改变的策略和评估其影响。它还通过促进数据驱动决策和质量改进过程，鼓励组织学习和完善专业发展。该模型还可由个人或多学科团队使用，促进循证实践过程中的协作与团队合作。它推动了医疗专业人员之间的沟通和共享决策，有效实现了更加整合和以患者为中心的护理方法。

五、Johns Hopkins 模型

Johns Hopkins 大学护理学院的 Newhouse 等学者在 2007 年发展了 Johns Hopkins 循证护理实践模型。该模型认为，专业实践、教育和研究是一个开放性系统，其中核心要素是证据，包括来自研究和非研究的证据。这个模型强调内部组织因素和外部环境因素对证据实施的影响，这些因素可以促进或限制证据的运用。Johns Hopkins 循证护理实践模型包括三个环节：实践问题（Practice Question，P）、证据生成（Evidence，E）和证据转化（Translation，T），其中包括了 18 个步骤，被简称为 PET 模型。这个模型提供了一个明确而清晰的概念框架，体现了从问题提出到应用的完整过程，促进了研究证据向实践的转化。实践问题阶段包括确定循证问题、界定问题范畴、分配职责、建立多学科团队并召开团队会议等步骤。在这个阶段，通过基于临床情境提出具体的临床问题，并使用 PICO 程式将问题结构化。同时，界定问题范畴，明确研究人群和利益相关者，并建立多学科工作小组，定期召开小组会议。证据生成阶段是 PET 流程的第二阶段，即检索、评价和综合可获得的最佳证据。包括检索内外部证据、评估证据、总结证据以及对证据强度进行分级并给出推荐意见等步骤。证据转化阶段共有 8 个步骤，包括循证实践团队分析证据转化的适宜性和可行性、构建行动方案、实施变革并评估效果、明确后续方案并传播实践成果等。在这个阶段，组织的有力支持和资源的有效分配非常重要。通过团队培训、流程优化、使用评估工具等方式，以及对方案进行不断的评价、修订和验证，可以真正有效地实施变革，改善患者健康结果以及护理的知识、行为和信念，实现系统的良性运转和不断循环发展。Johns Hopkins 循证护理实践模型为护理领域提供了一个系统化的方法，将最佳证据融入了临床实践中。它强调了实践、教育和研究之间的紧密联系，以达到提高护理实践的质量和患者健康结果。通过将证据转化为行动，并在实践中不断进行评估和改进，可以推动护理领域的发展和进步。这个模型为护理实践的循证化提供了指导，促进了护理学科的发展与提升。

六、PARIHS 模型

PARIHS 模型是由伦敦皇家护理学院的 Kitson 教授于 1998 年提出，后于 2008 年进行修订的一种促进研究应用的框架。该模型认为循证实践行动的成功与否取决于三个主要元素：证据水平及性质（Evidence）、组织环境（Context）和促进措施（Facilitation）。用公式 SI = f（E，C，F）表示，其中 SI 代表研究结果的成功应用。证据水平及性质（Evidence）是指基于科研证据的临床决策，同时结合专业人员的实践经验、患者需求和偏好，以及当地的医疗和文化背景以及相关的数据与信息资料。强调在临床决策中要依据科研证据，但也考虑到其他因素的综合影响。组织环境（Context）是指在实施证据时的组织背景和环境。该元素被细分为多个子元素，包括组织文化、领导力、机构评估和审查机制等，以营造接受变革的环境。促进措施（Facilitation）包括促进者的自身特点、角色定位和促进方式等。这些因素可以提供支持、协助和促进循证实践的过程，帮助实现成功的实施。

七、JBI 循证卫生保健模型

JBI 循证卫生保健模型（The JBI Model of Evidence-based Healthcare）由澳大利亚 Joanna Briggs 循证卫生保健中心的 Alan Pearson 教授及其团队在 2005 年提出，并于 2016 年进行了更新和完善。该模型旨在引导临床决策的循证实践，强调考虑可获得的最佳证据、临床情景、患者要求和偏好，以及专业人员的判断。JBI 模型强调在决策过程中综合考虑最佳证据、临床情景、患者需求和偏好以及专业人员的判断。它涵盖了从证据的产生、综合、传播到应用的全过程，并注重通过 FAME 评价（可行性、适宜性、临床意义、有效性）来评估证据的质量。更新的 JBI 模型通过色彩标识来区分不同组成部分，并明确了全球健康的宗旨和促进方法。通过这一模型，JBI 旨在推动循证实践，提高卫生保健的质量，进而促进全球健康的发展。

八、ACE 明星模型

ACE（循证实践学术中心）明星模型是另一种常用的循证实践模型，旨在促进循证实践并提供一个实践框架，用于理解知识转化的各个阶段。知识转化被定义为"通过一系列阶段和形式，将研究结果从初级研究结果转化为通过循证护理对健康结果的影响"。该模型为系统地将循证实践过程付诸行动提供了指导。ACE 明星模型有 5 个知识转化阶段：（1）知识发现阶段，通过传统实证研究发现新知识，包括定量和定性研究；（2）证据总结阶段，针对特定问题或问题对研究证据进行综述，包括系统审查和荟萃分析的结果；（3）转化为实践建议阶段，将总结的研究证据与其他证据来源（如临床专业知识）结合，转化为实践建议，并将这些整体证据转化为适用于特定人群和环境的建议；（4）实践整合阶段，通过正式和非正式方法将实践变更纳入实践中，并考虑个人和组织因素对系统采用与整合的影响；（5）评估阶段，评估实践变化对患者健康结果以及提供者和客户满意度的影响。ACE 明星模型解释了转变实践所需的知识的本质。随着知识被转化到下一阶段，它在临床和直接患者护理中变得越来越有用与可用。理解 ACE 明星模型中的概念对于将知识转化为临床决策是至关重要的基础。该模型的目标是促进循证实践，将知识类型（从研究到综合回顾再到翻译）描绘为实践整合的必要前提。它强调了知识转化的 5 个主要阶段，即知识发现、证据总结、转化为实践建议、实践整合和评估。通过这个过程，研究结果从初级研究结果经过一系列阶段和形式的转化，通过循证护理对健康结果产生影响。这一模型为实践者提供了指导，使他们能够系统地应用循证实践原则，以改善患者护理和健康结果。

九、KTA 知识转化模型

KTA 知识转化模型（Knowledge to Action Framework，KTA）由加拿大 Graham 教授的团队于 2006 年提出，旨在促进将研究成果应用于临床实践，推动知识转化和实践变革，从而改善临床照护质量和患者健康。KTA 知识转化模型包含两个主要环节，即知识产生和知识应用。在知识产生环节中，研究者通过一系列步骤来获取、整合和生成与利益相关者需求相符合的研究证据。研究者先与患者进行沟通，明确临床亟须解决的问题，并确定检索主题进行文献检索。然后，他们进行系统的文献检索，评估、整合和分析文献，将研究证据转化为简单明了、可操作性强的知识工具或产品，如指南、临床实践方案或政策等。知识应用环节包括 7 个步骤，指导实践者在特定情境下进行证据应用。第一，确定问题并选择解决问题的知识，明确研究结果与临床实践之间的差距，如果差距较大且需要实践变革，则进行相应的实践改革。第二，将证据引入特定的临床情境，根据实践环境对证据进行剪裁和调整，以提高其临床适用性和可行性。第三，评估障碍因素，识别来自证据本身、患者和实践环境的促进因素与障碍因素。第四，选择、剪裁和执行干预措施，针对不同层次的障碍因素选择相应的干预措施，改变个体的态度和提高知识技能，争取管理层支持以提高实践者的决策参与度，并根据实践者的反馈结果及时调整干预策略。在监测知识应用步骤中，对知识应用过程进行监测，评估知识应用的范围、证据适用性、干预策略有效性以及是否出现新的障碍因素，必要时制定新的干预策略。在知识应用后结果评价步骤中，阶段性评价知识转化对实践者、患者和系统的影响。根据不同的证据应用形式，包括概念性应用、工具性应用和策略性应用，制订相应的结果评价计划。第五，维持知识应用步骤中，定期接收实践者的反馈，制定促进知识持续应用的干预策略，提高实践者对证据的长期依从性。需要注意的是，知识应用是一个动态的循环过程，对于尚未解决的问题或新出现的问题，需要进入下一个循环过程，直至所有问题得到合理解决。通过 KTA 知识转化模型，政策制定者、管理者、实践者、研究者、患者和公众能够更好地将研究知识转化为实际应用，促进实践改变和提高临床照护质量及患者健康。

十、渥太华知识转化模型

Logan 和 Graham 于 1998 年首次提出渥太华知识转化模型（the Ottawa Model of Knowledge Translation，OMKT），并于 2004 年进行了更新。该模型

涵盖了 6 个重要因素，包括以基于证据的变革、潜在采纳者、实践环境、实施干预策略、创新采用以及结果评价。根据该模型，无论是在实施变革的初期、中期还是后期，都需要对各个阶段的环节进行评估、监控和评价。首先，对实践环境、潜在采纳者以及以基于证据的变革这三个要素中的阻碍或支持因素进行评估，这有助于了解哪些因素可能妨碍或促进创新在实践中的应用。其次，制定适当的实施策略，以克服这些障碍或增强积极的促进因素。实施变革的策略应根据具体情况来制定。同时，需要对实践过程进行监控，以确保潜在采纳者对变革的理解与预期一致，并通过持续监控来判断当前措施是否需要修改或增加新的措施。最后，对结果进行评价，包括对患者、实践者和整个系统的评价，这意味着评估变革对患者、实践者和整个系统的影响和效果。总体而言，渥太华知识转化模型为将研究知识转化为实践提供了全面的框架。通过评估、监控和评价，该模型支持实施基于证据的变革，提高患者护理效果，并提高医疗保健的质量。

十一、AHRQ 循证实践模型

AHRQ 循证实践模型（the Agency for Healthcare Research and Quality, AHRQ）是一种用于最大化和加速将医疗保健研究结果从美国医疗保健研究与质量局患者安全研究项目转化为医疗保健实践的概念框架。该模型由美国医疗保健研究与质量局患者安全研究协调委员会的传播小组开发，综合了知识转移、社会营销、社会和组织创新以及行为变革等方面的科学信息。AHRQ 模型中的知识转化与应用涉及 3 个主要阶段：（1）知识的创造和提炼阶段：进行研究并将相关研究发现打包成可行动的产品，如具体的实践建议。这需要通过与最终用户的合作来确定哪些来自患者安全研究项目或个别研究项目的发现应该传播。创造和提炼知识的过程应该考虑最终用户的观点，包括知识的可转移性、现实医疗保健环境、医疗技术的可行性以及医疗保健机构和临床医生需要的证据量等因素。（2）扩散和传播阶段：与当地具有影响力的医务人员和医疗保健机构合作，将可以成为行动基础的知识传播给潜在对象。传播合作将研究人员与中介组织联系起来，这些组织可以充当知识中介和连接者，将研究知识传达给医务人员和医疗保健机构。传播合作通过为新知识提供权威认可，帮助确定有影响力的群体和社区，从而在实践中引发对证据应用的需求。通过大众传播和定向传播，预计早期对象将影响后续用户对新的可用、基于证据的研究发现的采纳。（3）组织采纳和实施阶段：这是知识转移过程的最后阶段，重点是使组织、团队和个人采纳并持续使用基于证据的研究发现与创新。在医疗保健设置中实施和维持基于证据的实践涉及循证实践主题、组织社会系统特征（如运营结构和价值观、外部医疗保健环境）和个体临床医生之间的复杂相互关系。实施策略包括在组织中采用变革措施来解决潜在的实施挑战，在组织的特定患者护理领域进行变革尝试，并使用多学科实施团队来协助将创新嵌入持续进行的组织流程。改变实践在个体和组织层面上都需要相当大的努力，以在特定环境中应用基于证据的信息和产品。值得注意的是，尽管 AHRQ 框架被描述为一系列阶段，但该框架的开发者并不认为知识转移过程是线性的。相反，活动同时或按不同顺序进行，实施循证实践是一个多方参与的过程，涉及多个行动者和系统。推动循证实践的采纳步骤可以从进行研究或生成知识的人的角度、从将基于证据的信息应用于实践的人的角度以及从作为连接知识生成者与知识使用者的界限纵向者的角度来看待。

十二、Pipe 等人的循证护理模型

Pipe 等学者在对一系列循证护理模型进行分析后，提出了一个包含 10 个步骤的循证护理实践过程，期望为收集和综合所有所需的证据形式，以及为提高患者护理质量提供一种较为系统的方法：（1）识别实践问题；（2）收集和评估经验证据；（3）收集和评估非经验证据；（4）总结所有证据；（5）将证据与临床专业知识、患者偏好和价值观相结合，以制定建议的实践变更或决策；（6）详细制定建议的实践变更；（7）考虑可行性和组织问题；（8）评估实践变化；（9）营销实践变更；（10）成功实施实践变革的战略和可持续性。该模型认为，循证护理实践不能孤立进行。关键利益相关者或支持者的参与，包括目标人群的参加和代表，是成功实施的

必要条件。为了防止循证护理实践成为固化的"食谱"护理，护士必须决定如何将患者偏好或价值观纳入任何特定患者的实践变化。这可能包括决定实践改变需要适应特定患者。此外，该模型强调要处理好临床专业知识与每位患者的治疗选择风险和益处的平衡关系，还需要考虑患者的特殊情况，如共病情况和偏好。

十三、复旦循证护理实践模型和基于证据的持续质量改进模型

在循证实践模型的开发方面，中国的发展步伐正在加快。以复旦大学JBI 循证护理合作中心为例，该中心在胡雁教授的带领下，经过长期的循证理论与实践研究，于 2015 年成功提出了复旦循证护理实践模型，旨在为促进证据传播及实践应用提供框架和路径。该框架强调了循证护理实践是一个循环不息的过程，包括以下 4 个环节：证据综合、证据传播、证据应用和证据生成。该框架强调要从临床情景分析开始，科学而系统地搜索、评估和整合现有的最佳证据，以解决实践问题。通过有效的方法在机构和个人层面积极传播证据，并推动证据在实践中的应用。在应用证据时，要充分考虑临床情景、患者意愿、专业判断和成本费用等因素，并进行试点应用和后效评价，将被证实有效的证据纳入护理系统，将未解决的问题或产生的新问题转入下一个循环或进行原始研究。复旦循证护理实践模型是国内首个循证护理实践框架，有效地将证据应用与开展原创性研究紧密结合，为那些无法通过循证解决的问题，还不具备证据应用条件的问题或植入护理系统后产生的新问题，提供了明确的研究路径，以帮助护理人员解决临床问题。

在复旦循证护理实践模型的基础上，复旦大学 JBI 循证护理合作中心的周英凤和胡雁等人于 2017 年进一步提出了基于证据的持续质量改进模型。该模型以持续质量管理 PDCA 循环原则为指导，结合循证理念和业务流程管理思路，将循证和持续质量改进相结合，旨在提供思路和方法来推动证据应用并促进临床质量的持续改进。模型将循证理念融入持续质量改进，将整个持续质量改进过程分为 4 个阶段（证据获取、现状审查、证据引入和效果评价），并由 12 个步骤组成。通过流程化的方式，对临床实践

中的问题进行科学的证据检索和评价，并制定基于证据的质量审查指标。通过现状审查，明确实践与证据之间的差距，并通过分析具体情境中的障碍因素，制定有针对性的策略，推动证据在实践中的应用，缩短实践与证据之间的差距。通过对证据应用效果的评价，明确证据应用对系统、实践者和患者的影响，并将存在的问题转入下一个循环，不断解决临床问题，推动临床护理质量的持续改进。该模型建立了证据和实践之间的桥梁，为将证据融入国内临床实践和促进国内护理质量的持续改进提供了框架与流程。目前，模型图在复旦大学 JBI 循证护理中心的"证据转化与临床应用工作坊"中作为模型框架被应用，其适用性和有效性都得到了证实。

第二节　公共服务、管理学的循证实践过程模型

医学、护理学开发的循证实践过程模型不仅在本专业领域进行了应用，在其他专业领域也得到了推广和实施。但总体而言，人文学科中的多数专业在进行循证实践时更倾向于直接"移植"医学循证过程模型，尤其是 Sackett 实践流程、Iowa 模型、Stetler 模型、Johns Hopkins 模型等经典实践框架在多个文科专业得到了较多的支持和应用，这些学科总体缺少专门针对本专业的循证模型构建。在为数不多的，以医学模型为基础、再进一步根据本专业特色作了循证框架改良的模型当中，Aarons 等学者于 2011 年提出了适用于公共服务领域的循证实践过程模型，以及 Barends 等人在 2014 年设计了运用于循证管理方向的循证实践管理框架。这两种模型都得到了较多的关注，且相关论文引用率较高。其中，公共服务循证过程模型把循证实践的过程分成了 4 个阶段，分别是探索阶段、准备阶段、实施阶段和持续阶段。在探索阶段，潜在的实施者需要考虑哪些循证实践可以最好地解决特定的问题，他们还会考虑到所处特定背景下的机遇和挑战；在准备阶段，实施者通过对挑战事项作彻底审查，计划如何将新的实践融入现有系统；在实施阶段，采纳的实践将开始实施，实施者将了解到在准备阶段的工作是否解决了主要问题；最后到了持续阶段，稳定的资金以及持续的质量保证和监测流程有利于确保干预措施深入参与循

证实践的机构。管理学的循证模型主要参考了 Sackett 模型的实施步骤，并在其"5As"的基础上增加了一个"A"，即"汇总证据"（Aggregate）。因此，该模型包括了 6 个环节，也可以被称为"6As"，分别是构建临床问题（Ask）、搜索证据（Acquire）、评估证据（Appraise）、汇总证据（Aggregate）、应用证据（Apply）、评估结果（Assess）。此外，这个管理学框架还嵌入了需要被考虑的 4 种证据资源，包括科学研究发现、专业经验与判断、组织机构数据/事实/图表、利益关系方的价值观和考虑。

第三节　与残疾人社会工作相关的循证实践过程模型

虽然循证实践在西方社会工作专业已经历了几十年的发展，但遗憾的是，循证社会工作的实践与应用和该方法与其他人文学科的情况相似，主要依靠"照搬"医学循证实践过程模型，缺少为本专业设计的实践框架。

个别循证实践模型虽然不是专为残疾人社会工作领域而设，但其服务内容与之有密切的关联，也能为相关实践提供理论参考。如 Novins 等人在 2013 年提出的关于儿童和青少年精神健康的 EPIS 模型。该模型提出，在开展精神健康服务的循证实践时，需要经历探索阶段、准备阶段、执行阶段和维持阶段。探索阶段主要是分析使用循证实践方法的可行性以及评估内、外在背景障碍；准备阶段聚焦于动员各利益关系方和解决内、外在背景障碍；执行阶段则专注于提供循证实践的领导与支持、解决内部矛盾和获得外部支持；而维持阶段的任务是确保循证实践质量、应变管理以及激励和监督。另一个 EBBP 循证为本行为实践模型由 Spring 等人提出，主要用于行为干预服务。这个模型同样与 Sackett 模型高度相似，主要的差异在于把评估环节变成了分析与调整环节，允许实施者对干预实践进行动态调整。该模型也同样包含了"6As"，分别是针对服务对象的状况和背景提出问题（Ask）、获取与服务对象状况和特征相关的证据（Acquire）、评估这些证据是否适用（Appraise）、根据服务对象特征包括其偏好应用证据

（Apply）、根据服务对象对干预措施的反应进行分析（Analyze）和调整实践（Adjust）。

国内只有一篇来自易艳阳的研究，专门设计了残疾人社会工作的循证实践流程。这个流程总体来说与医学循证实践过程较为相似，但增加了"证据拓展"这一环节，有点类似于证据传播和推广。该流程是国内本土残疾人社会工作领域首个循证实践框架，把证据实践过程分为5个环节：证据搜寻、证据匹配、证据应用、证据评估和证据拓展。

第四节　不同循证实践模型的对比与讨论

通过前面的论述可知，在过去的20多年间，全球范围内不同专业的诸多学者已经提出了多种循证实践过程模型，这些模型在推动各个学科的临床实践质量和效果方面均起到了重要的作用。然而，对于中国本土的循证社会工作实践而言，如何借鉴和运用这些模型，构建适应本地特色和需求的循证实践模型仍然是一个值得探讨的问题。因此，对这些循证实践过程模型进行对比和分析，并总结出它们的特点和相似点，可以为构建国内循证社会工作过程模型提供有益的启示。表6-1对不同循证实践过程模型的基本步骤与特征进行了介绍和梳理。

表6-1 不同循证实践过程模型的基本步骤与特征

模型名称	循证实践过程步骤	特征
ackett 循证实践流程	1. 构建临床问题； 2. 搜索证据； 3. 评估证据； 4. 应用证据； 5. 评估结果	● 强调要确定具体的疾病、干预措施、参与者和预期结果 ● 强调获取最佳可用证据，包括系统地搜索医学文献、回顾已有的研究和评估其质量 ● 鼓励对收集到的证据进行质量评估 ● 将最佳证据与患者的个体情况、偏好和价值观相结合，以制订个性化的治疗计划 ● 主张通过监测患者的疗效和安全性，可以评估所作治疗决策的有效性，并根据需要进行调整
Iowa 模型	1. 确定循证问题，建立循证实践团队； 2. 严格评价、整合，应用证据； 3. 评价效果和推广	● 建议在组织系统层面使用 ● 采用务实问题解决方法来实施循证实践 ● 详细的流程图指导决策过程 ● 模型中明确定义了决策点和反馈循环 ● 强调在启动全系统项目之前进行试点项目循环 ● 模型用于跨专业协作 ● 经过了长期的持续测试

续表

模型名称	循证实践过程步骤	特征
Rosswurm 和 Larrabee 模型	1. 评估实践转变的需求； 2. 把问题、干预措施和结果联系起来； 3. 综合最佳证据； 4. 设计实践转变方案； 5. 实施和评估实践转变； 6. 整合和维持实践转变	• 提供了一个明确的、系统化的步骤流程，使得护理人员能够有条理地进行循证实践 • 鼓励多学科团队的合作，以确保在实施过程中获得不同领域的专业知识和支持 • 强调利用当前最好的科学证据，结合临床专业知识和患者偏好 • 强调实践的持续监控和评估，以便根据反馈不断改进和优化护理实践
Stetler 模型	1. 准备阶段：明确循证实践的目的，并进行情境评估，了解当地环境和目标人群的需求； 2. 验证阶段：对已确定的证据进行批判性评估和验证，评估其质量、相关性和适用性，确保只有最有效的证据被纳入进一步分析； 3. 比较评估/决策阶段：对经过验证的证据进行综合和比较，以确定最佳行动方案； 4. 实施/转化阶段：制定和实施策略，以促进循证实践改变的采纳； 5. 评估阶段：评估实践变革的结果和有效性	• 旨在促进对研究结果整合的批判性思维 • 促进将最佳证据作为可持续实践的使用 • 有助于减少关键决策活动中的错误 • 允许将证据分类为外部（如组织结果）或内部（如研究）或数据） • 强调可由个人或多学科团队使用，促进循证实践过程中的协作与团队合作

续表

模型名称	循证实践过程步骤	特征
Johns Hopkins 模型	1. 实践问题：包括确定循证问题，界定问题范畴，分配职责，建立多学科团队并召开团队会议等步骤； 2. 证据生成：检索内外部证据，评估证据，总结证据以及对证据强度进行分级并给出推荐意见等步骤； 3. 证据转化：循证实践团队分析证据转化的适宜性和可行性，构建行动方案，实施变革并评估效果，明确后续传播实践成果等	• 强调以问题为驱动的学习和实践 • 侧重整合外部证据和临床经验 • 强调团队合作和知识分享的重要性，鼓励不同专业背景的医疗保健专业人员共同参与循证实践，并通过有效的沟通和合作来改善患者护理
PARIHS 模型	1. 证据水平及性质：基于科研证据的临床决策，同时结合专业人员的实践经验、患者需求和偏好，以及当地的医疗文化背景和相关的数据与信息资料； 2. 组织环境：在实施证据时的组织背景和环境； 3. 促进措施：促进者的自身特点，角色定位和促进方式	• 明确将"促进措施"作为将影响研究结果整合到实践中的因素之一 • 不涉及新知识的生成 • 批判性评估证据 • 在实施干预措施之前彻底了解实践领域 • 制订策略计划以促进任何实践干预：从开发到实施和评估

续表

模型名称	循证实践过程步骤	特征
JBI 循证卫生保健模型	1. 证据产生：研究、经验和专业共识都可作为证据的来源； 2. 证据综合：包括系统评价、证据总结和实践指南； 3. 证据传播：包括积极传播、教育培训和系统整合； 4. 证据应用：情景分析、促进变革以及过程和结果评价	• 强调个人使用 • 拥有完善的工具包，为护士提供问题开发指南、证据评级量表和各种形式证据的评估指南
ACE 明星模型	1. 知识发现阶段：通过传统实证研究发现新知识，包括定量和定性研究； 2. 证据总结阶段：针对特定问题对研究证据进行综述，包括系统审查和荟萃分析的结果； 3. 转化为实践建议阶段：将总结的研究证据与其他证据来源（如临床专业知识）结合，转化为实践建议，并将这些整体证据转化为适用于特定人群和环境的建议； 4. 实践整合阶段：通过正式和非正式方法将实践变更纳入实践中，并考虑个人和组织因素对系统采用和整合的影响； 5. 评估阶段：评估实践变化对患者健康结果以及提供者和客户满意度的影响	• 重点是促进直接护理护士使用循证实践 • 包括使用定性证据 • 模型的主要目标是知识转化 • 不包含非研究证据（患者价值观、护士经验） • 确定影响创新采纳的因素

续表

模型名称	循证实践过程步骤	特征
KTA 知识转化模型	1. 识别需要解决的问题，并开始搜索与确定的问题相关的证据和研究； 2. 将知识应用到适应当地的背景中； 3. 识别知识使用的障碍； 4. 选择、适应和实施干预措施； 5. 监测知识的使用情况； 6. 评估实施使用相关的结果； 7. 持续进行适当地使用知识的知识使用	● 适用于与个人、团队和医疗组织一起使用 ● 基于计划行动理论，使该模型适应多种环境 ● 将知识转化为行动的过程分为可管理的部分
渥太华知识转化模型	该模型由 3 个阶段组成：（a）评估障碍和支持。（c）评估结果。在这三个阶段下，有 8 个指定的主要要素必须要要素合到实践中考虑： 1. 评估障碍和支持； 2. 循证变革； 3. 潜在采纳者； 4. 实践环境； 5. 监控干预和使用程度； 6. 实施干预策略； 7. 变革采用； 8. 评估结果	● 强调将研究证据转化为临床实践的过程 ● 该模型的指导目标是监控和评估 ● 提倡相关者的参与，包括医生、护士、患者和管理人员等。它鼓励转化的过程与知识转化的过程 ● 旨在推动实践变革和质量改进

续表

模型名称	循证实践过程步骤	特征
AHRQ 循证实践模型	1. 知识的创造和提炼阶段：进行研究并将相关研究发现打包成可行动的产品，如具体的实践，如具体可以成为行动基础的实践建议； 2. 扩散和传播阶段：与当地具有影响力的医务人员和医疗保健机构合作，将可以成为行动基础的知识传播给潜在采纳对象； 3. 组织采纳和实施阶段：使组织，团队和个人采纳并持续使用基于证据的研究发现与创新	● 强调以问题为导向的实践 ● 注重对研究证据的评估和推广 ● 促进实践改进和知识共享
Pipe 等人的循证护理模型	1. 识别实践问题； 2. 收集和评估经验证据； 3. 收集和评估非经验证据； 4. 总结所有证据； 5. 将证据与临床专业知识，患者偏好和价值观相结合，以制定建立建议的实践变更决策； 6. 详细制定建议的实践变更； 7. 考虑可行性和组织问题； 8. 评估实践变化； 9. 营销实践变更； 10. 成功实施实践变更的战略和可持续性	● 鼓励采用系统性的方法来解决临床问题，包括提出明确的问题，收集和评估相关的研究证据，将证据应用到实践中，并评估护理干预的有效性 ● 认识到将专业判断在护理实践中的重要性 ● 强调将临床经验与循证证据相结合
复旦循证护理实践模型	1. 证据综合； 2. 证据传播； 3. 证据应用； 4. 证据生成	● 强调护理实践与最佳科学证据相结合 ● 注重实践改进和质量管理 ● 倡导跨学科合作和知识分享

续表

模型名称	循证实践过程步骤	特征
基于证据的持续质量改进模型	1. 证据获取：确定问题、检索证据、制定指标； 2. 现状审查：构建团队、收集资料、分析比较； 3. 证据引入：采取行动、构建策略、分析障碍； 4. 效果评价：患者改变、实践者改变、系统改变	• 该模型涵盖了整个质量改进过程，提供了一个全面的框架，确保质量改进是系统和连续的 • 强调持续改进的重要性。通过定期评估改进效果，包括患者改变、实践者改变和系统改进，可以确定哪些措施成功，哪些需要进一步改进。这种循环反馈机制可以促使组织不断学习和改进实践
公共服务循证实践模型	1. 探索阶段：潜在的实施者需要考虑哪些循证实践可以最好地解决特定的问题，还会考虑到所处特定背景下的机遇和挑战； 2. 准备阶段：实施者通过对新将挑战事项作彻底审查，计划如何将新的实践融入现有系统； 3. 实施阶段：采纳的实践将开始实施； 4. 持续阶段：稳定的资金以及持续的质量保证和监测流程有利于预措施持续深入参与循证实践的机构	• 考虑到特定背景下的机遇和挑战 • 将循证实践融入公共服务的整个流程。准备阶段对现有系统进行审查，以确保将服务付诸实施。准备阶段是将采纳新的实践付诸实施，而持续阶段则关注资金、实施阶段，以确保实践持续稳定性，质量保证和监测流程的稳定性，以确保实践持续深入参与机构 • 强调持续的质量保证和监测流程
循证管理流程	1. 构建临床问题； 2. 搜索证据； 3. 评估证据； 4. 汇总证据； 5. 应用证据； 6. 评估结果	• 与 Sackett 模型高度相似，但强调了证据的综合与汇总 • 在模型构建中增加了关于证据资源来源的分类

续表

模型名称	循证实践过程步骤	特征
残疾人社会工作的循证实践流程	1. 证据搜寻; 2. 证据匹配; 3. 证据应用; 4. 证据评估; 5. 证据拓展	• 直接从证据的生成开始，没有专门针对问题确定进行设计 • 注重证据的传播与推广
精神健康服务 EPIS 模型	1. 探索阶段：分析使用循证实践方法的可行性以及评估内、外在背景障碍; 2. 准备阶段：动员各利益关系方和解决内、外在背景障碍; 3. 执行阶段：提供循证实践的领导与支持，解决内部矛盾和获得外部支持; 4. 维持阶段：确保循证实践质量，应变管理以及激励和监督	• 没有专门针对证据生成过程的设计 • 关注循证实践的可持续应用与推广
EBBP 循证为本行为实践模型	1. 提出问题; 2. 获取与服务对象状况和特征相关的证据; 3. 评估这些证据是否适用; 4. 根据服务对象特征包括其偏好应用证据; 5. 根据服务对象对干预措施的反应进行分析; 6. 调整实践	• 强调对行为与健康问题的系统性识别和定义 • 将最佳可用证据与临床经验相结合 • 指导决策和实践 • 允许实施者对干预实践进行动态调整

在上述的这些模型当中，Sackett 循证实践流程和循证管理流程在步骤的设计上非常相似，都包括了构建临床问题、搜索证据、评估证据、应用证据和评估结果的步骤。相比之下，Iowa 模型、Rosswurm 和 Larrabee 模型、JBI 循证卫生保健模型更注重证据的产生和应用。它们都强调了严格评价、整合和应用证据的重要性，并关注评价效果和推广。而 Stetler 模型和 Johns Hopkins 模型更注重后续的证据评价和传播。Stetler 模型中的验证阶段和比较评估/决策阶段涉及对已验证的证据进行评估与综合，以确定最佳行动方案。Johns Hopkins 模型中的证据转化阶段强调对证据的适宜性和可行性进行分析，以及后续方案的明确和实践成果的传播。此外，PARIHS 模型和 AHRQ 循证实践模型都将证据的应用置于特定的组织环境中进行考虑。PARIHS 模型强调在实施证据时的组织背景和环境的重要性，而 AHRQ 循证实践模型关注组织采纳和实施基于证据的研究发现与创新。ACE 明星模型和 KTA 知识转化模型的特点则是将知识转化为实践建议并关注实践变革的实施和评估。它们都涉及将研究证据转化为实践建议，考虑实践变更的可行性和组织问题，并评估实践变更的效果。

值得讨论的是，不同模型之间在步骤环节的设计方面也各具独特之处。例如，Stetler 模型中的验证阶段要求对已确定的证据进行批判性评估和验证，确保只有最可靠、最有效的证据被纳入进一步分析。而 Johns Hopkins 模型中的实践问题阶段包括确定循证问题、界定问题范畴、分配职责和建立多学科团队等步骤。这些步骤旨在确保循证实践团队在问题识别和解决过程中的合作与协调。PARIHS 模型中的促进措施阶段考虑了促进组织对证据的采纳和实施的策略与措施。它强调了组织文化、领导支持和资源等因素对于成功实施循证实践的重要性，并提供了指导和方法来促进组织的变革。ACE 明星模型中的转化为实践建议阶段强调将循证实践转化为实际行动的策略和方法。它包括确定实施策略、开发实施计划、进行培训和教育等步骤，旨在确保循证实践的有效实施。KTA 知识转化模型关于评估与知识使用相关结果的步骤则关注对实践变革效果的评估和监测。它强调了评估实践变革的结果和影响，并根据评估结果进行必要的调整和改进。

在国内为数不多的循证实践模型中，复旦循证护理实践模型和基于证据的持续质量改进模型的开发均来自复旦大学 JBI 循证护理合作中心。复旦循证护理实践模型与 JBI 循证卫生保健模型具有较高的相似性，但其问题界定和证据产生的步骤实际上融进了证据综合环节，而把 JBI 循证卫生保健模型中的证据产生环节放在了流程的最后一步，以此凸显循证实践过程的动态循环性，以及提倡通过更新、解决循证问题对护理服务质量进行持续改进。基于证据的持续质量改进模型则在复旦循证护理实践模型的基础上，对问题界定、证据产生的过程作了修改和完善，增加了团队构建环节，并且把每一个循证实践阶段对应的具体内容作了进一步的细化，使模型更具有可操作性。另外，残疾人社会工作的循证实践流程的设计也与 Stetler 模型的步骤较为相似，但增加了证据拓展环节，突出了证据的传播和推广，更注重证据的可持续发展。

而作为与残疾人服务发展有着较密切关联的循证实践模型，残疾人社会工作的循证实践流程、精神健康服务 EPIS 模型和 EBBP 循证为本行为实践模型也存在着一些相似性。例如在服务对象导向方面，这些模型都关注服务对象的需求和优先事项。它们强调了解服务对象的特征、偏好和反应，并将这些因素纳入决策过程中，以实现个性化和有效的服务。在监测和调整方面，它们都注重对实践过程进行监测和评估，并根据结果进行必要的调整。监测和评估有助于确定实践的有效性与效率，并在需要时进行必要的改进。尽管这些模型在具体的步骤和术语上有所不同，但它们都共同强调了使用最佳证据指导实践、关注服务对象需求和个性化服务，以及实践过程的监测与调整。这些共同特点反映了循证实践在残疾人服务领域的核心原则和方法。

总的来说，循证实践的过程模型可以为社会工作提供有序、系统的方法来整合最新的研究证据，并将其应用于实践中。通过比较和分析不同的模型，我们可以了解循证实践方法及步骤在不同专业领域的运用及特色。鉴于当前国内仍缺少具有本土适用性的、循证社会工作介入残疾人社区康复的实践过程模型，在参考、提炼上述循证模型观点和要素的基础上，进一步的研究可以致力于开发相关模型，以满足残疾群体的特定社区服务需求，并促进实践的质量和效果。

第七章　循证社会工作模型
在残疾人社区康复的本土化构建

第一节　研究背景与研究目的

前面的研究已经对循证社会工作基本流程的各个主要环节进行了深入的探讨，剖析了其在本土理论发展与实务应用上面临的困境和不足。此外，本研究还对多个来自不同学科的国内外循证实践模型进行了精心对比和细致分析，探索了它们各自的特点和理论启示。经过这些深入讨论不禁发现，当前国内关于循证社会工作介入残疾人社区康复的模式发展尚显滞后，缺乏与本土背景契合的模型，未能充分厘清与残疾人群体和社区康复领域的相容性问题。此外，在循证模型的基本流程中，国内对具体环节内容的探讨还相对匮乏，包括循证实践中究竟涵盖哪些步骤、如何明确循证问题、何为证据的界定标准，以及如何高效地将证据转化与应用等问题均未形成清晰的思路。与此同时，国外虽然在该领域的模型发展有着相对更丰富的经验，但多数模型都只是着重阐释循证实践的操作步骤，或是在此基础上对于证据的转化与应用方法提出了一些可视化说明，个别模型可能会展示证据的质量与效力评价标准。总的来说，暂时还未形成一个综合性的循证实践模型能对研究证据的质量、效力、转化与应用作出整体性、"一站式"的解释与分析。但对于研究人员和社会工作者而言，一个能用"一张图说明清楚所有问题"的模型显然会更便于理解、易于应用和利于推广。Gawlinski 和 Rutledge 指出，一个能满足机构服务需求的循证实践模型应具备以下标准：（1）模型的概念和组织清晰简明；（2）模型的图示表达能帮助读者快速理解概念，并按照循证实践步骤进行实践；（3）模型从开始阶段到实施和评估结果都是全面的，当概念应用于指导临床设置中的循证实践变革和实践问题时，模型易于使用；（4）模型具有普适性，适用于不同类别的残疾人群体、循证实践项目以及部门的倡议和计划；（5）模型可以轻松应用于典型的实践问题。在开发本土化循证模型时，这些标准内容都是我们努力实现的方向。

基于上述的理论不足和发展目标，本章聚焦于构建一个专注于残疾人社区康复的循证社会工作模型，着重解决本土性、相容性、综合性和适用性等方面的问题。我们综合了各领域的研究成果，同时结合本地社会服务的观察，精心打磨了一个专门应用于残疾人社区康复的循证社会工作模型。为确保该模型的科学性和适用性，我们还将把循证社会工作模型的内容指标形成调查问卷，通过德尔菲评价法（Delphi Method）的方式邀请行业专家对其进行全方位的评价和修正。该方法可以通过整合残疾人社会工作领域专家的知识、经验、智能等无法量化的信息来协助完善对循证社会工作实践流程及证据评价方法的构建，为循证社会工作在残疾人社区康复领域的体系化发展及综合评价提供方法学支持。在完成了模型的修订之后，采用 AHP 层次分析法进一步确定了指标权重。本章还针对模型的适用范围和实际应用策略进行了详细的阐述。通过这项富有前瞻性的工作，我们期待为残疾人社区康复提供务实高效的循证社会工作方法，保障该方法在实践中的可行性和可持续性，并推动相关领域实证研究的蓬勃发展。

第二节　研究设计

一、德尔菲评价法的基本介绍

德尔菲评价法也称专家调查法，在 20 世纪 40 年代由赫尔默和戈登首创，是一种结构化迭代过程，用于收集和综合一组专家对特定主题或问题的意见。它涉及多轮反馈和分析，旨在通过专家的交互作用逐步达成共识。首先，该方法邀请在所研究主题中具有相关知识和专业经验的专家组成团队。其次，专家们通过一系列的问卷调查形式提供个人评价和意见。在第一轮反馈之后，研究人员收集和分析结果，然后根据专家意见进行主题内容的修改，并再次邀请专家提供第二轮反馈。第二轮反馈的主要目标在于解决专家组之间的意见分歧。随着多轮的意见收集和主题内容修改，研究人员期望确保专家组之间的意见能够趋于一致或达成共识。最后，研究人员将综合得出的观点用于提供决策信息或指导未来的研究。

德尔菲评价法在医疗保健、技术和政策制定等领域得到了广泛应用，因为这些领域需要收集和综合专家的不同观点与意见。近年来，社会工作研究也逐渐尝试运用该方法，特别是在服务体系、服务指南和实务策略的构建方面。因此，本研究旨在通过德尔菲评价法来修订循证社会工作模型，以建立更加科学、合理的循证实践操作流程和证据评价方法。同时，我们希望为循证社会工作在社区康复服务领域的标准化建设提供指导和示范性帮助。

本研究首先对循证社会工作介入残疾人社区康复的实践模型指标及内容进行初步构建，然后邀请业内学术和实务专家组成德尔菲评价法的专家小组。根据模型内容设计第一轮问卷并进行派发，在问卷回收后进行分析，确定专家意见是否一致。如意见一致则评判结束，如不一致，需根据专家意见对问卷中的指标内容进行第二轮修改并向专家派发修改后的问卷。第二轮问卷回收后分析意见是否一致，如一致则评判结束，如不一致则需再次整理第一轮意见并对问卷进行重新设计，如此多轮反复直到专家意见最终达成一致才结束。德尔菲评价法在本研究中的操作过程如图 7-1 所示。

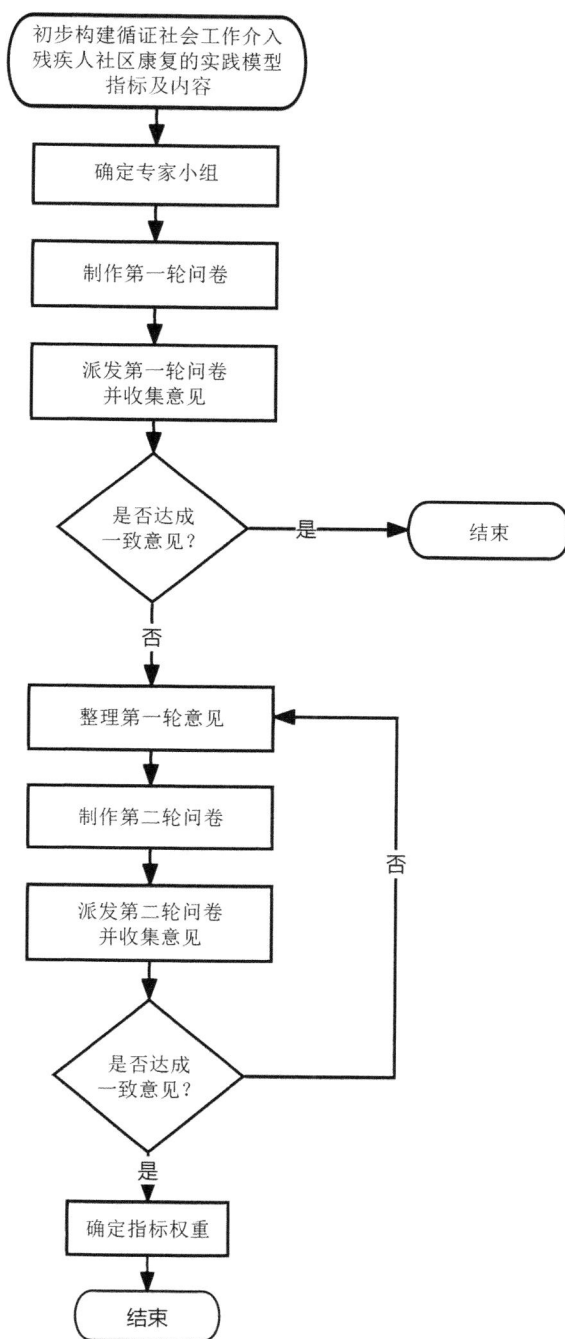

图 7-1　德尔菲评价法操作过程

二、模型指标的初步构建

循证实践模型的指标设计由两部分组成，包括理论分析与文献梳理。

(一) 理论视角的分析与支持

首先，本研究通过进行理论分析后发现，多个来自社会学、社会工作、心理学、康复学、中国传统文化思想等理论观点均从不同层面和角度为循证社会工作在残疾人社区康复领域的理论创新与知识发展带来了启发。在此前提下，本研究在对循证社会工作模型进行构建的过程中，重点借鉴了理性主义理论、系统理论以及国际功能分类和残疾分类框架（ICF）的相关视角。由于理性主义强调通过理性思考、逻辑推理和经验观察来获取知识与解决问题，当其被应用于残疾人社区康复领域的循证社会工作时，着重突出运用科学方法对问题进行客观评估，并注重依靠数据和实证证据进行决策。因此，在进行循证社会工作模型构建时，受理性主义的影响，需要注意对服务对象的问题和需求进行识别、分析，确保能在循证实践的起始阶段明确界定服务对象的需要及目标，以便后续采取最有效的手段来实现相关目标。与此同时，理性主义可以在循证实践的证据取得环节提供指导，要求社会工作者采用系统性的方法收集数据，以验证或推翻他们的假设。其中可能包括定量研究、定性研究、案例分析等不同的数据收集方法，以获取全面的信息。由于理性主义非常重视对证据的质量进行严格评估，因此在进行模型构建时，还需要设计特定的证据质量与成效分析环节，确保社会工作者会采取必要措施去评估收集的证据的可靠性、有效性和适用性。这些环节和步骤可能会涉及对研究方法、样本的合适性以及潜在偏见的审查。

与理性主义不同的是，系统理论为循证社会工作提供了一种综合性、系统性的框架，强调社会问题和干预措施与其所处的环境与系统相互关联。受其观点影响，在进行循证社会工作模型设计时，不能仅单一地关注证据带来的知识与信息，还需要考虑服务对象处境中的多层次、多层面因素，以及这些因素与证据之间的互动关系。例如对服务对象所处的社会、文化和家庭环境进行分析，将有助于更好地理解当前问题以及评估证据信息的可行性，由此制定合适的干预措施。除了需要考虑服务对象所处环境的影响，还需要评估与应用证据密切相关的其他环境因素，如社会工作者的特征、证据来源背景、专业建议，以及当前的服务环境等。把这些因素纳入证据的评价环节可以为最佳证据的形成提供系统性的思考与判断，有助于提高社会工作的服务效果，并促进社会问题的可持续解决。此外，由于系统理论认为系统内的反馈机制对系统的稳定和变化起着重要作用，因此在循证社会工作模型构建过程中，要求设定专门的步骤以检验社会工作者实施干预措施所产生的反馈效应，如对服务过程及服务后的结果进行监督与评价，从而更好地预测和提升干预的效果。

在本研究中，循证社会工作框架的构建还借鉴了国际功能分类和残疾分类框架（ICF）的相关视角。ICF 为循证社会工作提供了一种综合性的健康观，强调个体的健康状态不仅是生理，还包括身体结构与功能、活动参与、个体的社会环境和心理因素。这种综合性视角要求社会工作者要更全面地了解服务对象的需求，不仅关注疾病本身，还要关注对生活的整体影响。因此，在对服务对象进行问题界定和需求判别的时候，不应只聚焦于他们身体机能方面的问题，包括心理健康、情绪康复、社会参与、生活质量改善等层面的需求都应被纳入可被介入的问题与需求范畴。另外，由于ICF 在评估服务对象的功能状况时会考虑个体的环境和个人特征，如性别、年龄、文化、生理、心理和社交方面的因素以及社会背景等，在进行模型构建时，可以借助 ICF 提出的这些因素，对证据审查环节中关于服务对象特征进行更细节化的设计，以便为理解服务对象特定需求和背景提供更全面的信息。而 ICF 的综合性和跨学科的特点也启发社会工作者在进行循证社会工作模型应用时更好地与其他专业人士，如医疗保健专业人士、康复师、心理健康专业人士等进行跨学科合作，共同为服务对象提供全面的支持。

（二）文献梳理与模型指标提取

本研究在构建循证社会工作模型时，整体框架的设计参考糅合了不同理论视角的知识与观点。在此基础上，进一步对模型的具体构成要素及对应指标进行了设计。该过程主要通过文献检索与梳理来获取具体的指标信息，输入"循证实践模型""循证社会工作模型""循证社区康复模型""循证实践流程""循证实践过程""社区康复流程"作为中文关键词，输入"Evidence-based practice model""Evidence-based social work model""Evidence-based community rehabilitation model""Evidence-based practice process""Evidence-based practice procedure""Community rehabilitation process"作为英文关键词进行文献检索。将检索得出的文献内容进行筛选、整合与分析，并提取与循证社会工作介入残疾人社区康复模型指标相关的信息。本研究在文献研究的基础上，初步形成了7个循证实践模型的一级指标，分别是"问题识别与需求评估""证据取得""综合分析""决策形成""介入实施""监督与评估""持续支持与跟进"。其中，"问题识别与需求评估"下面设有1个二级指标以及5个三级指标；"证据取得"下面设有3个二级指标；"综合分析"下面设有2个二级指标，分别是"证据质量分析"和"服务影响因素审查"，"证据质量分析"下面设有5个三级指标，"服务影响因素审查"下面设有3个三级指标；"决策形成"下面设有2个二级指标；"监督与评估"下面设有2个二级指标，3个三级指标。模型的各级指标内容见表7-1。

表7-1　循证实践模型（初稿）的指标内容

一级指标	二级指标	三级指标
A 问题识别 与需求评估	A1 遵循 PSOCI 原则	a1 P=对象：指的是问题中所涉及的服务对象或特定人群
		a2 S=情境：指的是社会工作干预的具体情境和背景。这里包括立足于残疾人社区康复背景的问题特征，涉及个体、家庭或社区问题的严重性和范围

续表

一级指标	二级指标	三级指标
A 问题识别 与需求评估	A1 遵循 PSOCI 原则	a3 O=结果：是指确定想要达到的预期结果或目标
		a4 C=背景：是指考虑社会工作干预的背景因素，当中包括社会、文化、经济、政治和制度因素，以及个体和所在社区的特定需求、资源和限制等
		a5 I=干预：指的是希望获取的社会工作干预方法或策略。这可以是一种特定的社会工作技术、干预模式、咨询方法、政策或社区发展策略
B 证据取得	B1 专门的证据检索与转化平台	—
	B2 国内外学术数据库	
	B3 与残疾人社会工作服务相关的资料数据库和网络资源	
C 综合分析	C1 证据质量分析	c1 最高等级证据：基于多个完全契合的 Meta 分析或随机临床试验的数据
		c2 较高等级证据：基于一个完全契合的随机对照试验或大样本非随机研究的数据
		c3 中等级证据：基于多个解答相近问题的 Meta 分析或随机对照试验的数据
		c4 低等级证据：基于一个解答相近问题的随机对照试验或大样本非随机研究的数据，以及非分析性研究或小样本研究
		c5 极低等级证据：服务报告（如个案报告、小组干预报告等）权威专业组织、政府机构的观点和指南、专家意见、回顾性研究、注册资料等

续表

一级指标	二级指标	三级指标
C 综合分析	C2 服务影响因素审查	c6 服务对象特征：价值观、习惯与偏好、个人经验、与专业人员的关系、人口学特征（残疾类别、残疾程度、性别、年龄、教育经历、职业情况、婚姻状况等）、康复及健康发展状况（沟通/认知、身体、心理和情绪的情况及需求、社区康复服务的参与现状）、家庭因素（家庭经济状况、家庭关系、家庭功能、籍贯等）
		c7 实施者特征：专业知识、技能、角色、价值观、职业伦理、专业判断、同事的建议
		c8 实践环境现状：机构相关因素（文化、价值观和信仰、领导力、资源配置、所提供的服务、组织使命和优先事项、可获得的技术与信息资源、培训、设备和物资、人员配置、机构标准）、服务伦理审查
D 决策形成	D1 确定社区干预目标	—
	D2 制订社区干预服务方案	
E 介入实施	—	—
F 监督与评估	F1 过程监督与评估	f1 服务对象的转变
		f2 实施者的经验
	F2 结果监督与评估	f3 服务系统的转变
G 持续支持与跟进	—	—

三、问卷的制作与评价办法

问卷的制作以德尔菲评价法和文献分析为基础，主要用于收集专家对循证实践模型指标的意见，以便于进一步对模型内容进行修订与完善。随后，使用 AHP 层次分析法进一步确定模型的指标权重。该分析法是一种多目标决策分析方法，通过比较同一级两两指标间的重要程度来建构判断矩阵，得到单层指标作出权重估算，然后再计算层次间的指标总排序，最后得出每个指标对于上一级指标的相对权重得分。

问卷的制作与派发分为三轮。第一轮问卷主要包括两个部分，第一部分为专家的基本信息。该部分的填写是用于计算专家的权威系数 Cr，通过检验"专家对问题的判断依据"和"专家对问题的熟悉程度"两项因素来得出结果。"专家对问题的判断依据系数"用 Ca 表示，主要包括实践经验、理论知识、参考国内外资料、主观感受 4 个维度，每个维度分为大、中、小不同程度；不同维度的大、中、小不同层次赋分为：理论知识（0.3、0.2、0.1）、实践经验（0.4、0.3、0.2）、参考国内外资料（0.2、0.1、0.1）、主观感受（0.1、0.1、0.1）。而"专家对问题的熟悉程度系数"则用 Cs 表述，分为很熟悉（1.0）、较熟悉（0.8）、一般熟悉（0.6）、不太熟悉（0.4）、不熟悉（0.2）5 个层次。问卷的第二部分是对模型指标内容的意见咨询，相关填写用于计算专家意见的一致性和协调性。该部分列出了 7 个一级指标、10 个二级指标和 16 个三级指标，专家可根据相关知识和经验对"是否将此项内容列入循证实践模型指标"作出判断，并按照其重要程度给出推荐意见。各项指标的重要程度分为"非常不重要""不重要""一般""重要""非常重要"，分别赋值 1、2、3、4、5 分，同时请专家列出补充修改意见及建议。

第二轮专家调查问卷的设计是基于第一轮问卷总结的基础上进行的。主要原则是简化选项，以促使参评指标的专家意见更趋于一致和集中。设计方法如下：（1）主要从第一轮中选取那些专家意见在一致性和协调程度方面较高的参评指标；（2）要充分关注第一轮专家调查中专家们提出的具体建议（即使其中有些是个别专家的观点），对这些建议进行补充、修改，并逐条进行分析，尽量将有价值的见解吸收并纳入第二轮的专家调查问卷。

第三轮的专家调查问卷主要用于收集专家对于循证社会工作介入残疾人社区康复实践模型指标重要性的看法。专家需要对该模型下三个级别指标中的同一级别指标进行两两之间的重要性对比。相关结果将用于 AHP 层次分析，以最终得出各个指标的权重分值。

四、问卷发放

调查问卷的发放一共有三轮，每轮都以电子问卷的形式通过互联网发送至各位专家的电子邮箱，专家收到邮件后在电子问卷上进行填写，并于两周内将填妥的问卷通过电子邮件形式寄回。为了确保专家意见的客观性，所有问卷都以匿名形式处理。使用编码来标识专家，避免使用个人身份信息。

五、专家遴选

本研究计划邀请行业专家参与模型指标的评价，并统计分析专家意见之间的显著差异性，期望形成最具代表性的本土化循证实践模型。受邀专家是指在国内长期从事残疾人社会工作服务的资深专业人员或擅长残疾人社会工作的研究学者。其中，专业人员的遴选标准为：（1）从业年限：有 10 年以上的从业经验，且有 5 年以上直接从事残疾人社会工作实务的经验；（2）实践领域：在残疾人社区康复领域有深入的实际工作经验，对该领域的具体问题和挑战有深刻理解；（3）实践成就：曾参与或主持过残疾人社会工作服务项目，且取得了显著的实践成就；（4）循证实践经验：具备应用循证实践方法的基本理论和技巧知识；（5）地域知识：对本地残疾人群体和社区康复资源有全面了解，能够考虑本地特有的文化和社会背景。研究学者的遴选标准包括：（1）学术资质：拥有相关领域的博士学位，具有副高级或以上职称；（2）研究经验：至少有 5 年的研究经验，并在社会工作、康复医学、心理学或相关领域发表过学术论文；（3）专业知识：在残疾人社区康复领域具有深入的专业知识和理解，并且对循证实践方法有较高的认知水平；（4）学术声誉：在学术界具有良好的声誉和知名度；（5）国际视野：具备对国际最新循证社会工作研究的了解，并能将国际经验与本地实践相结合。根据专家遴选标准初步拟定专家人员名单，并通过电话、微信或当面邀请征得专家同意后，向其介绍研究的目的、方法、内容以及需要专家配合参与的模型评价事项。本研究计划邀请 15～20 名专家参加德尔菲评价法的问卷调查，专家人数初选为 20 人，最终回收问卷以不少于 15 人为要求。

六、统计方法及处理原则

将数据录入 SPSS.24 统计软件，并运用德尔菲评价法对专家调查问卷收集到的各项指标评价结果进行统计分析。本研究运用均数、百分比等描述性分析数据来揭示专家的基本情况，并通过检验专家积极程度、专家权威程度和专家协调程度来测试专家咨询结果的可靠性与科学性。专家积极程度是指专家在调查过程中的参与程度和积极性，采用问卷的回收率来评价；专家权威程度将帮助我们判断专家对于问题的重要性和影响力。权威系数（Cr）通过计算"专家对问卷内容的判断依据系数"（Ca）和"专家对问题的熟悉程度系数"（Cs）得出。其中，

Ca 的计算公式为：

Ca（一个专家）= 理论知识得分+实践经验得分+参考资料得分+直观感受得分

$$Ca（全部专家）= \frac{\sum Ca（每位专家）}{所有专家人数}$$

Cs 的计算公式为：

$$Cs（一位专家）= 所填得分$$

$$Cs（全部专家）= \frac{\sum Cs（每位专家）}{所有专家人数}$$

Cr 的计算公式为：

$$Cr（一位专家）= \frac{Ca（一位专家）+Cs（一位专家）}{2}$$

$$\text{Cr（全部专家）} = \frac{\sum \text{Cr（每位专家）}}{\text{所有专家人数}}$$

一般来说，Cr≥0.70 为可信度，说明专家具有较好的权威性；专家意见协调水平的计算则揭示了专家之间意见的一致性和协调性，采用肯德尔和谐系数 W、平均数 $\bar{x}$、标准差（SD）和变异系数（CV）进行评价。肯德尔和谐系数 W 越接近 1，则提示专家对该指标重要性评价的一致性越高。均数的分值越大，标准差越小，且变异系数的数值越小，说明专家对该指标的意见越趋于一致，集中程度较高。在本研究中，当肯德尔和谐系数 W≥0.7 且 p<0.05，$\bar{x}$≥3.0，SD≤1，R≤25%，CV≤0.4，说明专家意见具有一定的可信度，协调程度较为理想，指标重要性高。

此外，本研究还通过采用 AHP 层次分析法来建立指标层次结构，构建判断矩阵，确定指标权重和一致性检验，最终确定各指标的权重。层次分析的结果使用一致性比例（CR）来表示。当 CR<0.1 时，表明所构造的判断矩阵具有较好一致性。

第三节　研究结果

一、问卷回收情况

本研究共进行了三轮的问卷调查。第一轮从 2020 年 4 月开始通过电话、微信或当面邀请的方式向 20 位专家发出邀请，征得 15 位专家同意参加评价工作。从 2020 年 5 月起以电子邮件形式向相关专家发出 15 份调查问卷，一个月内共收回 15 份专家回复，专家调查问卷回收率为 100%，专家积极系数为 100%。第二轮从 2020 年 8 月开始，同样以电子邮件的形式发出 15 份专家问卷，一个月内共收到 15 位专家回信，专家调查问卷回收率为 100%，专家积极系数为 100%。第三轮从 2020 年 9 月开始，再次以邮件的形式发出 15 份专家问卷，一个月内共收到 15 位专家回信，专家调查问卷回收率为 100%，专家积极系数为 100%。三轮问卷回收得出的专家积极系数都为满分百分比，说明专家对研究较重视，积极程度较高。此外，参加问卷调查工作的专家中，包括 8 位来自高校或科研单位的学者和 7 位在本土从事残疾人社会工作服务的专业人员。专家平均年龄为 42.8 岁，平均工作年限为 14.4 年，53.3% 拥有高级职称，86.6% 具有硕士或以上学历，53.3% 为女性。专家的基本情况见表 7-2。

表 7-2　15 位专家的基本情况

项　　目	人数（%）
性别	
男	7（46.7%）
女	8（53.3%）
年龄	
30~40 岁	5（33.3%）
41~50 岁	9（60%）
51~60 岁	1（6.7%）
工作年限	
5~10 年	3（20%）
11~20 年	10（66.7%）
20 年以上	2（13.3%）
职称	
中级	7（46.7%）
高级	8（53.3%）
最高学历	
专科/本科	2（13.3%）
硕士	5（33.3%）
博士	8（53.3%）

二、三轮专家问卷统计分析

（一）第一轮问卷分析结果

通过对回收的问卷数据进行计算后得出，专家对问卷内容的判断依据系数 Ca 值为 1.09，专家对问题的熟悉程度系数 Cs 值为 0.75，权威系数 Cr 值为 0.92，Cr>0.7，说明专家具有较高的权威性，咨询具有可信度。在专家意见的一致性方面，第一轮问卷的肯德尔和谐系数 W 为 0.41，小于 0.7，且 $p<0.05$（见表 7-3）。由此说明，虽然结果满足了显著性检验的要求，但意见的一致性仍不够高，有必要进入下一轮的问卷咨询。

表 7-3　第一轮问卷的肯德尔和谐系数检验结果

检验统计	
N	15
肯德尔和谐系数 W	0.41
卡方值	197.82
自由度	32
显著性	0.00

本研究运用平均数、标准差和变异系数来检验专家对各指标内容的意见协调程度。在第一轮问卷的结果中，三级指标 c5 "极低等级证据"（$\bar{x}=2.87$）、f2 "实施者的经验"（$\bar{x}=2.33$）和 f3 "服务系统的转变"（$\bar{x}=2.47$）的平均数低于 3，一级指标 A "问题识别与需求评估"（SD=1.01）和 D "决策形成"（SD=1.05）、二级指标 A1 "遵循 PSOCI 原则"（SD=1.42）、三级指标 c5 "极低等级证据"（SD=1.41）、f2 "实施者的经验"（SD=1.18）和 f3 "服务系统的转变"（SD=1.25）的标准差都大于 1。此外，虽然多数指标的变异系数值<0.4，但二级指标 A1 "遵循 PSOCI 原则"（CV=0.45）、三级指标 c5 "极低等级证据"（CV=0.49）、f2 "实施者的经验"（CV=0.50）和 f3 "服务系统的转变"（CV=0.51）的变异系数值>0.4，说明这三项指标的专家协调程度不理想（见表 7-4）。可见，专家总体来说在第一轮问卷中对于多数指标的意见协调程度较高，仅对少数指标内容的意见不统一。因此，需要结合专家的文字意见，对意见协调程度不符合要求的指标作进一步的分析和修改，并进行第二轮的问卷咨询。

表 7-4　第一轮问卷意见的描述性统计结果

指标内容	$\bar{x}$	SD	CV
A 问题识别与需求评估	3.80	1.01	0.27
A1 遵循 PSOCI 原则	3.20	1.42	0.45
a1 P＝对象	4.73	0.46	0.10
a2 S＝情境	4.87	0.35	0.07
a3 O＝结果	4.93	0.26	0.05
a4 C＝背景	4.53	0.64	0.14
a5 I＝干预	4.93	0.26	0.05
B 证据取得	4.53	0.64	0.14
B1 专门的证据检索与转化平台	4.87	0.35	0.07
B2 国内外学术数据库	4.87	0.35	0.07
B3 与残疾人社会工作服务相关的资料数据库和网络资源	4.40	0.74	0.17
C 综合分析	4.47	0.49	0.10
C1 证据质量分析	3.93	0.96	0.24
c1 最高等级证据：基于多个完全契合的 Meta 分析或随机临床试验的数据	4.80	0.41	0.09
c2 较高等级证据：基于一个完全契合的随机对照试验或大样本非随机研究的数据	4.80	0.41	0.09
c3 中等级证据：基于多个解答相近问题的 Meta 分析或随机对照试验的数据	4.20	0.68	0.16
c4 低等级证据：基于一个解答相近问题的随机对照试验或大样本非随机研究的数据，以及非分析性研究或小样本研究	4.60	0.51	0.11

续表

指标内容	$\bar{x}$	SD	CV
c5 极低等级证据：服务报告（如个案报告、小组干预报告等）权威专业组织、政府机构的观点和指南、专家意见、回顾性研究、注册资料等	2.87	1.41	0.49
C2 服务影响因素审查	4.07	0.59	0.15
c6 服务对象特征	4.67	0.49	0.10
c7 实施者特征	3.67	0.82	0.22
c8 实践环境现状	4.27	0.70	0.16
D 决策形成	3.67	1.05	0.29
D1 确定社区干预目标	4.53	0.52	0.11
D2 制订社区干预服务方案	4.73	0.46	0.10
E 介入实施	4.60	0.51	0.11
F 监督与评估	4.67	0.49	0.10
F1 过程监督与评估	4.47	0.64	0.14
F2 结果监督与评估	4.60	0.51	0.11
f1 服务对象的转变	4.80	0.41	0.09
f2 实施者的经验	2.33	1.18	0.50
f3 服务系统的转变	2.47	1.25	0.51
G 持续支持与跟进	4.73	0.46	0.10

1. "问题识别与需求评估"维度下的指标意见分析与修改

数据结果显示，虽然一级指标"问题识别与需求评估"的$\bar{x}$和CV值都在合理范围内，但其SD值大于1，说明专家对该指标的看法存在分歧。此外，二级指标"遵循PSOCI原则"，虽然$\bar{x}$值大于3，但SD值大于1，且CV值也大于0.4，说明专家在该指标的意见集中程度和协调程度都不理想。有专家提出一级指标"问题识别与需求评估"的表述更多是基于劣势视角，即聚焦于服务对象的问题或不足之处，与社会工作职业伦理中提倡应用优势视角的观点相悖而行，因此建议调整该指标的用词表述。另外，也有专家认为"遵循 PSOCI 原则"没有必要作为二级指标专门进行划分，应当取消。事实上，该指标在循证实践中是对一级指标"问题识别与需求评估"所作的规则说明，因此，把相关内容放回一级指标中作为补充解释可能更为合适。基于此，我们把"问题识别与需求评估"这一指标名称调整为"需求识别"，使之更符合社会工作专业伦理的要求，也更符合社会工作实务的工作表述习惯。与此同时，把二级指标"遵循 PSOCI 原则"删去，在"需求识别"下面加注"（遵循 PSOCI 原则）"，使它们合并为一级指标的内容，并把原来对应的 5 个三级指标改成二级指标。

2. "综合分析"维度下的指标意见分析与修改

通过分析结果可以发现，虽然"综合分析"维度下的两个二级指标，"证据质量分析"和"服务影响因素审查"的 $\bar{x}$、SD 和 CV 值都在符合要求的范围内，但是仍有专家对于它们的命名表述提出了意见。专家指出，证据分析不应只包括质量分析，也需要把效力分析纳入审查的环节中。另外，有专家提出"服务影响因素审查"的表述不是很准确，因为证据也可以是服务影响因素之一。这一环节的审查应该是针对证据以外的其他因素来进行的，因此有必要在名称表述方面注意严谨性和恰当性。

在"证据质量分析"对应的三级指标中，"极低等级证据：服务报告（如个案报告、小组干预报告等）、权威专业组织、政府机构的观点和指南、专家意见、回顾性研究、注册资料等"的 $\bar{x}$ 值小于 3，SD 值大于 1 而且 CV 值也大于 0.4，各项指标均达不到要求，说明专家意见的集中程度和协调程度都较为不理想。有专家认为，服务报告（如个案报告、小组干预报告等）、权威专业组织、政府机构的观点和指南、专家意见、回顾性研究、注册资料等都不应被视为等级化的证据，把它们纳入证据级别中是错误的，因为它们只能作为补充参考资料。此外，也有专家提出指标"最高等级证据：基于多个完全契合的 Meta 分析或随机临床试验的数据"和"较高等级证据：基于一个完全契合的随机对照试验或大样本非随机研究的数据"的表述不够清晰，较难理解"基于……完全契合"的含义到底是指什么。相似地，虽然"服务影响因素审查"下面的三级指标"实施者特征：专业知识、技能、角色、价值观、职业伦理、专业判断、同事的建议"在 $\bar{x}$、SD 和 CV 值都符合标准要求，但仍有专家指出，把"同事的建议"归类在另一个三级指标"实践环境现状：机构相关因素（文化、价值观和信仰、领导力、资源配置、所提供的服务、组织使命和优先事项、可获得的技术与信息资源、培训、设备和物资、人员配置、机构标准）、服务伦理审查"里面，可能更为恰当、合理。

基于上述数据结果和意见，我们把"综合分析"维度下的"证据质量分析"修改为"证据质量与效力评价"，并把"服务影响因素审查"重新命名为"背景及环境审查"，旨在使两个二级指标的名称表述更为准确。我们对"证据质量分析"下面的三级指标"最高等级证据：基于多个完全契合的 Meta 分析或随机临床试验的数据"及"较高等级证据：基于一个完全契合的随机对照试验或大样本非随机研究的数据"进行了文字表述修改，改成"最高等级证据：基于多个完全契合问题的 Meta 分析或随机临床试验的数据"和"较高等级证据：基于一个完全契合问题的随机对照试验或大样本非随机研究的数据"。此外，取消了把"服务报告（如个案报告、小组干预报告等）、权威专业组织、政府机构的观点和指南、专家意见、回顾性研究、注册资料等"作为极低等级证据，即把这一指标删除了。同时，我们在指标"背景及环境审查"下面增加了 1 个三级指标"背景信息与建议：服务报告（如个案报告、小组干预报告等）权威专业组织、政府机构的观点和指南、专家意见、同事的建议、回顾性研究、注册资料等"。该指标把原来的极低级别证据和实施者特征中的"同事的建议"整合、归类在一起作为补充性参考资料。虽然这一做法与专家提议的把"同事的建议"放在实践环境现状不一致，但经过综合考虑后我们认为该设计方案可能更为合适，因为"同事建议"与"专家意见"有着较高的同质性。因此，原三级指标"实施者特征：专业知识、技能、角色、价值观、职业伦理、专业判断、同事的建议"也删除了"同事的建议"这一内容，并把表述改为"实施者特征：专业知识、技能、角色、价值观、职业伦理、专业判断等"。

3. "决策形成" 维度下的指标意见分析与修改

根据结果可知,"决策形成" 的 $\bar{x}$ 和 CV 值都在符合要求的范围内,但 SD 值大于 1,说明专家意见的集中程度和协调程度都不够理想,需要对该指标作进一步分析与修改。有专家认为 "决策形成" 这一表述更适用于医学循证,但不是很符合社会工作实务的术语表达习惯,建议参考社工通用模式内容的表述。该观点反映出循证社会工作实践模型每个环节的名称设计都需要与现有社会工作专业术语语境相匹配,才能得到业界的广泛接受和认同。这也可能是导致 "决策形成" 指标的专家评分不理想的原因。我们在综合分析了专家意见的评分及文字建议后,把 "决策形成" 的名称修改为 "制订服务计划",使之与社会工作通用模式的表述更为贴合。

4. "监督与评估" 维度下的指标意见分析与修改

总的来说,"监督与评估" 维度的各项得分都符合要求范围,但在该维度底下的三级指标中,"实施者的经验" 和 "服务系统的转变",SD 和 CV 值都达不到规定范围,说明专家意见的集中程度和协调程度都较为不理想,需要对两个指标作分析与调整。在专家的文字意见中,有超过两位专家提出这两个指标作为三级指标看起来有点 "奇怪"。专家认为,"实施者的经验" 和 "服务系统的转变" 与二级指标 "过程监督与评估" 及 "结果监督与评估" 不是降级对应,而且 "实施者的经验" 和 "服务系统的转变" 并不是成效检验中最重要的,尤其 "实施者的经验" 往往是提供服务后的附加成果,因此不建议作为评价内容纳入。经过仔细分析与考虑后,我们删除了该维度下面的 3 个三级指标,仅保留其一级指标和二级指标的内容,简化该维度的内容并尽可能确保其内容分级更为合理。

(二) 第二轮问卷分析结果

第二轮回收的问卷数据显示,肯德尔和谐系数 W 为 0.81 且 $p < 0.05$ (见表 7-5)。由此说明专家意见的一致性比第一轮改善了,结果较为理想。此外,在第二轮的结果中,各级指标的 SD 和 CV 值都符合遴选要求(见表 7-6),说明专家对于修改后的各项指标普遍认可度较高,观点协调程度较为理想。

表7-5 第二轮问卷的肯德尔和谐系数检验结果

检验统计	
N	15
肯德尔和谐系数 W	0.81
卡方值	51.96
自由度	28
显著性	0.00

表7-6 第二轮问卷意见的描述性统计结果

指标内容	$\bar{x}$	SD	CV
A 需求识别（遵循 PSOCI 原则）	4.60	0.63	0.13
A1 P＝对象	4.73	0.46	0.10
A2 S＝情境	4.40	0.63	0.14
A3 O＝结果	4.73	0.46	0.10
A4 C＝背景	4.33	0.98	0.23
A5 I＝干预	4.73	0.46	0.10
B 证据取得	4.73	0.46	0.10
B1 专门的证据检索与转化平台	4.53	0.64	0.14
B2 国内外学术数据库	4.87	0.35	0.07
B3 与残疾人社会工作服务相关的资料数据库和网络资源	4.40	0.68	0.16
C 综合分析	4.67	0.49	0.10
C1 证据质量与效力分析	4.67	0.49	0.10
c1 最高等级证据：基于多个完全契合问题的 Meta 分析或随机临床试验的数据	4.87	0.35	0.07
c2 较高等级证据：基于一个完全契合问题的随机对照试验或大样本非随机研究的数据	4.73	0.46	0.10

续表

指标内容	$\bar{x}$	SD	CV
c3 中等级证据：基于多个解答相近问题的 Meta 分析或随机对照试验的数据	4.40	0.63	0.15
c4 低等级证据：基于一个解答相近问题的随机对照试验或大样本非随机研究的数据，以及非分析性研究或小样本研究	4.53	0.74	0.16
C2 背景及环境审查	4.80	0.41	0.09
c5 服务对象特征	4.73	0.46	0.10
c6 实施者特征	4.80	0.41	0.09
c7 资料与建议	4.27	0.70	0.16
c8 实践环境现状	4.87	0.35	0.07
D 制订服务计划	4.93	0.26	0.05
D1 确定社区干预目标	4.80	0.41	0.09
D2 制订社区干预服务方案	4.80	0.41	0.09
E 实施干预	4.73	0.46	0.10
F 监督与评估	4.80	0.41	0.09
F1 过程监督与评估	4.47	0.52	0.12
F2 结果监督与评估	4.87	0.35	0.07
G 持续支持与跟进	4.73	0.46	0.10

（三）第三轮问卷分析结果

第三轮问卷回收的目的在于确定各项指标的权重。将 15 位专家的打分进行平均数计算，最终形成 3 个级别指标各自的判断矩阵表（见表 7-7 至表 7-14）。

表 7-7　一级指标判断矩阵表

	A 需求识别（遵循 PSOCI 原则）	B 证据取得	C 综合分析	D 制订服务计划	E 实施干预	F 监督与评估	G 持续支持与跟进
A 需求识别（遵循 PSOCI 原则）	1.00	0.75	0.75	1.06	0.54	0.69	1.12
B 证据取得	1.33	1.00	0.63	0.96	0.43	0.98	1.18
C 综合分析	1.33	1.60	1.00	1.10	0.60	0.68	1.16
D 制订服务计划	0.94	1.04	0.91	1.00	0.33	0.46	1.03
E 实施干预	1.87	2.33	1.67	3.07	1.00	1.04	1.49
F 监督与评估	1.44	1.02	1.47	2.20	0.96	1.00	1.18
G 持续支持与跟进	0.89	0.85	0.86	0.97	0.67	0.85	1.00

表 7-8　A 需求识别的二级指标判断矩阵表

	A1 P=对象	A2 S=情境	A3 O=结果	A4 C=背景	A5 I=干预
A1 P=对象	1.00	1.04	1.09	1.18	1.03
A2 S=情境	0.96	1.00	0.40	1.01	0.50
A3 O=结果	0.92	2.53	1.00	1.41	1.28
A4 C=背景	0.85	0.99	0.71	1.00	0.47
A5 I=干预	0.97	2.00	0.78	2.13	1.00

表 7-9　B 证据取得的二级指标判断矩阵表

	B1 专门的证据检索与转化平台	B2 国内外学术数据库	B3 与残疾人社会工作服务相关的资料数据库和网络资源
B1 专门的证据检索与转化平台	1.00	1.03	1.37
B2 国内外学术数据库	0.97	1.00	1.14
B3 与残疾人社会工作服务相关的资料数据库和网络资源	0.73	0.88	1.00

表 7-10　C 综合分析的二级指标判断矩阵表

	C1 证据质量与效力分析	C2 背景及环境审查
C1 证据质量与效力分析	1.00	0.77
C2 背景及环境审查	1.30	1.00

表 7-11　D 制订服务计划的二级指标判断矩阵表

	D1 确定社区干预目标	D2 制订社区干预服务方案
D1 确定社区干预目标	1.00	0.79
D2 制订社区干预服务方案	1.27	1.00

表 7-12　F 监督与评估的二级指标判断矩阵表

	F1 过程监督与评估	F2 结果监督与评估
F1 过程监督与评估	1.00	0.71
F2 结果监督与评估	1.40	1.00

表 7-13　C1 证据质量与效力分析的三级指标判断矩阵表

	c1 最高等级证据	c2 较高等级证据	c3 中等级证据	c4 低等级证据
c1 最高等级证据	1.00	1.01	1.22	1.31
c2 较高等级证据	0.99	1.00	1.09	1.12
c3 中等级证据	0.82	0.92	1.00	0.94
c4 低等级证据	0.76	0.89	1.06	1.00

表 7-14　C2 背景及环境审查的三级指标判断矩阵表

	c5 服务对象特征	c6 实施者特征	c7 背景信息和参考建议	c8 实践环境现状
c5 服务对象特征	1.00	1.08	1.32	0.73
c6 实施者特征	0.93	1.00	1.10	0.48
c7 背景信息和参考建议	0.76	0.91	1.00	0.40
c8 实践环境现状	1.38	2.07	2.53	1.00

使用 SPSSAU 24 对一级指标进行分析，结果发现 7 项指标对应的特征向量值分别为 0.79、0.86、0.98、0.73、1.60、1.23、0.83，权重值分别为 11.21%、12.25%、13.93%、10.39%、22.80%、17.55%、11.88%。另外，针对一级指标判断矩阵计算得到的最大特征值为 7.13，CI 值为 0.02，RI 值为 0.882，因此 CR = CI/RI = 0.02<0.1，表明本次研究判断矩阵满足一致性检验，计算所得权重具有一致性，说明计算权重具有科学性（见表 7-15）。

表 7-15　一级指标 AHP 层次分析及一致性检验结果

指标	特征向量值	权重值	最大特征值	CI 值	RI 值	一致性检验结果
A 需求识别（遵循 PSOCI 原则）	0.79	11.21%				
B 证据取得	0.86	12.25%				
C 综合分析	0.98	13.93%				
D 制订服务计划	0.73	10.39%	7.13	0.02	0.882	通过
E 实施干预	1.60	22.80%				
F 监督与评估	1.23	17.55%				
G 持续支持与跟进	0.83	11.88%				

二级指标的权重计算结果显示，一级指标 A 对应的 5 项二级指标特征向量值分别为 1.04、0.70、1.29、0.75、1.22，其权重值分别为 20.80%、14.06%、25.82%、14.98%、24.35%。这几项指标的最大特征值为 5.11，CI 值为 0.03，RI 值为 1.12，CR = CI/RI = 0.03<0.1，可见该部分指标的判断矩阵通过一致性检验。此外，一级指标 B 对应的 3 项二级指标特征向量值分别为 1.12、1.03、0.86，其权重值为 37.17%、34.23%、28.60%。这 3 项指标的最大特征值为 3.00，CI 值为 0.001，RI 值为 0.52，由于 CR = CI/RI = 0.002 <0.1，通过一致性检验。而一级指标 C 对应的 2 项二级指标最大特征值为 2.00，对应的特征向量值分别为 0.87 和 1.13，权重值为 43.40% 和 56.60%。

由于这里只包括了两项指标，因此无法算出 CI、RI、CR 值，但一致性检验通过。相似地，一级指标 D 对应的两项指标最大特征值为 2，对应的特征向量值分别为 0.88 和 1.12，权重值为 44.05% 和 55.95%。鉴于一级指标 D 对应的下一级指标只有两项，因此通过一致性检验。一级指标 F 对应的下一级指标也只有两项，其一致性检验也同样通过。这两项指标的最大特征值为 2，对应的特征向量值分别为 0.83 和 1.17，权重值为 41.67% 和 58.33%（见表 7-16）。

表 7-16 二级指标 AHP 层次分析及一致性检验结果

指标	特征向量值	权重值	最大特征值	CI 值	RI 值	一致性检验结果
A1 P=对象	1.04	20.80%				
A2 S=情境	0.70	14.06%				
A3 O=结果	1.29	25.82%	5.11	0.03	1.12	通过
A4 C=背景	0.75	14.98%				
A5 I=干预	1.22	24.35%				
B1 专门的证据检索与转化平台	1.12	37.17%				
B2 国内外学术数据库	1.03	34.23%	3.00	0.001	0.52	通过
B3 与残疾人社会工作服务相关的资料数据库和网络资源	0.86	28.60%				
C1 证据质量与效力分析	0.87	43.40%	2.00	0.00	0.00	通过
C2 背景及环境审查	1.13	56.60%				
D1 确定社区干预目标	0.88	44.05%	2.00	0.00	0.00	通过
D2 制订社区干预服务方案	1.12	55.95%				

指标	特征向量值	权重值	最大特征值	CI 值	RI 值	一致性检验结果
F1 过程监督与评估	0.83	41.67%	2.00	0.00	0.00	通过
F2 结果监督与评估	1.17	58.33%				

表 7-17 的结果显示，二级指标 C1 对应的 4 项三级指标 c1~c4 指标特征向量值分别为 1.12、1.04、0.92 和 0.92，权重值分别为 28.07%、26.11%、22.87%、22.95%。这几项指标的最大特征值为 4.004，CI 值为 0.001，RI 值为 0.89。由于 CR = CI/RI = 0.001 < 0.1，通过一致性检验。相应地，二级指标 C2 对应的 4 项三级指标 c5~c8 指标特征向量值分别为 0.96、0.80、0.69、1.56，权重值分别为 23.96%、19.91%、17.18%、38.95%。这几项指标的最大特征值为 4.02，CI 值为 0.005，RI 值为 0.89，由于 CR = CI/RI = 0.006 < 0.1，通过一致性检验。

表 7-17　三级指标 AHP 层次分析及一致性检验结果

指标	特征向量值	权重值	最大特征值	CI 值	RI 值	一致性检验结果
c1 最高等级证据	1.12	28.07%	4.004	0.001	0.89	通过
c2 较高等级证据	1.04	26.11%				
c3 中等级证据	0.92	22.87%				
c4 低等级证据	0.92	22.95%				
c5 服务对象特征	0.96	23.96%	4.02	0.005	0.89	通过
c6 实施者特征	0.80	19.91%				
c7 背景信息和参考建议	0.69	17.18%				
c8 实践环境现状	1.56	38.95%				

三、建立循证社会工作介入残疾人社区康复的模型及指标体系

经过三轮的德尔菲评价法并结合 AHP 层次分析法，本研究成功构建出应用于残疾人社区康复的循证社会工作模型及其对应的指标体系，并以此为基础进一步转化、生成了综合性的循证实践流程（如图 7-2 所示）。

在该模型中，循证社会工作的实践流程包括了 7 个环节，分别是"需求识别""证据取得""综合分析""制订服务计划""实施干预""监督与评估"和"持续支持与跟进"。在进行"需求识别"时，要求遵循 PSOCI 原则，即要对服务对象或特定人群"P（对象）"、社会工作干预的具体情境和背景"S（情境）"、计划达到的预期结果或目标"O（结果）"、社会工作干预的背景因素"C（背景）"，以及期望采取的社会工作干预方法或策略"I（干预）"作出综合分析后才确定具体问题与需求。而"证据取得"环节则要求通过专门的数据检索与转化平台、国内外学术数据库和与残疾人社会工作服务相关的资料数据库与网络资源三大渠道来获取所需要的证据信息。在取得证据后，需要进一步为证据的转化工作作"综合分析"。该环节主要涉及两个方面，分别是"证据质量与效力分析"和"背景及环境审查"。对证据进行分析的部分涉及证据分级规则，该规则从高往低一共包含了四个层次，证据级别最高的一层是指多个完全契合问题的系统分析或随机对照试验研究；其次是一个完全契合问题的随机对照试验研究或非随机对照的大样本研究；再下一层是多个解答相近问题的系统分析或随机对照试验研究；而级别最低的证据则是一个解答相近问题的随机对照试验研究或非随机对照的大样本研究，以及非分析性研究或小样本研究。除了对证据的质量和效力进行分级分析，还需要把证据资料放回到背景环境中以作评估。因此，在"背景及环境审查"的环节，所涉及的内容包括服务对象特征、实施者特征、背景信息和参考建议、实践环境。这些要素既包含了人的因素，也包含了环境因素，无论是主观原因还是客观条件都对其进行了筛查和分析。在结合背景和环境因素对证据进行了综合评价后，该模型要求按照常规的社会工作干预流程进行"制订服务计划"，这一环节包括了目标的制定和具体服务方案的设计。随后则进入

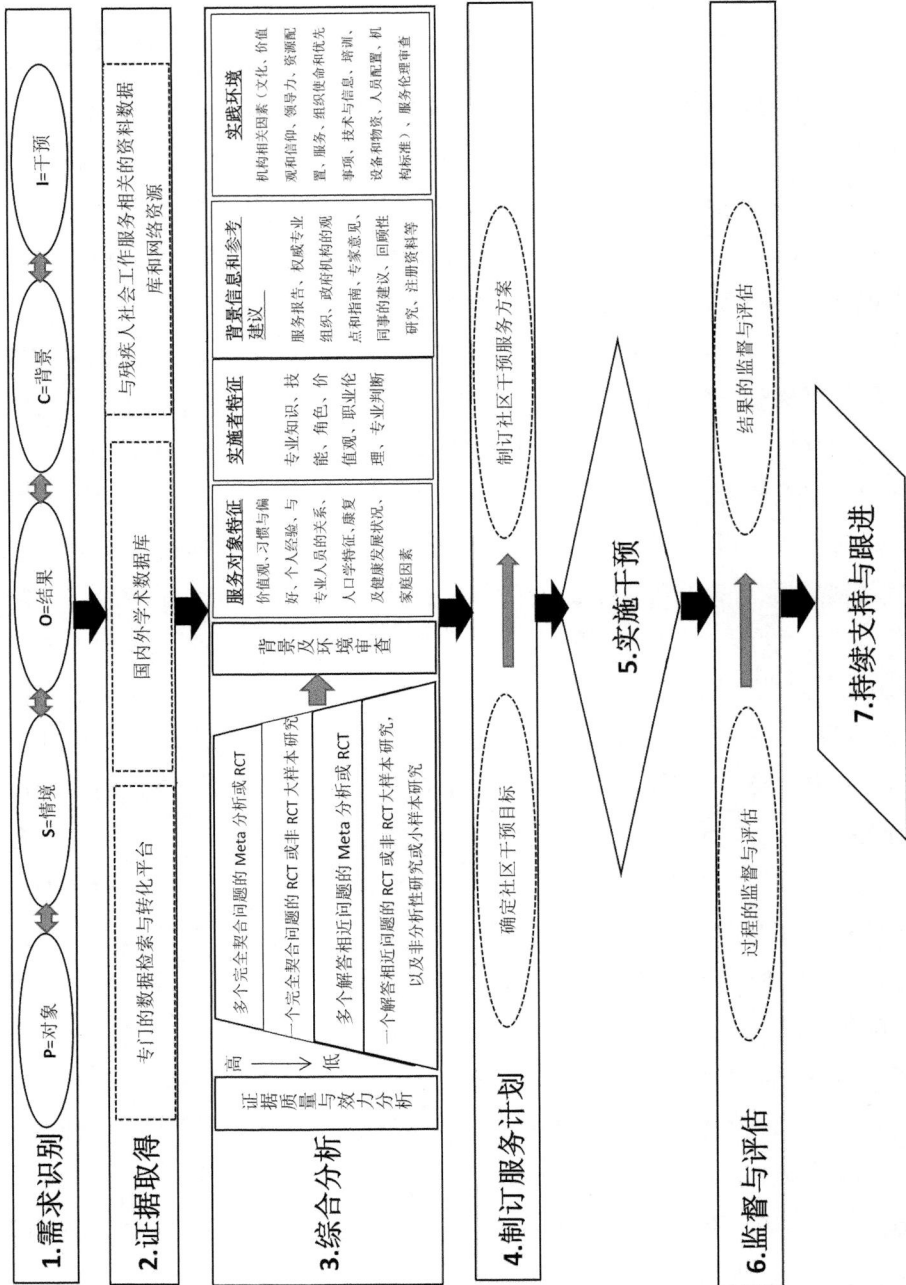

图 7-2　循证社会工作介入残疾人社区康复流程

"实施干预"的环节。整个服务实施过程会进行"监督与评估",根据模型的规则,这项工作包括了过程的监督与评估和结果的监督与评估。最后,我们还需要在顺利完成服务的基础上,提供持续的服务支持与跟进。

通过上述介绍不难发现,该循证社会工作模型的实践思路和流程较为符合社会工作实务实践的一般方法与习惯,而且对于部分重要环节,如证据取得和综合分析的环节作出了较为细致的内容分类与介绍,帮助研究者和实务工作者更好地理解循证社会工作的操作方法以及更便利地进行相关实践与应用。模型在内容的综合性和全面性方面也较早前的循证实践模型更为优化与完善。

第四节 讨 论

一、本研究的贡献与创新之处

本研究在深入阅读文献的基础上构建了适用于残疾人社区康复的循证社会工作模型,通过德尔菲评价法对模型内容进行了修订与完善,并采用AHP层次分析法进一步确定了指标权重。研究结果充分证明了德尔菲评价法在此过程中的帮助和价值,以及研究的创新和贡献。德尔菲评价法在本研究中充当了重要的角色。通过收集、整理和归纳专家意见,该方法帮助建立了更加科学、合理的循证社会工作模型体系。专家的多元观点为模型作出了广泛而全面的内容指导,确保了模型在实际应用中的可行性和适用性。这一过程还为模型的本土化和标准化发展提供了示范性帮助,为社会工作实践的推广和提升奠定了坚实的基础。

本研究在理论与学科创新方面也取得了一些突破。第一,在国内缺乏本土化循证社会工作模型的背景下,尤其是缺少针对特定领域,如残疾人社区康复的循证实践指引的情况下,本研究所构建的模型填补了这一知识空白。该模型为社区康复的循证社会工作服务提供了实践思路和方法,使操作流程更加明确可行。第二,本研究在循证模型的构建中充分考虑了社会工作的专业特色。与以往主要受医学思维影响的循证模型不同,本研究更注重从社会工作的角度出发，重新调整了循证证据的标准，使之更符合社会工作者服务实际情况，并在环节设计中更贴近社会工作通用模式的特点和要求。第三，本研究强调了多学科知识共建的重要性。模型设计过程中充分借鉴了医学模型的理念，同时结合社会工作学科的特点和实际需求，进行了改良和完善。模型中还融合了实施残疾人社区康复涉及的多种因素，使其更加综合和实用。第四，本研究针对以往循证模型的不足进行了改进。以往模型常常在实践步骤、证据标准和评价方法上分散讨论，缺乏整体性介绍与分析。本研究通过总结经验教训，设计了更综合、具体、清晰的模型，能够通过可视化的图形展现循证社会工作在残疾人社区康复中的实施方法和步骤，使读者更加直观地理解相关内容。

　　总的来说，本研究通过德尔菲评价法的辅助，成功构建了适用于残疾人社区康复的循证社会工作模型。该模型注重社会工作专业特色，融合多学科知识，改进了以往模型的不足，为社区康复实践提供了有力的指导，也在方法上为循证社会工作的本土化和标准化发展作出了积极贡献。

二、模型的适用范围与应用策略

（一）聚焦于残疾人群体及其特殊需求

　　本研究开发的循证模型致力应用在残疾人社区康复领域的社会工作专业实践与服务中，所涵盖的对象为不同类别的残疾人及其家庭成员。由于模型的构建立足于专门的服务领域，而且专注锁定了特定的特殊群体为对象，因此循证实践的具体步骤和方法也根据残疾人接受社区康复的特点及需求进行了有针对性的设计。例如，我们在证据的来源渠道方面把"与残疾人社会工作服务相关的资料数据库和网络资源"也纳入其中，鼓励研究者和实务工作者利用社会工作专业资源链接的特色与优势，积极通过相关的实务服务资源平台和网站寻求匹配的证据支持，扩大实务证据资料的获取来源，而不是仅仅局限和依赖于学术数据库的数据输送。这种证据渠道的拓展，将有利于更好地关注和兼顾本土化数据资源，同时降低证据在搜寻过程中因渠道单一或不通畅造成的证据遗漏风险。事实上，无论是国内还是国外，已经有越来越多的残疾人服务组织/机构定期对已结束或正在开展的服务项目进行相关的学术调研工作并把成果公布在其网络平台，其中的公开数据可以帮助我们对相关人群的需求以及服务实施情况形成更深入的认识。因此，这些从实务实践中提炼出来的第一手学术资料无疑也应该成为重要的循证证据，即便这些资料未必会被收纳在学术数据平台中。

除了对证据来源渠道作专门化设计，我们也在模型关于背景及环节审查的部分增加了对服务对象情况的关注。例如，除了要对对象的性别、年龄、教育经历、职业情况、婚姻状况、价值观、习惯与偏好、个人经验以及与专业人员的关系作分析，还要求对可能影响社区康复成效的因素，包括残疾类别、残疾程度和康复与健康发展状况（沟通/认知、身体、心理和情绪的情况及需求、社区康复服务的参与现状）进行信息收集和评估。模型通过在背景审查环节对该群体的特殊性和个别化需求给予更多关注，尽最大可能确保证据在转化与应用时更能有效契合实际服务需要。

（二）涵盖多样化的服务类型

过去的循证实践模型主要源自临床医学，其关注点多集中在直接干预和治疗服务上。然而，社会工作的本质使得其服务领域更为广泛，因此构建的循证社会工作模型在服务类型上比医学模型更具广度。社会工作的特殊性在于其服务方式的多样性，涵盖了个案工作、小组工作、社区工作等直接服务手法，同时也涵盖了社会工作行政、政策宣传、公共教育、权益倡导等间接服务类型。这种多重性使得社会工作的实践与医学领域存在显著的差异，以致传统的循证实践证据评价方法以及部分操作环节并不能完全适用于社会工作。相比之下，当前构建的循证社会工作模型更加贴近社会工作的实际需求。在模型设计过程中，特别考虑了社会工作的多样性，使得循证实践环节不仅适用于临床的直接干预，也可以灵活地应用于其他形式、不同类别的社会工作实践。这一设计保证了循证社会工作模型的适用性和实用性，使得社会工作者能够更好地根据具体情况进行循证实践，提升服务质量和效果。总之，本研究构建的循证社会工作模型在服务类型的涵盖范围上更加广泛。通过充分考虑社会工作的多样性，确保模型适用于各种实际情境，不仅有助于提升社会工作服务的质量，也为社会工作者提供了更灵活、多样的实践指导。

（三）注重证据评价的科学性和层次性

本研究的循证社会工作模型为证据的质量和效力分析设计了专门的评价标准，即把证据进行了四级划分处理。该证据分级标准从研究类型和研究方法上将系统评价、随机对照试验研究和分析性研究归类为高级别的证据：系统评价作为级别最高的证据类型，能通过系统地收集、筛选、评估和合并多个独立研究的结果，提供更全面的证据，避免单一研究可能存在的局限性，减少偶然误差，进而提高结果的稳定性和可信度；随机对照试验研究则是一种随机分配参与者到干预组和对照组的高质量研究设计，可以减少研究结果的偏倚风险，更好地支持因果关系的推断，该方法被认为是仅次于系统评价的、评估干预效果最可靠的方法；分析性研究是指在已有数据的基础上进行深入分析的研究方法，包括回顾性研究和前瞻性研究，该方法在利用现有数据、开展探索性分析和促进数据在现实世界可应用性方面都展现出了优越性。综合来看，系统评价、随机对照试验研究和分析性研究作为循证实践高级证据的意义在于它们提供了更严格、更全面、更可靠的信息，有助于准确评估社会工作干预社区康复的效果，指导临床决策，并为服务对象提供更好的服务方案。这些方法在研究设计、结果分析和推断的严谨性方面都具有突出优势，可以成为制定社区康复政策和社会工作实践指南的重要支持。

该证据分级方法也尝试体现出证据数量对证据力度的影响，例如认定多个系统评价或随机对照试验研究比单一的系统评价或随机对照试验研究在证据级别和证据力度上更高。这种把证据数量差异作为分级规则的做法在早前的证据评价体系中较少出现，对于提升证据效力认定的精准性具有一定的帮助。

与此同时，我们通过之前的文献梳理可以发现，较长时间以来国外学者对于证据的界定都局限于定量研究，对于质性文献作为证据保持着较多的质疑态度。但近年有越来越多文章指出，质性研究作为重要的研究方法之一，也能为更好地认识社会问题、理解服务对象的困境与需要提供有价值的信息及资料，而且也开始有学者提出要把质性研究纳入证据范畴。另外，社会工作作为应用型学科，在丰富的实务实践过程中，无论是对社会现象作分析还是针对服务或项目进行评价，都常常会借助多种研究方法和策略。当定量研究可以通过涵盖大量样本揭示隐藏在数据背后的信息，由此形成具有代表性的结论时，质性研究可以通过详细的描述、案例分析和参与者观点的呈现，深入分析和理解人类行为、社会现象及复杂情境。虽然质性研究较难避免受到主观性的影响，但其提供了探索和理解问题的深入途径，对于社会工作的服务决策形成也带来了重要的知识和理论参考。因此，本循证社会工作模型在进行证据分级时，也开创性地把质性研究成果认定为证据类型之一，但考虑到质性研究在方法上较容易存在可靠性和有效性不确定的情况，因此仅把其归类为低等级证据。该级别证据下所列举的小样本研究，实际上就是指样本量较小的定量研究以及质性研究。

与临床医学不同的是，社会工作的实践类型较为多样化，因此除了常见的直接服务手法如个案工作、小组工作和社区工作，往往还涉及一些非直接服务的类型，如公共教育、权益倡导、政策制定与宣传、社会工作行政等。关于这些非直接服务如何被认定证据以及如何产生证据，一直以来都是循证社会工作未能有效解决的难题，而且过往的循证医学证据标准也未能有效提供相关的参考。在此情形下，本研究在开发循证社会工作的证据标准时，致力于在证据界定的严谨性和证据推广的普适性方面作出平衡。一方面，我们明确了证据认定是要基于一定的科学依据和标准来进行的。例如虽然对于一些非直接服务而言，国内甚至国外现有的证据资料可能相对较少，且某些内容如政策倡导、社会工作行政工作等在采用随机对照试验方法和分析性研究方法方面可能也会面临困难，反观一些服务报告、专家意见、权威组织指南等在总结和分析非直接服务成果方面资料可能更为丰富，但鉴于这些报告和观点缺少严谨的规范与标准作为产生依据，因此证据质量和效力较难保障，需要慎重看待，不宜仅凭其容易获得就简单认定为证据。另一方面，如果只是纯粹以证据为唯一的决策参考指标，可能也会导致一些有价值的参考信息被遗漏，也不符合社会工作专业的实际情况。这种过于窄化的工作思路甚至不利于循证社会工作的普适性发展。

为了解决上述矛盾，我们在证据分级方法上尽可能维持一贯的证据分类的科学标准，未把服务报告、意见和观点类信息纳入证据范畴。但同时在证据形成后增加了综合分析的环节，将证据重新置于与社会工作服务密切相关的背景和环境中作进一步审查。前面提到的这些资料、建议和观点在该环节可以充分发挥影响作用，使决策者可以在证据信息的基础上获得补充性的资料参考，便于作出更有效的服务决策。而对于当前缺乏有效证据资源的非直接服务或是全新的服务问题而言，虽然当前的决策未必能基于证据，但对背景与环境作综合评价仍可以提供较多资料参考，也有利于决策的形成。证据分级规则对于这些暂未能基于最佳证据而得出的决策也具有激励前行的作用，可以鼓励相关决策者和实施者注意在服务中形成、积累证据信息，在后续的服务支持与跟进中提出并宣传新的证据成果，以摆脱当前该领域证据缺失的困境。长期而言，这样的证据机制更有利于推动社会工作科学化的发展路径，也有助于形成循证支持的良性循环。

（四）突出社会工作的专业特色

本研究所提出的循证社会工作模型，源自对本专业实际情境的深入思考。在充分理解和尊重专业的基本原则与要求的前提下，我们对循证实践的各个环节进行了有针对性的设计，以更好地适应社会工作领域的需求。例如，在需求识别环节，引入了情境和背景的检索，使识别具体服务需求更加精准和高效。这一措施有助于更好地捕捉服务对象的实际需求，从而为服务提供更有针对性的支持；而在综合分析环节，我们避免了过于偏向证据的观点，更贴切地反映了社会工作服务的实际情况和需求，如在背景及环境审查阶段强调对服务对象特征、实施者特征、背景信息和参考建议、实践环境等方面进行充分分析。这种方法与社会工作实践中进行的需求评估背景调查相吻合，有助于将证据实际转化为行动，并帮助社会工作更迅速地理解和融入相关操作程序。此外，鉴于现有循证实践方法在持续推广证据方面的不足，我们特别加入了持续支持与跟进环节，强调了循证实践的长期性和连续性。通过这一环节，鼓励实施者在服务决策中不断调整和改进，以更好地应对不断变化的情境和需求。社会工作实践一直强调对服务的及时总结、持续跟踪和不断完善，然而由于缺乏明确的标准和要求，不同机构和从业人员的做法存在较大差异。为此，本研究中的循证社会工作模型通过明确提出相关实践要求，突出了持续服务跟进的重要性，旨在推动循证社会工作实践在残疾人社区康复中循环、动态发展。

第五节　总　结

本研究在系统性文献阅读的基础上，借助学术前沿知识，着眼于循证社会工作介入残疾人社区康复领域，展开深入探索。通过对已有文献的梳理和分析，我们初步勾勒出一个系统性的模型指标体系，该体系旨在系统化地捕捉并衡量循证社会工作在残疾人社区康复中的介入效果。在此基础上，通过运用德尔菲评价法，征集了多位专家的意见与反馈，对模型的各项内容进行了深入分析和全面评价，随后进行了必要的修订和完善，并结合采用 AHP 层次分析法确定了指标权重。通过专家的智慧与建议，我们的模型在学术探索中逐渐显现出清晰的轮廓与内涵。这一模型的本土化开发，不仅将国内实际情境融入其中，更为循证社会工作在残疾人社区康复服务领域的实际应用提供了切实可行的方法论。

然而，尽管本研究已经取得了初步的成果，为了使模型更具说服力和实用性，仍需要进一步积累更多的实证依据，这将有助于确保模型能够稳固地站在实践领域的基石之上，最终演化为一套行之有效的循证社会工作方法，用以引导和评价残疾人社区康复服务的实际操作。

第八章 循证社会工作模型的应用与成效分析：以正念社会工作介入肢体残疾人社区康复为例

本研究通过系统地审视社会工作领域的现阶段发展状况以及存在的不足之处，深入剖析了介入残疾人社区康复所涉及的特性与需求。在充分分析的基础上，我们设计了一种具有本土特色的循证社会工作介入残疾人社区康复模型，旨在填补国内在这一领域的理论研究空白。此模型不仅为社会工作实践提供了可操作性的思路和行动指南，还为循证社会工作在残疾人社区康复领域的实践提供了有力支持。然而，模型构建仅限于理论层面的构建是远远不够的，为确保其实用性和指导意义，必须经由具体的实际操作来验证其效用。换言之，我们需要运用本土的服务案例来实践模型的相关步骤和内容，并通过实践来检验其服务成效，从而得出模型的实际有效性结论。

出于这一目标，本章选择以肢体残疾人群体的身心干预策略为案例，深入探讨如何在循证社会工作模型的理论支持和指引下，采用循证社会工作方法和策略来协助该群体在社区康复过程中实现身心机能的改善。本章主要涉及4个方面的循证研究步骤，分别是需求识别、证据取得与分析、证据应用与成效检验，以及证据的持续支持。这些内容都根植于循证社会工作模型的核心理念，积极探索了肢体残疾人社区康复证据的形成和应用过程。通过对本土实务案例进行详尽研究，我们能够全面地评估模型的实际效用，为未来社会工作实践提供更为坚实的指导和支持。这也有助于弥合社会工作领域理论与实践之间的鸿沟，推动该领域的进一步发展。

第一节　需求识别：肢体残疾人的社区康复需求分析

肢体残疾是一个广泛的残障类别，可以涉及一系列的疾病，如脊髓损伤、多发性硬化症、脑瘫和截肢等。这些情况会导致个体出现各种身体损伤，如活动能力、感觉和协调功能受限等问题。对于肢残人士而言，来自身体方面的障碍对他们个人生活所产生的影响是多方面的，不仅包括肢体功能的恢复，还包括情绪照顾、心理健康、生活质量、其他社会福祉等。在此情形下，社会工作作为极具人文关怀特色的社会应用型学科，其独特的专业优势能在康复服务领域以肢残人士的生活处境和需求为出发点，通过运用社会工作独特的专业理念、专业技术和专业方法，为其有效解决身、心、社等方面的问题，进而提高生活质量。尽管如此，目前国内针对该群体在康复过程中，尤其是社区康复的社会工作实践与研究仍较为不足。多数的社区康复干预仍以医学护理、药物治疗、运动功能训练、辅助器具适配等为主，过于侧重对肢残人士躯体功能的恢复，较依赖医学护理手段的介入而未能从心理、社会层面理解和满足该群体的康复与发展需要。虽然社会工作因应这些情况在本土的肢体残疾人社区康复中也正在进行一些初步的服务探索，但总体服务水平较为落后，技术创新的动力不足，服务成效也缺少系统、科学的分析，因而暂未能有效发挥其专业作用和影响力。

基于此，本课题组在国家社会科学基金项目及广东省残疾人事业发展研究课题的经费支持下，受广州市 N 区残疾人联合会的委托，与广州市 R 社会服务中心建立了合作，共同为 N 区内的肢残康复者提供循证社会工作介入残疾人社区康复的项目服务。R 社会服务中心是一家专门为残疾人士提供居家康复训练、社区康复服务及社会工作服务的公益类社会组织，该机构长期以承接购买服务项目的形式为包括 N 区在内的广州市多个区的残疾人提供各类社区服务支持。本课题组与 R 社会服务中心的项目合作从 2021 年末开始实施，为期一年，课题组主要负责调研和成效评估，由 R 社会服务中心作为服务提供方开展循证社会工作服务。我们可以通过该项目从本土实际出发，对已构建的循证社会工作模型进行服务应用，借此检验模型成效并作出相关实务经验反思。

2021年，广州N区持有残疾证的残疾人约为9000人，其中肢体残疾为4000余人，在各类残疾人群体中占比最高，可见开展该群体的社区康复服务及社会工作服务是当前的工作重点。为了更精准、有效地实施相关社区服务，课题组成员积极运用文献梳理、实地调研、座谈研讨及研判等方法对区内肢体残疾人的康复需求进行了综合识别与分析。

一、文献信息的初步整理

我们尝试从研究中获取肢残群体社区康复现状的相关资料，以便对其服务需求形成初步认识。通过在知网、维普等中文数据库进行文献检索后发现，关于肢残人士社区康复的研究整体发文量较少，而在探讨康复现状与需求的研究中，分析肢体残疾群体心理健康尤其是负性情绪问题的文献数量最多，且多数以脑卒中、偏瘫康复者为对象，较少针对脑瘫康复者开展相关研究。这些文章认为，肢体残疾人因承受生理上的痛苦和心理上的冲击，更易产生不良情绪，不利于康复。抑郁和焦虑是他们面临的最为常见的情绪问题，应加强对其心理支持的重视，帮助他们改善情绪、增强信心，以发挥康复能动作用。此外，也有部分文献指出肢残人士的日常生活能力、社会功能及生活质量水平都不太理想，而运动功能和日常生活能力的恢复与他们社会功能的改善、生活质量的提高有着密切关系。

虽然不同研究对于肢体残疾人社区康复需求的分析各有侧重，但通过对相关结论进行梳理后可以得出，心理支持、社会支持、社会适应支持、信息支持、专业支持和日常活动支持都是他们较为突出的服务需要。与此同时，也有研究发现，该人群具有整体文化程度偏低、经济承受能力弱等特点，由此说明，在开展相关的社区康复服务介入时，需要充分考虑他们在这些方面的情况并对服务方案作出有针对性的设计。

在对肢残群体社区康复需求形成了初步认识后，本研究采用循证社会工作模型提出的PSOCI原则进一步从文献梳理的角度去挖掘相应的干预方法或策略。PSOCI原则共包含了5个需要涵盖的提问要素，分别是对象、情境、结果、背景和干预。我们运用该原则提出了相应的问题——"在肢体残疾人的社区康复中，哪种干预策略可以最有效地促进康复成效？"本研究除了对该问题进行数据资料搜索，还再次细化康复成效内容，把之前文献提出的困境与需求，如负性情绪、社会功能问题、日常生活能力水平、生活质量等分别作为干预的"结果"进行检索；同时，我们尝试把干预措施进一步聚焦在社会工作干预方面，借此获取更全面且有效的资料信息。通过对检索得出的文献进行梳理和阅读后发现，当前国内关于肢残人士社区干预的策略主要集中在神经病学、临床西医、中医学、护理学等领域，对于药物注射、运动训练、吞咽训练、针刺与针灸、神经肌肉训练、步态训练等各类医学治疗和康复训练的讨论较为充分，涉及社会工作干预的实证资料整体较少。在为数不多的社会工作干预研究中，多数侧重于运用个案方法对该群体的负性情绪问题进行介入，但这些实践所采用的研究方式以小样本（甚至是单个样本）非随机试验为主，证据质量相对较低，而且在服务介入目标、具体策略及成效评价手段方面缺乏标准，异质性较为显著，因此较难对干预策略的有效性形成清晰结论。

由于国内关于肢体残疾人社区康复的社会工作干预实证资料数量不多，本研究试图在医学和护理学讨论过的诸多干预策略中寻找可供参考的方案，结果发现正念疗法作为近年来新兴的一种临床心理干预方法，在医学、护理学文献中获得了较多的关注与讨论。该疗法以不加任何判断和抵抗而全身心地关注自身的体验为主要内容，常见的干预措施包括静坐和冥想、身体扫描、呼吸空间、认知记录等练习技巧。正念疗法的类型较多且发展比较成熟，主要包括正念减压疗法、正念认知疗法、接纳与承诺疗法、辩证行为疗法等。通过阅读文献可知，目前已有越来越多的医院和医疗机构正在尝试运用这种方法帮助肢体残疾人满足多种康复需求。由于正念疗法从理念和实践方法上与社会工作专业实践存在较高的契合度，我们对正念疗法延伸应用的可行性产生了浓厚的兴趣：该疗法除了适用于医院治疗，在社区康复中是否也可以产生积极的效果？它是否具有本土适用性？它是否也能成为社会工作干预的一种创新方法，与社会工作的专业手法结合在一起使用呢？为了更好地回答上述问题，更精准地认识肢残群体的需求和对应的服务策略，本研究需要进一步展开调研与分析。

二、实地调研与分析

通过文献阅读和分析，本研究从学术层面对国内肢残人士参与社区康复的需求和干预服务现状有了基本的把握，但仍需要再从实务实践的层面深入了解本土服务对象的康复特征及服务接受情况，以便对整体现象形成更精确的认识和理解。为此，我们在 N 区残疾人联合会的大力支持下，深入机构和社区，展开了实地调研工作。由于 R 社会服务中心为 N 区肢残群体社区康复服务的指定服务提供机构，本研究对机构正在开展的服务项目进行了实地观摩。同时，对机构的 5 名行政管理人员和 6 名社会工作者进行了访谈，旨在全面地摸查该区内正在开展的社区康复服务，尤其是相关的社会工作服务情况。在 R 社会服务中心的帮助下，我们还深入社区对 5 户肢残人士家庭作了入户探访与调研，目的是通过现场看望与交流，了解他们的生活处境、需求、服务接受现状，并收集他们对服务开展的期望和看法。

从机构服务观摩及访谈中得出，区内的肢残人士总体呈老龄化趋势，老年肢体残疾人的占比较高，伴随患有高血压、心脏疾病、糖尿病、吞咽障碍、言语障碍、认知障碍等长期性疾病/障碍的肢体残疾人数量也在增加。此外，身体不便、难以出行的人数较多，因疾病或意外致残导致长期卧床的人数比例高。据社会工作者反映，基于这些健康原因，肢残人士在参与就业、社会生活方面面临较大的困难，出现负性情绪的现象较为普遍，而且较多人因为长期居家或卧床，导致过于频繁使用手机，缺乏对自身健康的关注，整体健康水平下降。而在新冠疫情和肢体残疾人身体功能受限的双重影响下，机构目前的社会工作服务主要以入户开展个案工作的方式进行，并为具备手机使用能力的肢体残疾人提供线上小组服务。

在入户调研的过程中，我们进一步确认了肢残人士在上述问题中面临的困境，尤其是对于长期卧床的肢残人士而言，长期的照顾需求也使得他们当中的一些人认为自己是家庭中的负担，有愧于家人，情绪压力较大；在对他们的居家康复环境进行评估的过程中也发现，多数人的住所在无障碍设施的支持方面较差，没有电梯，防滑措施也不够完善，由此增加了他们行动的不便。相当一部分肢残人士家庭经济情况处于一般或困难水平，另外部分人认知能力欠缺，在进行个案谈话时存在一定障碍。在接受入户调研的受访者中，多数人的日常生活内容较为单一，主要是看电视或看手机，缺少参与其他社会活动的机会。鉴于此，本研究得出，在进行服务策略的选择时，需要对上述机构访谈和入户调研中收集到的肢残人士服务特征与康复困境资料给予重点的关注和分析。

三、需求梳理与研判

我们与机构行政人员及社会工作者针对肢残人士社区康复的特征和需求情况召开了研判会议，围绕文献梳理和实地调研所收集到的信息进行了综合分析与讨论。通过研究与实务的双向研判，我们认为本地肢体残疾人社区康复困境主要包括负性情绪问题、自我关注与照顾、身体健康问题以及社会活动参与度不足。因此，在选择最佳服务策略时需确保该服务能较为有效地解决这些问题。在本地肢体残疾人的个体和生活特征方面，由于他们整体的经济水平较低、文化程度较有限以及日常生活较为单一，服务设计需要特别关注以下问题：服务活动是否会增加他们的家庭经济压力，是否能够提供多样化的干预活动以增强他们参与服务的积极性，以及活动内容是否简明易懂。另外，鉴于机构的社会工作服务主要是以个案形式来开展的，出于机构服务开展的经济成本、服务购买的指标要求以及人员配置的可行性考虑，在选择服务策略时需要尽可能确保服务内容能与个案服务有机结合，在不对当前服务框架进行过度调整的前提下优化服务。

在综合了上述多方面因素并给予充分讨论与研判后，本研究认为现有文献中提出的在社区康复中对肢体残疾人实施正念疗法的措施具有潜在的适用性和可行性。为此，我们将根据循证模型提出的实践步骤，进一步获取和评估这种干预方法的证据支持。

第二节　证据取得与分析：
正念疗法作为最佳证据的检验

本研究在需求识别环节已针对 N 区肢残人士的社区康复服务需求作出了研判，初步得出正念疗法可能会是介入相关社区问题的有效策略。为了更好地回答"正念疗法是否可以作为社会工作介入肢残群体社区康复的最佳方法？"这一问题，本研究对中外文献进行了可视化文本分析，并在此基础上进一步聚焦于研究主题和对象，采用系统评价的研究方法对正念疗法的成效作归纳与检验。本研究还对系统评价的研究结果进行了证据质量与效力评判，并根据 N 区服务开展的背景及环境对证据的可应用性作了审查。通过这一系列的步骤，最终确认正念疗法作为最佳证据，能较好地回应当前服务对象的困境及需求，可以与社会工作的专业手法结合，应用于 N 区的肢体残疾人社区康复。

一、可视化文本分析

本研究运用了可视化共现网络分析工具对当前国内外正念疗法干预肢残群体成效的研究文献进行热点分析。首先，通过采用文献计量分析软件 VOSviewer 对 Web of Science 数据库的英文文献进行了元数据提取、筛选与分析，获得了 215 篇相关论文的资料，以此了解当前国外正念疗法干预肢体残疾人的主题热点及研究发展趋势。结果显示，国外关于正念疗法疗效研究的主题较为丰富多彩，包括疼痛管理、身体功能、压力、情绪健康、接纳、自我关怀、意识觉察等。从研究时间的发展趋势上看，疼痛管理、精神健康、自我关怀以及身体功能方面的成效讨论是近年的新兴热点。研究类型以系统评价和随机对照试验为主，而且新近研究中，系统评价类文献的数量增长较为显著，说明该方法正在得到更多的研究关注与重视。总体而言，外文研究可提供的数据资料从证据分级的角度看都属于较高级别的证据。

本研究还使用知网数据库中的可视化分析功能，对中文文献进行了整体趋势及学科分布分析。总的来说，关于正念疗法干预成效的国内发文量虽然呈上升趋势，但整体发文数量较少，说明正念疗法在国内受到的学术和实践关注仍不太理想。从学科分布上看，超过70%的文章来自临床医学领域，而发表心理学领域的文献则不足2%，正念疗法在社会工作研究领域的发文统计更是未被纳入。进一步运用VOSviewer对中文文献作聚类分析后发现，国内对于正念疗法成效的讨论主要集中在生活质量、睡眠质量、焦虑、抑郁等负性情绪、正念水平、自我感受负担、自我效能、心理弹性及社会功能方面。其中，负性情绪和生活质量受到的研究关注较多。由此可见，正念疗法在生理机能、情绪健康、正向认知和社会功能方面的效益已获得了国内外研究诸多的关注与讨论。与此同时，随机对照试验和系统评价正逐渐成为研究该领域的热门方法。也就是说，有越来越多的研究正在形成关于正念疗法不同方面应用成效的高级别证据。这些发现增强了本研究对即将展开的证据评价工作的信心，期待即便把正念疗法在残疾人群体中的应用进一步收窄、聚焦在肢体残疾人士，依然有可能从已有研究中找到适用的证据参考资料。

二、正念疗法介入肢体残疾人社区康复的系统评价

（一）正念疗法系统评价的研究背景

系统评价是一种系统性、全面、透明的方法，用于综合分析和总结研究文献中的证据，以回答特定的研究问题。它一般用于医学、社会科学和其他领域，以评估特定干预措施、政策、程序或治疗方法的效果，或者研究某一主题的现有证据。系统评价可以涵盖大量的研究文献，并将其结果综合在一起，以确保得到全面的证据，而不仅仅是单个研究的观察。与其他研究方法相比，系统评价通过明确定义研究问题、标准化搜索方法和评估风险偏见的方法，能有效地减少研究结果的偏见。它的研究结论通常可以为服务决策者提供有力的证据，以指导其决策和实践，同时也有助于识别知识领域中的研究缺口，从而为未来的研究提供方向。

在前面的研究中，可视化分析有效梳理了正念疗法干预残疾人社区康复研究的学科分布、热点主题及研究类型。在此基础上，需要进一步采用对当前研究的发现与结论进行归纳、分析，提炼正念疗法成效的核心观点，并为该疗法的有效性和可应用性提供高质量的证据参考。通过文献回顾可知，国外近年来正念疗法干预研究的成果数量正快速增加，而且心理学、社会工作等应用型社会学科对该领域的研究较为普遍。与此同时，虽然国内正念疗法的随机对照试验研究正逐渐增多，但成果集中在医学范畴，社会工作专业在该领域的实验研究无论是采用随机对照试验研究法还是系统评价法都较为少见。这就意味着国内社会工作专门关于正念疗法应用于残疾人社区康复的证据成果几近空白。在此情形下，我们在开展正念疗法干预肢残人群成效的系统评价研究时就会面临取得的研究资料无法完全来源于社会工作专业的情形。也就是说，进行系统评价时必须采用来自其他学科（主要是医学、护理学等）关于正念疗法干预成效的数据，并以此作为社会工作服务决策的证据参考。尽管如此，鉴于正念疗法事实上是起源于心理学的临床干预方法，且其理念、工作原理及技巧与社会工作专业本身有着高度的契合性，我们有理由相信即使当它应用于医学范畴时，正念疗法的实施过程、基本理念、理论基础和具体实践策略与在临床心理学及社会工作服务中的应用仍有较多的互通性与兼容性。鉴于以上情况，为了更好地分析正念疗法的有效性与可行性，本研究试图摒弃学科间的壁垒，对其在国内医学、护理学的应用成果开展证据质量、效力的分析与评价，以此作为循证实践的证据参考内容。通过借鉴相关数据资料并在条件适宜的情况下实现证据的转化与应用，将有利于社会工作在社区康复中进行循证服务的创新探索。

（二）系统评价的资料与方法

1. 纳入与排除标准

（1）研究类型。关于正念疗法应用于肢体残疾人的随机对照研究，文献限定为国内外公开发行的中文或英文文献。

（2）研究对象。年龄不小于 18 岁的肢体残疾人。由于肢体残疾的发生原因较多，常见的病因包括脑血管疾病、骨关节病、脑外伤、慢性肢体疼痛等，而这些疾病的致残率往往也较高，因此患有该类型疾病且存在一定肢体功能障碍的患者被纳入研究对象。

（3）干预措施。实验组采取正念疗法进行干预，或在常规护理、健康教育或常规康复训练的基础上实施正念疗法、冥想训练或以正念为本的认知疗法；对照组不采取任何干预措施，或仅进行常规护理、健康教育、康复训练（前提是实验组也是在同等护理、教育或康复训练的基础上进行正念疗法干预）。

（4）结局指标。与正念疗法干预成效相关的各类指标，包括抑郁、焦虑、正念水平、生命质量、自我关怀、日常生活能力。与之对应的量表如下。

抑郁：由 Zung 编制的抑郁自评量表、由贝克编制的贝克抑郁自评量表，以及汉密尔顿抑郁量表。这些量表均得分越高，说明抑郁程度越严重。

焦虑：由 Zung 编制的焦虑自评量表，该量表得分越高，说明焦虑程度越严重。

正念水平：由 Brown 和 Ryan 编制的正念注意觉知量表，该量表得分越高，显示整体正念水平越高。

生命质量：由美国医学研究组编制的生命质量量表，该量表得分越高，说明生命质量越高。

自我关怀：由 Neff 编制的自我关怀水平量表，该得分越高，证明自我关怀度越高。

（5）排除标准。本研究严格按照 PSOCI 原则的标准对文献进行纳入和排除。具体的排除标准如下。

①个案报告、讲座、综述、会议、评论等非实验型定量分析研究。

②文献采取了不符合纳入标准的干预方式。

③重复发表的研究（如存在两篇或以上文献来自同一研究，选择数据最全、报告最详细的一篇）。

④无法提供与研究相关的数据。

⑤无法提供文献全文。

⑥当研究对象为脑血管疾病、骨关节病、脑外伤、慢性肢体疼痛症的患者时，在样本收集过程中明确排除因该疾病致残的人群的文献。

2. 文献检索策略

本研究以计算机检索为主，人工检索为辅。

在文献检索过程中仅选取期刊论文与学位论文，其他类型的文献不被纳入检索范围。检索采用主题词和自由词相结合的方式，检索语言为英文或中文。检索时间为 2010 年 1 月至 2021 年 4 月。在设定检索词时，由于与肢体残疾相关的文献较少直接以该词为题对人群进行研究，而往往是根据其常见的致残病因及肢体残疾的类型来作研究分析，因此在检索时有必要增加与肢体残疾概念密切关联的、常见的致残病因关键词，心脑血管疾病、风湿病、脑外伤、中枢神经系统疾病、慢性疼痛症等，以及肢体残疾类型的关键词，包括瘫痪、偏瘫、截瘫等。

3. 文献筛选和资料提取

由两名研究者根据本研究的纳入和排除标准，独立对文献进行筛选，然后进一步交叉核对。如两名研究者在文献筛选过程中存在分歧，则由第三名研究者裁定。最终对完全符合纳入和排除标准的论文进行资料提取。筛选文献时首先阅读题目，排除明显不相关的文献后进一步对文章的摘要和全文进行阅读，由此决定文献是否纳入。运用文献管理软件 Endnote 完成对纳入文献的初期筛选与后期管理。文献资料提取的内容信息包括：（1）文献的基本信息：研究题目、第一作者、发表年份；（2）研究对象的基本特征：所在地区、患病类型、平均年龄；（3）基本研究数据：样本量、干预时间、干预方法；（4）文献便宜风险评价的关键要素；（5）所关注的结局指标和结果测量数据。

4. 质量评价

本研究运用由 Cochrane 协作网制定的"偏倚风险评估"工具对纳入文献的质量进行评价。该工具评估的内容具体包括 6 个方面：（1）随机分配方法（选择偏倚）；（2）分配方案隐藏（选择偏倚）；（3）对研究者、研究对象和治疗方案实施者施盲（实施偏倚）；（4）结果数据的完整性（测量偏倚）；（5）选择性报告研究结果（随访偏倚）；（6）其他偏倚来源（其他偏倚）。对纳入文献的评价过程由两名研究者独立打分，评价结果不一致时与第三名研究者进行讨论商议。文献质量分为"A、B、C"3个等级，完全满足风险评价要求评为A级，部分满足评为B级，完全不满足则为C级。本研究只纳入偏倚风险低的A级和B级文献，排除存在高度偏倚风险的C级文献。

5. 统计分析

本研究采用由 Cochrane 协作网提供的 Review Manager 5.3 软件进行文献统计与分析。采用 X2 对各纳入研究结果间的异质性作检验。当各研究结果间存在统计学同质性（p>0.1，I2<50%）时，运用固定效应模型进行 Meta 分析；如各研究结果间存在统计学异质性（p≤0.1，I2≥50%），则进一步分析异质性来源，在排除明显临床异质性的影响后，采用随机效应模型进行 Meta 分析。数值型变量资料或连续性变量资料采用加权均数差（WMD）、标准化均数差（SMD）、均数差（MD）及95%可信区间（95%CI）表示。

（三）系统评价结果

1. 文献检索结果

初步检索获得文献1628篇，其中通过英文数据库获取的文献有1520篇，通过中文数据库获得的文献有102篇，另外，有6篇文献来自与正念疗法干预成效相关的系统分析研究中的参考文献。利用 Endnote 软件剔除重复文献、非2010—2021年发表的文献、与研究主题不相关的文献以及综述、个案报告等非实验型研究文献，获得文献104篇。进一步通过阅读文章摘要及原文，剔除非 RCT 研究、多种疗法混合（缺乏干预手段的唯一性）、未提供全文、数据不全或有误、疗法实施过程不符合要求的文献，最终得出18篇符合本研究纳入标准的文献进行 Meta 分析，其中中文研究11篇，英文研究7篇。文献筛选流程及结果如图8-1所示。

纳入的研究文献中，来源国家和地区分别包括中国、中国香港、瑞典、加拿大、印度、英国和美国。有 11 篇文献的样本病因为脑卒中，2 篇为关节炎，2 篇为急性脑损伤，3 篇为慢性背痛，1 篇为多发性硬化症。纳入的结局指标和对应量表为：焦虑、抑郁（SDS、HAMD、BDI-Ⅱ）、正念水平、生命质量、自我关怀。各研究文献的筛选过程见表 8-1。

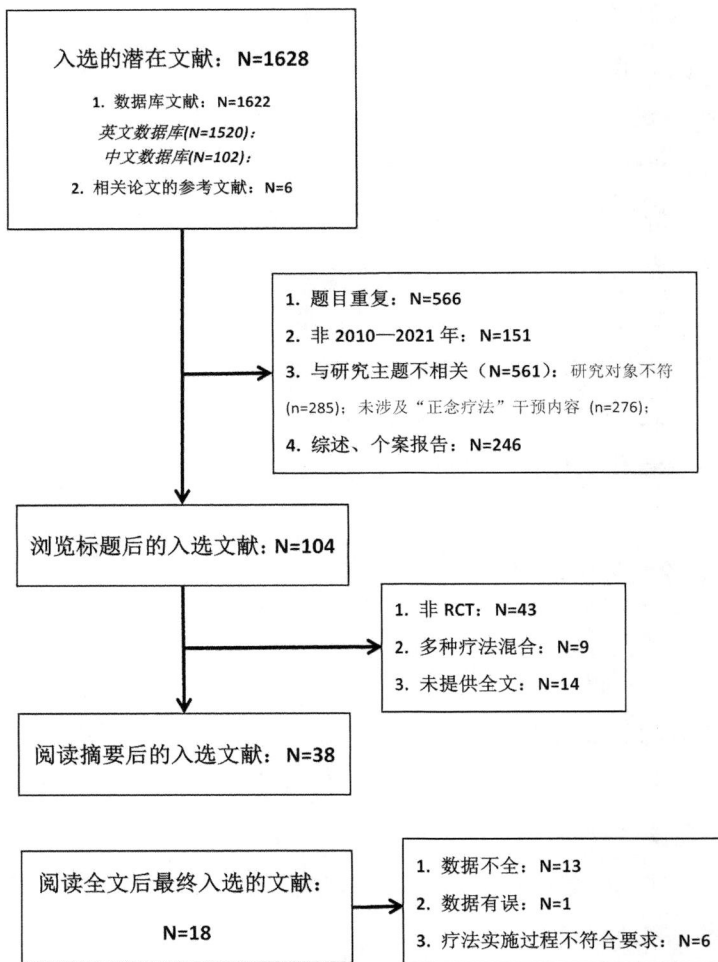

入选的潜在文献：N=1628

　　1. 数据库文献：N=1622
　　英文数据库(N=1520)；
　　中文数据库(N=102)；
　　2. 相关论文的参考文献：N=6

1. 题目重复：N=566
2. 非 2010—2021 年：N=151
3. 与研究主题不相关（N=561）：研究对象不符(n=285)；未涉及"正念疗法"干预内容 (n=276)；
4. 综述、个案报告：N=246

浏览标题后的入选文献：N=104

1. 非 RCT：N=43
2. 多种疗法混合：N=9
3. 未提供全文：N=14

阅读摘要后的入选文献：N=38

阅读全文后最终入选的文献：
N=18

1. 数据不全：N=13
2. 数据有误：N=1
3. 疗法实施过程不符合要求：N=6

图 8-1　文献筛选流程及结果

表 8-1　纳入文献的基本特征信息

| 作者 | 年份 | 国家和地区 | 样本病因 | 样本年龄 | | 样本量 | | 干预时间 | 干预措施 | | 结局指标 | 测量工具 |
				实验组	对照组	实验组	对照组		实验组	对照组		
崔敬军	016	中国	脑卒中	52.5±12.7	53.1±12.0	61	61	8周	常规护理基础上实施正念疗法	常规护理	焦虑、抑郁	SAS、SDS
黄小帅等	2017	中国	脑卒中	59.4±6.9	60.3±6.69	40	40	8周	常规护理基础上实施正念疗法	常规护理	焦虑、抑郁	SAS、SDS
赵玉华	2018	中国	脑卒中	52.7±8.1	53.1±9.3	25	25	8周	常规护理基础上实施正念疗法	常规护理	焦虑、抑郁	SAS、SDS
徐敬文等	2015	中国	脑卒中	51.6±1.6	50.4±1.7	34	34	8周	常规健康教育与治疗基础上实施正念疗法	常规健康教育与治疗	抑郁	HAMD
甘丽芬等	2019	中国	脑卒中	72.1±7.3	72.85±7.3	45	45	5周	常规功能锻炼康复训练基础上实施正念疗法	常规功能锻炼康复训练	焦虑、抑郁、正念水平、生命质量	SAS、SDS、MAAS、SF
李洪艳等	2017	中国	脑卒中	57.4±11.4	57.1±14.2	34	35	8周	常规康复治疗基础上实施正念疗法	常规康复治疗	焦虑、抑郁	SAS、SDS

169

续表

作者	年份	国家和地区	样本病因	样本年龄		样本量		干预时间	干预措施		结局指标	测量工具
				实验组	对照组	实验组	对照组		实验组	对照组		
张玉秀等	2015	中国	脑卒中	58.7±9.2	59.3±8.1	45	44	8周	常规健康教育与康复训练基础上实施正念认知行为治疗	常规健康教育与康复训练	抑郁、正念水平、生命质量	HAMD、MAAS、SF
张秀娟等	2018	中国	脑卒中	57.5±8.7	56.1±7.5	47	49	4周	常规治疗及护理基础上进行改良冥想训练	常规治疗及护理	抑郁	HAMD
李洪艳等	2016	中国	脑卒中	57.4±11.4	57.1±14.2	30	30	8周	常规康复治疗基础上实施正念疗法	常规康复治疗	抑郁	SDS
刘红宇	2017	中国	关节炎	38.1±9.7	38.5±9.9	20	20	8周	常规护理基础上实施正念疗法	常规护理	焦虑、抑郁	SAS、SDS
李红燕等	2019	中国	关节炎	47.5±12.3	47.6±10.4	62	64	4周	心理健康教育基础正念减压疗法（网络）	心理健康教育	焦虑、抑郁	SAS、BDI-II
Wang等	2019	中国	脑卒中	61.1±12.2		25	25	2周	实施正念疗法	常规护理	正念水平	MAAS

续表

作者	年份	国家和地区	样本病因	样本年龄		样本量		干预时间	干预措施		结局指标	测量工具
				实验组	对照组	实验组	对照组		实验组	对照组		
Johansson等	2015	瑞典	脑卒中、急性脑损伤	面谈组：48.0±9.4 网络组：46.3±11.5	51.2±10.6	12（面谈）；13（网络）	9	8周	实验组1：实施以正念为本的减压面谈治疗；实验组2：实施以正念为本的减压网络治疗	散步	自我关怀	SCS
Bedard等	2014	加拿大	急性脑损伤	47.1±12.0	45.8±14.8	38	38	10周	实施以正念为本的认知治疗	无特殊干预	抑郁	BDI-II
Simpson等	2017	英国	多发性硬化症	43.6±10.7	46.3±11.1	25	25	3个月	实施以正念为本的减压治疗	无特殊干预	正念水平、自我关怀	MAAS, SCS
Banth等	2015	印度	慢性背痛	40.3±8.2		39	48	8周	常规护理基础上实施正念减压疗法	常规护理	生命质量	SF
Morone等	2016	美国	慢性背痛	75±7.2	74±6.0	140	142	8周	实施正念疗法	常规健康教育	生命质量	SF
Wong等	2011	中国香港	慢性疼痛	48.7±7.8	47.1±7.8	51	48	8周	实施以正念为本的减压治疗	多学科疼痛干预	生命质量	SF

2. 偏倚风险评价与文献方法学质量

结果证实，被纳入文献的结局数据完整性较好，也未发现其他来源的偏倚情况。因此，随访偏倚和其他偏倚为低风险。在报告偏倚方面，仅有1篇文献存在选择性报告研究结果的情况，该文献在这部分的评价为高风险，其他纳入研究均为低风险。实施偏倚和测量偏倚部分，有13篇文献未汇报施盲情况，1篇文献明确指出未对受试者和研究者使用盲法，因此这两部分有较大比例的纳入研究风险无法确定；1篇文献为实施偏倚、测量偏倚高风险。另外，有3篇文献未清楚描述产生随机分配序列的方法，导致其选择偏倚风险未能明确。有7篇文献选择了错误的方式进行随机序列分配或在进行研究设计时采取了受试者和研究者都可能猜到的样本分配结果，继而导致选择偏倚高风险。

本次Meta分析纳入的18项研究中，文献质量等级为A级的有3项，等级为B级的有15项，所有研究的基线具有可比性。可见，纳入研究的整体质量一般，偏倚风险中等，只有3项研究的质量较高，偏倚风险较低（见表8-2）。

表8-2　偏倚风险分析

纳入文献	随机序列产生（选择偏倚）	分配隐藏（选择偏倚）	对研究者和受试者施盲（实施偏倚）	研究解决的盲法评价（测量偏倚）	结局数据的完整性（随访偏倚）	选择性报告研究结果（报告偏倚）	其他来源（其他偏倚）	证据等级
崔敬军	3	3	2	2	1	1	1	B
黄小帅等	1	1	2	2	1	1	1	B
赵玉华	3	3	2	2	1	1	1	B
徐敬文等	1	1	2	2	1	1	1	B
甘丽芬等	1	1	2	2	1	1	1	B
李洪艳等	3	3	2	2	1	3	1	B
张玉秀等	2	2	2	2	1	1	1	B
张秀娟等	1	1	2	2	1	1	1	B

续表

纳入文献	随机序列产生（选择偏倚）	分配隐藏（选择偏倚）	对研究者和受试者施盲（实施偏倚）	研究解决的盲法评价（测量偏倚）	结局数据的完整性（随访偏倚）	选择性报告研究结果（报告偏倚）	其他来源（其他偏倚）	证据等级
李洪艳等	3	3	2	2	1	1	1	B
刘红宇	3	3	2	2	1	1	1	B
李红燕等	1	1	2	2	1	1	1	B
Wang 等	3	3	2	2	1	1	1	B
Johansson 等	3	3	3	3	1	1	1	B
Bedard 等	1	1	1	1	1	1	1	A
Simpson 等	1	1	1	1	1	1	1	A
Banth 等	2	2	1	1	1	1	1	B
Morone 等	2	2	1	1	2	1	1	B
Wong 等	1	1	1	1	1	1	1	A

注：①风险评分：1＝低风险；2＝风险不确定；3＝高风险。②证据等级：A＝偏倚风险低、文献质量高；B＝偏倚风险中等，文献质量尚可；C＝偏倚风险高，文献质量差。

3. 系统评价结果

（1）情绪健康。

①焦虑。根据表8-3显示，纳入7项研究，共577个样本。各研究间存在显著的异质性（$I^2 = 99\%$，$p < 0.00001$），采用随机效应模型分析。结果显示，干预结束后，对照组 SAS 评分高于实验组（WMD $= -14.07$，95% CI $= -22.97 \sim -5.16$，$p < 0.01$）。

表 8-3　正念疗法干预焦虑情绪的 Meta 分析统计

实验组			对照组			均值差	
文献	均值（SD）	样本量	均值（SD）	样本量	权重	IV，Random，95%CI	
刘红宇（2017）	41.56 (5.67)	20	48.98 (5.97)	20	14.1%	-7.42 [-11.03，-3.81]	
崔敬军（2016）	42.22 (7.59)	61	46.33 (5.81)	61	14.3%	-4.11 [-6.51，-1.71]	
李洪艳等（2017）	33.75 (5.73)	34	56.12 (4.98)	35	14.3%	-22.37 [-24.91，-19.83]	
李红燕等（2019）	40.35 (6.55)	62	56.64 (7.78)	64	14.3%	-16.29 [-18.80，-13.78]	
甘丽芬等（2019）	49.62 (5.03)	45	52.75 (5.38)	45	14.3%	-3.13 [-5.28，-0.98]	
赵玉华（2018）	47.2 (3.51)	25	63.3 (5.3)	25	14.3%	-16.10 [-18.59，-13.61]	
黄小帅等（2017）	45.38 (2.12)	40	74.25 (2.94)	40	14.4%	-28.87 [-29.99，-27.75]	
Total 95%CI		287		290	100%	-14.07 [-22.97，-5.16]	
异质性：$Tau^2 = 142.81$；$Chi^2 = 708.93$，df=6（$p<0.00001$）；$I^2 = 99\%$							
合并效应量：$Z = 3.10$（$p = 0.002$）							

②抑郁——SDS。纳入 7 项研究，共 511 个样本。各研究间存在显著的异质性（$I^2 = 97\%$，$p<0.00001$），采用随机效应模型分析。结果显示，干预结束后，对照组 SDS 评分高于实验组（WMD = -7.99，95% CI = -12.92~-3.07，$p<0.01$）（见表 8-4）。

表 8-4　正念疗法干预抑郁情绪（SDS）的 Meta 分析结果

文献	实验组		对照组		均值差	
	均值（SD）	样本量	均值（SD）	样本量	权重	IV，Random，95%CI
刘红宇（2017）	44.98（5.32）	20	51.43（6.46）	20	13.8%	−6.45 [−10.12，−2.78]
崔敬军（2016）	45.76（5.83）	61	51.21（6.51）	61	14.6%	−5.45 [−7.64，−3.26]
李洪艳等（2016）	31.67（6.19）	30	33.14（9.36）	30	13.6%	−1.47 [−5.49，2.55]
李洪艳等（2017）	36.4（7.62）	34	57.53（6.14）	35	14.1%	−21.13 [−24.40，−17.86]
甘丽芬等（2019）	49.62（5.03）	45	52.75（5.38）	45	14.6%	−3.13 [−5.28，−0.98]
赵玉华（2018）	46.2（3.7）	25	62.3（5.1）	25	14.4%	−16.10 [−18.57，−13.63]
黄小帅等（2017）	59（1.88）	40	61.38（1.69）	40	14.9%	−2.38 [−3.16，−1.60]
Total 95%CI		255		256	100%	−7.99 [−12.92，−3.07]
异质性：$Tau^2 = 42.16$；$Chi^2 = 217.69$，$df = 6$（$p < 0.00001$）；$I^2 = 97\%$						
合并效应量：$Z = 3.18$（$p = 0.001$）						

③抑郁——HAMD。纳入 3 项研究，共 253 个样本。各研究间不存在显著的异质性（$I^2 = 5\%$，$p > 0.05$），采用固定效应模型分析。结果显示，干预结束后，对照组 HAMD 评分高于实验组（WMD = −3.93，95%CI = −4.67~−3.19，$p < 0.00001$）（见表 8-5）。

表 8-5　正念疗法干预抑郁情绪（HAMD）的 Meta 分析结果

文献	实验组		对照组		均值差	
	均值（SD）	样本量	均值（SD）	样本量	权重	IV，Random，95%CI
张玉秀等（2015）	10.63（3.51）	45	15.11（2.25）	44	37.1%	−4.48［−5.70，−3.26］
张秀娟等（2018）	22.02（4.48）	47	24.9（4.47）	49	17.3%	−2.88［−4.67，−1.09］
徐敬文等（2015）	16.2（2.04）	34	20.08（2.57）	34	45.6%	−3.88［−4.98，−2.78］
Total 95%CI		126		127	100%	−3.93［−4.67，−3.19］
异质性：$Chi^2 = 2.11$，$df = 2$（$p = 0.35$）；$I^2 = 5\%$						
合并效应量：$Z = 10.34$（$p < 0.00001$）						

④抑郁——BDI-Ⅱ。根据表 8-6 可知，纳入 2 项研究，共 202 个样本。各研究间存在显著的异质性（$I^2 = 77\%$，$p < 0.05$），采用随机效应模型分析。结果显示，干预结束后，对照组 BDI-Ⅱ 评分高于实验组（WMD = −9.61，95%CI = −14.96～−4.26，$p < 0.001$）。

表 8-6　正念疗法干预抑郁情绪（BDI-Ⅱ）的 Meta 分析结果

文献	实验组		对照组		均值差	
	均值（SD）	样本量	均值（SD）	样本量	权重	IV，Random，95%CI
Bedard 等（2014）	18.84（10.26）	38	26（13.12）	38	38.5%	−6.16［−11.46，−0.86］
李红燕等（2019）	5.46（1.36）	62	17.23（1.58）	64	61.5%	−11.77［−12.28，−11.26］
Total 95%CI		100		102	100%	−9.61［−14.96，−4.26］
异质性：$Tau^2 = 12.05$；$Chi^2 = 4.27$，$df = 1$（$p = 0.04$）；$I^2 = 77\%$						
合并效应量：$Z = 3.52$（$p = 0.0004$）						

（2）正念水平。纳入 4 项研究，共 279 个样本。各研究间存在显著的

异质性（$I^2=91\%$，$p<0.00001$），采用随机效应模型分析。结果显示，干预结束后，对照组 MAAS 评分高于实验组（$WMD=11.27$，$95\%CI=5.45\sim17.10$，$p<0.001$）（见表 8-7）。

表 8-7　正念疗法提升正念水平的 Meta 分析结果

文献	实验组		对照组		均值差	
	均值（SD）	样本量	均值（SD）	样本量	权重	IV，Random，95%CI
Simpson 等（2017）	66.24（7.64）	25	51.7（12.6）	25	22%	14.54 [8.76，20.32]
Wang 等（2019）	75.96（4.53）	25	67.28（5.76）	25	26.3%	8.68 [5.81，11.55]
张玉秀等（2015）	59.26（9.32）	45	54.32（9.44）	44	25%	4.94 [1.04，8.84]
甘丽芬等（2019）	68.36（7.02）	45	51.28（5.26）	45	26.7%	17.07 [14.51，19.63]
Total 95%CI		140		139	100%	11.27 [5.45，17.10]
异质性：$Tau^2=31.45$；$Chi^2=33.50$，$df=3$（$p<0.00001$）；$I^2=91\%$						
合并效应量：$Z=3.79$（$p=0.0001$）						

（3）生命质量。SF 量表共有 8 个维度评价健康相关的生命质量，这些维度分别是：生理功能、生理职能、躯体疼痛、总体健康、活力、社会功能、情感职能、精神健康。被纳入的研究主要对样本的生理功能和精神健康进行了测试。根据表 8-8、表 8-9 的结果可知，关于生理健康的评价有 4 项研究，共 365 个样本。各研究间不存在显著的异质性（$I^2=1\%$，$p>0.05$），采用固定效应模型分析。结果显示，干预结束后，实验组在生理功能方面的评分高于对照组（$WMD=4.11$，$95\%CI=2.59\sim5.62$，$p<0.00001$）（见表 8-8）。另外，共有 5 项研究评价了精神健康部分，共有 647 个样本。各研究间存在显著的异质性（$I^2=73\%$，$p<0.01$），采用随机

效应模型分析。结果显示，干预结束后，实验组在精神健康方面的评分高于对照组（WMD=3.82，95%CI=2.92～4.72，$p<0.00001$）（见表8-9）。

本研究中，关于SF量表在生理功能和精神健康两个维度纳入的文献数量不一致，那是因为有一篇研究仅提供了精神健康方面的测量数据，而并未提供生理功能方面的检验结果。

表8-8 正念疗法改善生命质量（生理功能）的 Meta 分析结果

实验组			对照组		均值差	
文献	均值（SD）	样本量	均值（SD）	样本量	权重	IV，Random，95%CI
甘丽芬等（2019）	80.95（8.16）	45	77.06（7.95）	45	20.6%	3.89 [0.56, 7.22]
张玉秀等（2015）	80.8（15.63）	45	77.97（14.6）	44	5.8%	2.83 [-3.45, 9.11]
Wong 等（2011）	43.02（9.84）	51	42.05（11.52）	48	12.8%	0.97 [-3.26, 5.20]
Banth 等（2015）	28.42（5.2）	39	23.46（3.7）	48	60.8%	4.96 [3.02, 6.90]
Total 95%CI		180		185	100%	4.11 [2.59, 5.62]
异质性：$Chi^2=3.03$，$df=3$（$p=0.39$）；$I^2=1\%$						
合并效应量：$Z=5.32$（$p<0.00001$）						

表8-9 正念疗法改善生命质量（精神健康）的 Meta 分析结果

实验组			对照组		均值差	
文献	均值（SD）	样本量	均值（SD）	样本量	权重	IV，Random，95%CI
甘丽芬等（2019）	70.84（7.9）	45	62.42（6.35）	45	9.2%	8.42 [5.46, 11.38]
张玉秀等（2015）	69.9（20.56）	45	61.85（17.59）	44	1.3%	8.05 [0.11, 15.99]

续表

实验组			对照组			均值差	
Wong 等（2011）	42.9（8.6）	140	41.3（9.8）	142	17.5%	1.60 [-0.55, 3.75]	
Morone 等（2016）	34.67（8.56）	51	31.79（7.6）	48	8%	2.88 [-0.3, 6.06]	
Banth 等（2015）	25（2）	39	21.2（3.3）	48	64%	3.80 [2.68, 4.92]	
		320		327	100%	3.82 [2.92, 4.72]	
Total 95%CI							
异质性：Chi^2=14.79，df=4（p=0.005）；I^2=73%							
合并效应量：Z=8.33（p<0.00001）							

（4）自我关怀。纳入 2 项研究，共 84 个样本。各研究间不存在显著的异质性（I^2=58%，p>0.05），采用随机效应模型分析。结果显示，干预结束后，实验组的 SCS 评分没有显著高于对照组（WMD=5.6，95%CI=-1.63~12.83，p>0.05）（见表 8-10）。

表 8-10　正念疗法改善自我关怀的 Meta 分析结果

实验组			对照组			均值差	
文献	均值（SD）	样本量	均值（SD）	样本量	权重	IV，Random，95%CI	
Johansson 等（2015）	40.1（9）	25	38.6（10）	9	44.7%	1.5 [-5.92, 8.92]	
Simpson 等（2017）	42.71（9.8）	25	33.79（10.84）	25	55.3%	8.92 [3.49, 14.65]	
Total 95%CI		50		34	100%	5.6 [-1.63, 12.83]	
异质性：Tau^2=16.08；Chi^2=2.4，df=1（p=0.12）；I^2=58%							
合并效应量：Z=1.52（p=0.13）							

三、正念疗法作为最佳证据的综合分析

（一）正念疗法的干预成效分析

本研究对 18 篇 2010—2021 年关于正念疗法干预肢体残疾人成效的中外文献进行了系统评价。研究证实，正念疗法对不同病因包括脑卒中、关节炎、急性脑损伤、慢性背痛和多发性硬化症造成的肢体功能缺失患者在身心方面的康复均具有显著介入效果。其中，对于情绪方面如焦虑症状、抑郁症状和正念水平的改善尤为显著，而对生活质量水平的提升也具有一定帮助。

研究证实，正念疗法有利于缓解肢体残疾人的情绪健康问题，具体体现在对焦虑症状和抑郁症状的干预作用。当前正念疗法在治疗焦虑症状时主要采用的是短期治疗模式，干预时间一般在 4~8 周内。肢体残疾人在接受常规康复治疗、护理/常规心理健康教育的基础上进行正念疗法后，与仅接受常规康复治疗、护理的同类康复者相比，焦虑程度的缓解效果更明显。相似地，共有 12 项研究检验了正念疗法治疗抑郁症状的效果，虽然这些文献分别使用了三种不同的量表进行疗效分析，但结果均证实了实验组人群在参加正念疗法后比对照组人群的抑郁程度明显更低。

有 4 项纳入研究证明，正念疗法对于提升肢体残疾人群体的正念注意觉知力具有一定帮助。也就是说，接受过正念治疗的康复者在日常生活中对当下觉知和注意的能力与水平明显高于未接受该疗法的康复者。正念疗法的持续时间从 2 周到 3 个月不等，采用的方法主要包括正念减压法和以正念为本的认知行为治疗。由于这些研究在实施疗法干预时较多运用了身体扫描、正念观呼吸、正念观察想法等技巧，对于改善康复者客观观察、体会自身想法思维、冲动和情绪等内心活动过程具有较大帮助。目前，国内文献对正念疗法提升正念注意觉知力疗效的研究主要集中于脑卒中康复者，但 Simpson 等学者的英国研究证实，该疗法用于改善多发性硬化症人群的正念水平也同样有效。

系统评价的结果显示，正念疗法的实施也有利于提高肢体残疾人的生

活质量，所涉及的内容包括生理机能、生理职能、躯体疼痛、一般健康状况、精力、社会功能、情感职能以及精神健康 8 个方面。国内疗法的研究对象是脑卒中康复者，而美国、印度和中国香港地区的研究则以慢性背痛康复者为对象，样本年龄段主要集中在 40~50 岁和 70 岁及以上，也就是说，该疗法改善中老年肢体残疾康复者的生活质量效果尤为突出。

（二）正念疗法作为社会工作证据的学科依据

本研究通过采用系统评价的方法，对正念疗法干预肢体残疾人群体的不同作用、成效进行了分析。研究中纳入的文献基本来自医学领域的实证数据，并不是专门讨论正念疗法成效的社会工作行动研究，但相关研究结论仍应被社会工作专业所借鉴和采用。从实务的内涵层面看，由于社会工作本身就是涉及心理学、社会学、康复医学等多学科交叉渗透的应用性学科，其基本原理和工作方法具有一定的跨学科属性，因此许多心理疗法常常会经由改良后被社会工作实务所运用。正念疗法正是基于其治疗理念和具体实践技术与社会工作专业的基本观点和介入方法具有一定的契合度，而在近年来逐渐成为社会工作实务方法的一种创新选择。从研究方法的层面看，正念疗法在医学、心理学和社会工作领域的成效验证从数据分析方法上以及评价指标上来说，也存在高度的一致性和互通性。因此，在讨论正念疗法介入肢体残疾人群体康复问题的效果时，无论是基于医学文献还是心理学文献的角度，所获得的成效数据资料仍然对循证社会工作决策证据的获得具有重要参考价值。

（三）正念疗法的证据质量与效力

本研究发现，被纳入的文献总体来说结局数据的完整性较好，但存在未汇报分配隐藏和盲法使用的情况，或是不注重应用这些方法，导致研究证据存在偏倚风险。运用 Cochrane 协作网的"偏倚风险评估"工具分析后得出，这些文献的质量一般，偏倚风险为中等。虽然从评价指标来看，这些文献从研究方法的使用上仍有值得改善的部分，但作为随机对照研究，它们为评估正念疗法的成效提供了完整的干预前、后对比数据，对干预的操作过程也进行了清晰、详细的描述，与其他研究方法的文献相比，其所提供的证据资料仍有较重要的参考价值。

在本研究构建的循证社会工作模型中，证据分类的级别从高至低分别是最高等级证据：基于多个完全契合问题的 Meta 分析或随机临床试验的数据；较高等级证据：基于一个完全契合问题的随机对照试验或大样本非随机研究的数据；中等级证据：基于多个解答相近问题的 Meta 分析或随机对照试验的数据；低等级证据：基于一个解答相近问题的随机对照试验或大样本非随机研究的数据，以及非分析性研究或小样本研究。由于本研究形成的系统评价结果旨在用于判断正念疗法是否能成为肢体残疾人社区康复的社会工作实务策略，但纳入的文献均是医学类研究，且在研究对象的选择上把因常见慢性疾病而导致肢体功能障碍的病患也纳入其中（比仅纳入被诊断为残疾的肢残人士在人群覆盖面方面更宽），因此数据来源与提出的研究问题在专业方向和研究对象的覆盖范围上不完全一致。根据本循证模型的证据分类规则，当前的系统评价成果属于基于一个解答相近问题的 Meta 分析，或是基于多个解答相近问题的随机对照试验数据，应被认定为中等级证据。

（四）证据背景及环境审查

在对系统评价的数据作了证据分级和效力分析后，本研究进一步审查证据的背景及环境。该环节涉及服务对象特征、实施者特征、资料与建议、实践环境现状 4 个部分。首先是服务对象特征方面，通过入户调研已发现 N 区的肢体残疾康复者普遍存在负性情绪调节需求和健康管理需要。此外，他们出行较困难，经济情况一般，且需要通过多样化的干预活动以提升服务参与的积极性。鉴于部分人存在认知功能受损的情况，开展服务时还需要考虑服务内容的认知难度。而正念疗法在解决上述问题方面都具有较大优势。从系统评价的结果可知，正念疗法在国内肢残群体的应用过程中，能较好地解决他们的负性情绪问题，并对他们的健康功能和生活能力产生促进作用。由于该疗法主要通过呼吸训练、冥想等方法实施介入，这些措施对活动场所的要求不高，可以在家中进行练习，能较好地避免因参加活动而导致出行困难的情况。此外，该疗法对于设施、道具使用的要求较低，操作较为便捷，不需要太大的经济投入，参加者也可以在实施者的简单指令下完成练习，能较好地符合 N 区肢体残疾人的经济和认知需求情况。鉴于正在开展的服务形式较为单一，通过已有的个案服务融入正念疗法的相关理念和措施，对于激发参加者服务参与热情，以及从更多样的方式来帮助他们提升康复效果都有着较为显著的意义。因此，对上述情形作综合分析后得出，正念疗法能较好地满足潜在服务对象的特征与需求。

在本研究中，正念疗法的实施者为在社区从事康复工作的社会工作者，他们所开展的支持性服务一般都以社会工作的专业知识和技巧为依托。为此，本研究从社会工作的理论基础、专业社会工作者的价值取向、服务实践原则以及所发挥的社会功能等角度对正念疗法应用于社会工作服务的适切性进行讨论与分析。从理论基础方面看，正念疗法在治疗中体现出浓厚的以人为本色彩，鼓励关注自我，聚焦于当下的个人觉知和感悟。而社会工作本身也具有明显的人文主义关怀特质，同时注重以社会主义核心价值观为指导，始终秉持着助人自助理念开展助人活动，强调以服务对象为中心，重视挖掘人的潜能。因此，无论是正念疗法中体现浓厚的人本主义色彩，还是社会工作以人为本、助人自助的核心价值理念，两者的共通之处都将会给予肢残人士更多的人道关怀，引导其自我教育和自我帮助，给予个体更多的信任与支持，鼓励实现个人成长，充分挖掘和激发其内在的潜能，从而实现专业化个性助人。在价值取向方面，利他主义是社会工作的核心价值观之一，同时尊重个体的选择和权利，在实践过程中，社会工作者将服务对象看作是与自己有平等价值的人，是具有潜力改变并具有能动性的个体，充分相信个体自身所具有的优势，更加注重从优势视角出发，充分挖掘和发挥个体内在的潜能，侧重对个体的增权赋能，帮助个体增强自我效能感、改善弱势处境，建立个体与环境之间的良好互动，最终实现个人的生命意义和价值、提高生活质量，从而达到社会工作助人自助的基本原则。正念疗法聚焦于个人提升和成长，鼓励个体通过治疗获得自内而外、从身体到心灵的全面转变、完善。因此，正念疗法与社会工作拥有同样的价值追求，将正念疗法引入社会工作实践中，彼此具有一些共同的价值理念。再者，从服务实践的原则来看，两者在对人群进行干预的过程中都需要设立一定的服务目标，设计详细的干预环节和内容，其中涉及的关系建立技巧、心理辅导技术、成效评估方法等都具有一定程度的相似性，而且实证研究数据证明，两者在帮助残疾群体获得身心改善方面均具有明显的成效。在社会功能的发挥方面，社会工作始终保持对个体的尊重接纳，通过个性化服务不断提高残疾人群体的自理能力和生活质量，为肢残人士提供无条件的支持鼓励和人文关怀，缓解其情绪问题和降低心理压力，帮助他们更好地回归家庭和社会。而研究证明，正念疗法有利于缓解肢残群体的情绪健康问题及对各种类型康复者的身心方面的康复具有显著效果。因此两者都对促进该群体身心功能的复原、降低社会康复的成本投入、预防社会问题的发生具有良好效果。总而言之，正念疗法能较好地适应、契合社会工作者所置身的专业背景及其所秉持的理念、价值取向和工作方法。

在资料与建议方面，虽然本土已有社区服务组织或者残疾人康复机构尝试为残疾人群体开展正念疗法的干预服务并取得良好的成效，但相关成果仅限于通过机构网站推文的方式进行分享，暂未形成正式的服务报告。我们也没有收集到关于正念疗法对肢残人士造成潜在不良影响的相关信息或报道。另外，在本研究合作的服务机构中，有社会工作者对正念疗法的特色和干预成效有一定认识并表示支持在机构实施该疗法。基于以上情况，本研究得出研判结论：在没有收到负面影响的信息资料且获得本土实务工作者支持与建议的情况下，正念疗法具有本土应用的合理性和可行性。

在实践环境现状方面，通过与机构的管理人员和社会工作者进行座谈，了解到机构对于在社区康复服务中实施正念疗法表示大力支持。他们认为正念疗法的治疗宗旨与机构提倡人人获得康复和健康的服务理念非常契合。机构建议通过对社会工作者开展正念疗法培训，并以项目试点的形式在已有的入户个案服务中融入正念疗法的相关干预策略。同时，机构在提供培训场所、物色专家资源、物资购买和人员配置方面愿意给予大力支持。这些良好的实践环境保障都将有利于正念疗法在本土社区的顺利实施。

（五）综合结论

制订服务计划是循证社会工作模型中至关重要的步骤之一，将直接决定服务方案的方向与总体内容。本研究在可视化文本分析的基础上，开展了关于正念疗法介入肢残人士社区康复的系统评价，并对其研究结果进行了证据质量分析和效力评价，以及根据 N 区服务开展的背景及环境作了可行性审查。综合各环节的结果形成了最终决策，即判定正念疗法可以作为最佳证据，被应用于智力残疾群体社区康复的社会工作服务实践中。本研究所提供的系统评价数据及相关资料，为社会工作者进一步制定具体的服务策略及内容提供了充分的量化证据参考，在一定程度上拓宽了服务设计的思路，同时也确保了服务方案的客观性和科学性。对正念疗法的实施步骤作设计时，可根据当前系统评价的研究发现和基本结论，并结合考量循证模型中的其他决策要素，在现有的个案服务项目中有目标、有针对性地融入正念理念及相关介入策略。

第三节　证据应用与成效检验：正念社会工作介入肢体残疾人社区康复的随机对照试验

一、干预方案的制订与实施

（一）服务对象的招募

在本研究中，基于正念的社会工作个案服务以广州市 N 区 6 个社区内年满 18 周岁、符合《中国残疾人实用评定标准》的肢体残疾人为潜在服务对象。然而，存在以下情况的肢残人士被排除在服务对象之外，包括：（1）不愿意参加正念干预；（2）在过去 1 个月内接受过至少 1 次心理辅导或社会心理治疗；（3）存在吞咽障碍而无法参与正念进食干预环节；（4）存在认知障碍、药物滥用或其他有可能导致无法有效理解干预内容的精神疾病和障碍。

广州市 N 区 R 社会服务中心根据项目要求和服务经验，对初步招募到的肢残人士进行了筛选，最终筛选出符合标准的参加者共计 512 人。通过数字随机分组的方法，这些参加者被分为实验组和对照组，其中只有实验组的肢体残疾人接受正念社会工作个案服务。这一方法有助于确保研究的科学性和可靠性，并允许对正念疗法的效果进行更为精确的评估。实验组有 257 人，包括男性 149 人、女性 108 人，年龄在 19~87 岁，平均年龄为 64.13±11.95 岁；对照组有 255 人，包括男性 149 人、女性 99 人，数据缺失 7 人，年龄在 20~91 岁，平均年龄为 64.30±12.47 岁。

（二）设计思路及实施过程

如前所述，正念疗法将作为最佳证据被应用于广州市 N 区肢残康复者的循证社会工作服务中。课题组在服务实施前对其具体操作过程进行了设计。正念疗法的实施流程以 Hölzel 等学者提出的正念运作机制理论框架为指导，把正念干预分为注意力调节、身体意识觉察、情绪调节和自我认知转变 4 个阶段。以下是该运作机制的发生过程：（1）当情绪反应被思想、感觉、记忆或外部刺激触发时，执行注意系统（阶段 1）会检测到与保持正念状态的任务目标出现冲突。（2）身体意识开始被调动、增强（阶段 2），该反应有助于识别存在的、感知的生理反应如四肢紧张、心跳加快、呼吸短促。提供有关对刺激的内部反应信息是准确识别情绪的先决条件。（3）情绪调节机制（阶段 3）开始发生作用，持续关注（阶段 1）到身体意识（阶段 2）导致暴露情况，反应性情绪被清除、产生新的情绪并得到巩固。（4）个体可以在机制作用过程的每一刻体验到所有相关感知、情绪或认知的短暂性，进而意识到自我的短暂性和一个人的瞬间体验导致对自我的看法发生变化，最终实现自我转变及自我调节能力的提高（阶段 4）。整个正念运作机制带来的体验与经历能使个体通过有意或自动化的思想、情感、行为或注意力的调节来指导他们的目标导向活动。而在本研究中，正念疗法的具体活动环节均围绕该运作机制的基本原理来设计。正念练习的基本原则是保持对当前内部和外部体验的关注，以不带评判的态度，表现出接受、好奇和开放。在本研究的实务应用过程中，正念干预的主要练习形式包括正念观呼吸、身体扫描、正念进食和冥想，并把香薰精油和放松音乐作为辅助介入工具。

总体而言，基于正念的社会工作实务在体现社会工作的专业性和特殊性方面，更关注服务对象的整体性需求、服务对象的参与和自主性，强调对个案服务步骤的遵循、对负面影响的及时辅导，以及对社会工作技巧的应用等，从而使其区别于普通的正念疗法心理学干预。首先，基于正念的社会工作个案干预注重整体性和系统性，强调人在社会环境中的相互影响。因此在实施干预时，会将正念融入整体服务计划，并在前期对服务对象的整体生活情境包括其所处的社会、文化和环境因素进行预估。其次，在开展正念干预活动时也会按照社会工作个案服务的一般程序进行，包括关系建立、服务对象情况回顾、干预实施、总结与布置家庭作业、预告下节目标5个步骤。此外，由于社会工作强调服务对象的参与和自主性，倡导与服务对象合作制订干预计划。在基于正念的个案干预中，社会工作者通过培养服务对象的正念能力，帮助他们更好地应对生活挑战，提升自我决策和解决问题的能力。这与一些传统的心理学干预方法有所不同，更加强调个体的主动参与和自我管理。另外，基于干预过程中会为参加者提供自我关注与觉察的练习机会，他们可能会出现一些身体、情绪反应，诸如分心、抽象、疲劳、睡眠等，以及产生负面想法。社会工作者会与他们进行相关的讨论。谈话时社会工作者被要求融入适当的社会工作专业辅导技巧，如倾听、提升动机、共情、目标澄清和聚焦等以强化干预效果。但需要明确的是，相关社会工作实务技巧不作为干预环节的主要活动内容，仅以辅助方式配合正念活动的开展，尽量减少对正念干预效果的干扰。正念疗法实务介入的整体思路如图8-2所示。

经过精心策划与准备，正念个案干预服务由35名具备正念疗法专业资质的社会工作师主导，针对257名实验组成员展开。此次干预历时8周，以一对一的个性化形式深入实施，每名成员均获得了每周1次、总计8次的正念个案介入服务，每次时长设定为80分钟，以确保充分的交流与效果深化。在整个实验过程中，每名社会工作师负责辅导7~8名服务对象，确保每名成员都能得到细致的正念引导与支持。

干预阶段	基本原理	主要形式	辅助技术/工具
注意力	外部刺激触发注意系统运作，产生自我关注与觉察	正念观呼吸	
身体意识	生理状态发生转变，如出现心跳加速、呼吸急促、肢体紧张等，身体意识被唤醒	身体扫描法 正念进食法	社会工作者常用辅导技巧 香薰精油 放松音乐 任务工作纸
情绪调节	持续注意和身体意识导致习惯性反应暴露，觉察情绪困扰的影响。情绪调节机制开始运作，学习放松和放下	放松冥想	
自我认知改变	认识到个体的瞬间体验和自我的短暂性。体验无条件的自我接纳与关怀，自我看法发生改变	关怀冥想	

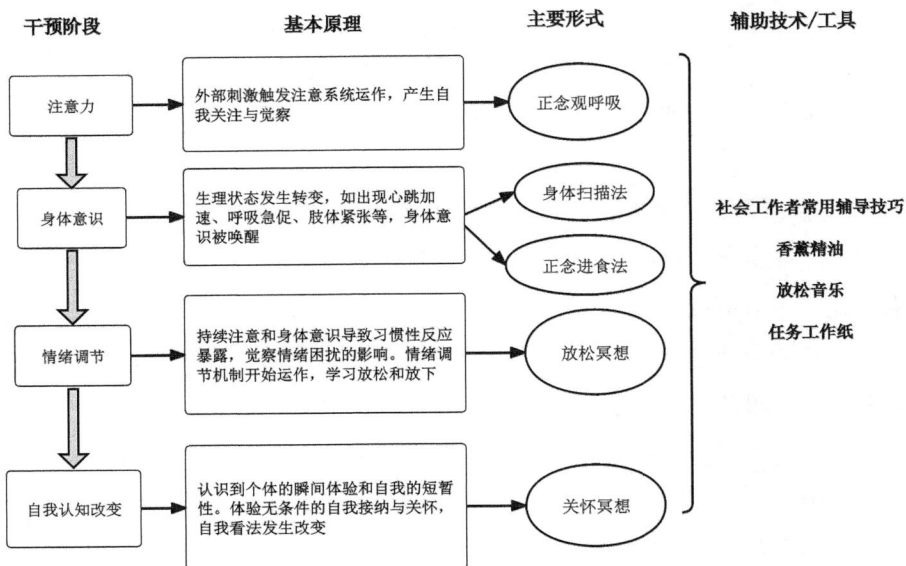

图 8-2　正念疗法实务介入的整体思路

（三）实施前的培训与准备

为确保广州市 N 区的肢体残疾康复者能得到高质量的正念疗法服务，我们邀请了本地资深的精神康复专家担任项目督导，对广州市 R 社会服务中心的 35 名社会工作者进行正念疗法的理论与技巧培训。这项培训涵盖了正念疗法的核心原理和技巧，以确保社会工作者具备必要的知识和技能，为疗法的有效实施奠定了坚实的基础。培训结束后，督导还提供了持续的督导支持，通过进行三次集体督导和一次个人督导，协助社会工作者解决在实际应用过程中可能遇到的各种问题。

物资准备也是正念疗法成功实施不可或缺的组成部分。由于正念干预活动需要使用香薰精油和精油机，机构提前购置了相关物品并分发给参与服务的小组。督导在此过程中还协助社会工作者提前准备了必要的活动资料，包括放松音乐、冥想练习的音频资料，以及各活动环节所需的任务工作纸，以确保物资准备与正念活动的开展协调有序，达到最佳效果。

二、成效监督与评估

（一）成效监督

课题组对基于正念的个案服务实施过程进行了监督与评估。该部分主要由项目督导在项目开展期间以线上的方式，对社会工作者进行三次集体督导及一次个人督导。督导的目标是为了跟踪与收集正念个案服务的实际完成进度、整体完成情况及当前存在的问题。经过四次过程督导，发现正念个案服务的进展总体较好，服务对象对服务的方式和内容兴趣较大、满意程度较高，但也有少数服务对象在集中注意力、完成作业任务、自我表达等方面存在困难。督导根据实际情况提供了专业建议与反馈，激发了社会工作者专业思考与服务动机，协助他们更有效地完成项目服务。在督导的指导下，社会工作者掌握了相关情况的应对措施，确保项目能按时、按规定完成。

（二）服务评估

在完成基于正念的个案干预服务后，课题组采用定量研究的方法分析正念疗法在改善肢残人士整体健康方面的成效。结合早前系统评价提供的成效证据资料以及本干预方案的介入目标，我们旨在检验正念方法在改善肢残群体情绪健康、正念注意觉知水平和生活质量方面的实际效果。研究结果将为进一步证明循证社会工作模型的有效性提供循证数据支持。

1. 研究设计

采用随机对照试验设计，将参加者随机分为实验组和对照组。研究数据的收集以线下入户派发问卷的方式进行。收集时间分为 2 个阶段，分别在干预开展前（前测）和干预开展后（后测）。前测阶段对两组参加者进行抑郁水平、焦虑水平、正念水平和生活质量情况的基线测量，检验各指标值的组间差异。如指标不存在显著差异，则在前测结束后 2 周内进入干预程序，并在干预活动结束后 3 个月内完成后测。后测阶段再次对上述指标进行测试，比较组间差异性和组内差异情况。

在干预过程中，对照组不采取任何干预措施；实验组通过每周 1 次、为期 8 周的个案式社工入户探访实施正念疗法。实验组成员其间不得涉及任何其他形式的心理治疗服务。随机对照试验干预流程如图 8-3 所示。

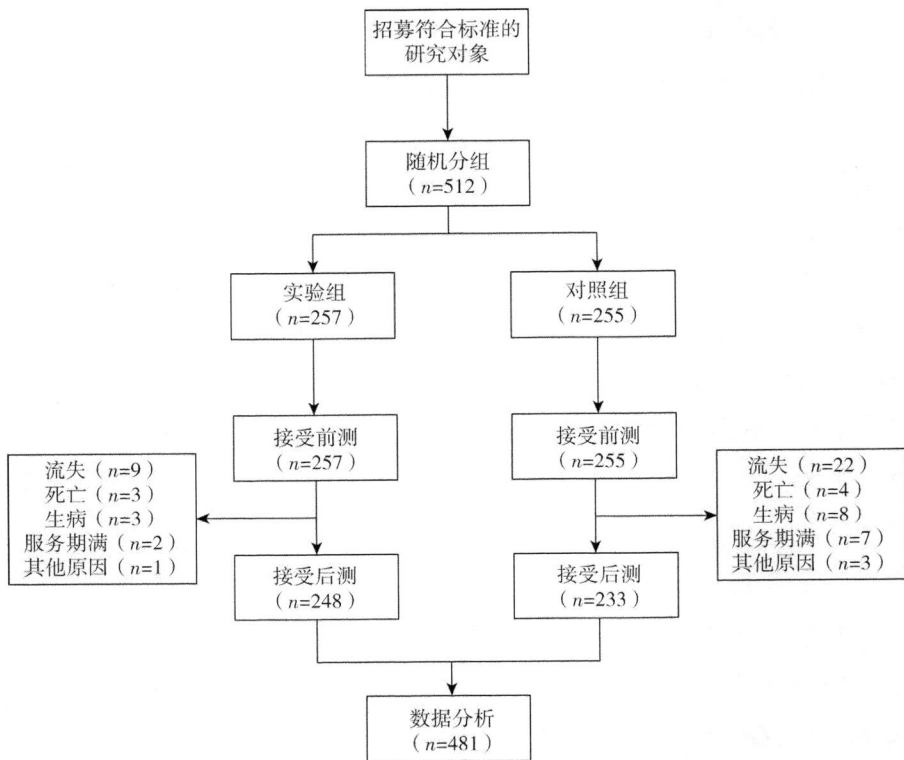

```
          招募符合标准的
            研究对象
               │
               ▼
            随机分组
           （n=512）
               │
        ┌──────┴──────┐
        ▼             ▼
      实验组          对照组
    （n=257）       （n=255）
        │             │
        ▼             ▼
      接受前测        接受前测
    （n=257）       （n=255）
        │             │
┌──────────────┐   │   ┌──────────────┐
│ 流失（n=9）   │   │   │ 流失（n=22）  │
│ 死亡（n=3）   │◄──┤   │ 死亡（n=4）   │
│ 生病（n=3）   │   │   │ 生病（n=8）   │──┐
│ 服务期满（n=2）│   │   │ 服务期满（n=7）│  │
│ 其他原因（n=1）│   │   │ 其他原因（n=3）│  │
└──────────────┘   ▼   └──────────────┘
      接受后测        接受后测
    （n=248）       （n=233）
        │             │
        └──────┬──────┘
               ▼
            数据分析
           （n=481）
```

图 8-3　随机对照试验干预流程

2. 研究问题与研究假设

本研究根据早前系统评价得出的实证结论及本服务方案的介入目标，提出以下研究问题及研究假设。

（1）基于正念的个案干预能有效缓解肢体残疾人的负性情绪问题（以抑郁和焦虑为检验指标）吗？通过文献回顾，我们预期肢残人士在参与正念干预后，抑郁和焦虑水平将减少（假设 1a 和 1b）。

（2）基于正念的个案干预是否能有效促进肢体残疾人的正念水平？基于文献回顾，我们预测肢残人士在接受干预后的正念水平会更高（假设 2）。

（3）基于正念的个案干预是否能改善肢体残疾人与健康相关的生活质量？根据文献回顾，我们预期肢残人士在参与干预后，生活质量将有所改善（假设3）。

3. 研究对象

共有512名参与者符合严格纳入标准并被随机分配，最终分配了257人到实验组和255人到对照组。实验组包括149名男性和108名女性，年龄在19~87岁（M＝64.1，SD＝12.0），而对照组包括149名男性和99名女性，以及数据缺失7人，年龄在20~91岁（M＝64.3，SD＝12.5）。在干预后，有18名参与者（3.6%）未完成结果测量，因此共有481名参与者（实验组＝248，对照组＝233）用于后测分析，整体回应率为94.0%，其中干预组为96.5%，对照组为91.4%。图8-3展示了研究中参与者的流程。

关于人口统计特征，基线数据的分析表明，在年龄（$t＝-0.2$，$p>0.5$）、性别（$x^2＝0.2$，$p>0.5$）、残疾程度（$x^2＝0.7$，$p>0.5$）、教育水平（$x^2＝4.3$，$p>0.5$）、婚姻状况（$x^2＝-0.4$，$p>0.5$）和就业状况（$x^2＝1.6$，$p>0.5$）方面，实验组和对照组之间不存在统计学上显著的差异（见表8-11）。

表8-11　基线阶段两组一般资料比较（N=512）

		实验组（n=257）		对照组（n=255）		组间差异	
年龄		均值	SD	均值	SD	t/X^2	p
		64.1	12.0	64.3	12.5	-0.2	0.9
		N	%	N	%		
性别	男	149	58.0%	149	58.4%	0.2	0.6
	女	108	42.0%	99	38.8%		
残疾程度	轻度	50	19.5%	50	19.6%	0.7	0.5
	中度	141	54.9%	132	51.8%		
	重度	41	16.0%	31	12.2%		
	极重度	19	7.4%	21	8.2%		

		实验组 (n=257)		对照组 (n=255)		组间差异	
文化程度	小学或以下学历	189	73.5%	186	72.9%	4.3	0.4
	初中学历	40	15.6%	32	12.5%		
	高中学历	16	6.2%	17	6.7%		
	本科或以上学历	6	2.3%	6	2.4%		
婚姻状况	单身	14	5.4%	14	5.5%	-0.4	0.7
	已婚	202	78.6%	196	76.9%		
	丧偶	26	10.1%	29	11.4%		
	离异	8	3.1%	8	3.1%		
就业状况	失业	25	9.7%	31	12.2%	1.6	0.1
	在职	2	0.8%	3	1.2%		
	退休	130	50.6%	132	51.8%		
	其他	96	37.4%	77	30.2%		

注：①N/n=样本数；SD=标准差；t/X^2=T检验或卡方检验值。

②实验组的残疾程度、文化程度缺失值=6，婚姻状况缺失值=7，就业状况缺失值=4；对照组的性别缺失值=7，残疾程度缺失值=21，文化程度缺失值=14，婚姻状况缺失值=9，就业状况缺失值=12。

4. 测量工具

选取由 Zung 编制的抑郁自评量表和焦虑自评量表来分析个体抑郁、焦虑水平严重程度及干预的变化情况。采用 Brown 和 Ryan 的正念注意觉知量表来检验个体的正念注意觉知水平，运用简明健康状况量表（SF-12）来测试个体与健康相关的生活质量水平。量表的评价指标包括生理评分和心理评分两大方面。

5. 数据分析

运用 SPSS 27.0 软件对数据进行细致的统计学分析。首先，对研究中的变量进行了描述性统计。随后，进行了独立样本 t 检验和卡方检验，以比较各组之间的人口统计学和基线结果变量。完成这一初步评估后，采用了一系列 2（组）×2（时间）混合模型的方差分析（ANOVA），以探究与对照组相比,实验组在接受正念个案干预后是否表现出显著的抑郁和焦虑减少,同时在正念和生活质量水平上是否有提高。

在进行混合模型的 ANOVA 之前,对数据进行了调整以确保其符合正态分布,这里涉及实施均匀性检验和 Box M 检验。通过这两项检验共同确认了数据在随后的分析中的适用性。在 ANOVA 中,检查包括时间的主效应、组的主效应以及组和时间的交互作用。在组和时间之间存在交互作用的情况下,通过事后检验进行了成对比较,以进一步确定结果观察中的被试之间的差异。效应大小报告为偏二乘 eta squared(η^2)。

6. 结果

(1)抑郁水平的干预结果。关于抑郁症状,方差分析(ANOVA)的检验结果显示,时间($F = 7.40$,$p < 0.05$,$\eta^2 = 0.02$)和组别($F = 7.73$,$p < 0.05$,$\eta^2 = 0.02$)均存在显著的主效应。此外,时间和组别之间出现显著的交互作用($F = 3.26$,$p < 0.05$,$\eta^2 = 0.01$)。事后检验并结合可视化的对比图结果表明,在基线期实验组和对照组之间的抑郁症状没有显著差异($F = 0.68$,$p > 0.05$,$\eta^2 = 0.002$)。然而,从基线到后测,实验组的抑郁症状明显减少($F = 10.51$,$p < 0.01$,$\eta^2 = 0.03$)。相反,在对照组中,在整个研究期间未观察到显著变化($F = 0.41$,$p > 0.05$,$\eta^2 = 0.001$)(见表 8–12)。研究结果支持了假设 1a。

(2)焦虑水平的干预结果。关于焦虑症状,ANOVA 结果显示,组别存在显著的主效应($F = 6.97$,$p < 0.05$,$\eta^2 = 0.02$),而时间的主效应并不显著($F = 0.80$,$p > 0.05$,$\eta^2 = 0.002$)。此外,时间和组别之间存在显著的交互作用($F = 9.90$,$p < 0.01$,$\eta^2 = 0.03$)。事后检验并经过可视化的对比图确认,在基线期实验组和对照组之间的焦虑症状没有显著差异($F = 0.002$,$p > 0.05$,$\eta^2 = 0.0001$)。值得注意的是,实验组从基线期到后测期,焦虑症状显著减少($F = 8.21$,$p < 0.01$,$\eta^2 = 0.02$)。相反,在整个研究期间,对照组未观察到显著变化($F = 2.52$,$p > 0.05$,$\eta^2 = 0.01$)(见表 8–12)。研究结果支持了假设 1b。

(3)正念水平的干预结果。关于正念水平,ANOVA 结果显示,组别存在显著的主效应($F = 6.21$,$p < 0.05$,$\eta^2 = 0.01$),但时间的主效应未显

著（$F = 2.15$，$p > 0.05$，$\eta^2 = 0.004$）。然而，组别和时间之间存在显著的交互作用（$F = 5.29$，$p < 0.05$，$\eta^2 = 0.01$）。事后检验并经过可视化图形检查证实，在基线期实验组和对照组之间的正念水平不存在显著差异（$F = 0.14$，$p > 0.05$，$\eta^2 = 0.0005$）。如同所作的研究假设一样，实验组从基线期到后测期间正念水平显著提高（$F = 7.31$，$p < 0.01$，$\eta^2 = 0.02$）。而在整个研究期间内，对照组未观察到显著的变化（$F = 0.34$，$p > 0.05$，$\eta^2 = 0.001$）（见表 8-12）。研究结果支持了假设 2。

（4）生活质量的干预结果。与健康相关的生活质量结果变量分别是生理评分和心理评分。对于生理评分，ANOVA 结果显示，组别（$F = 2.51$，$p < 0.05$，$\eta^2 = 0.01$）和时间（$F = 4.23$，$p < 0.05$，$\eta^2 = 0.01$）的主效应均显著。组别和时间之间的交互作用也显著（$F = 6.36$，$p < 0.05$，$\eta^2 = 0.02$）。事后检验并结合可视化的折线图结果表明，基线期间实验组和对照组之间的 PCS 水平不存在显著差异（$F = 0.44$，$p > 0.05$，$\eta^2 = 0.001$）。然而，实验组从基线期到后测期的生理评分显著提高（$F = 10.88$，$p < 0.05$，$\eta^2 = 0.02$）。而在整个研究期间，对照组未观察到显著变化（$F = 0.11$，$p > 0.05$，$\eta^2 = 0.0003$）（见表 8-12）。这为假设 3 提供了支持。

同样地，对于心理评分的结果，ANOVA 结果显示，组别（$F = 13.60$，$p < 0.001$，$\eta^2 = 0.03$）和时间（$F = 17.54$，$p < 0.001$，$\eta^2 = 0.04$）的主效应均显著。组别和时间之间的交互作用也显著（$F = 16.38$，$p < 0.001$，$\eta^2 = 0.04$）。事后检验并结合可视化的折线图结果表明，基线期的实验组和对照组之间不存在显著的 MCS 水平差异（$F = 0.0004$，$p > 0.05$，$\eta^2 = 0.0001$）。然而，实验组从基线期到后测阶段，心理评分显著提高（$F = 35.18$，$p < 0.05$，$\eta^2 = 0.07$）。对照组的心理评分则在整个研究期间未观察到显著变化（$F = 0.01$，$p > 0.05$，$\eta^2 = 0.0001$）（见表 8-12）。这一发现也为假设 3 提供了支持。

表 8-12　变量的组内和组间差异结果（前测和后测）

		抑郁水平 (SDS)	焦虑水平 (SAS)	正念水平 (MAAS)	与健康相关的生活质量 (SF-12)	
					生理评分 (PCS)	心理评分 (MCS)
实验组	基线期 Mean (SD)	48.62 (8.64)	44.96 (9.17)	4.19 (1.01)	36.40 (10.32)	44.52 (11.86)
	干预后 Mean (SD)	44.98 (12.72)	41.96 (12.25)	4.43 (1.03)	39.40 (9.77)	49.74 (9.53)
	组内差异 F (p)	10.51 (0.001)**	8.21 (0.004)**	7.31 (0.007)**	10.88 (0.001)**	35.18 (0.0001)***
	η²	0.03	0.02	0.02	0.02	0.07
对照组	基线期 Mean (SD)	49.53 (12.58)	44.96 (11.97)	4.16 (1.05)	37.05 (10.35)	44.51 (9.23)
	干预后 Mean (SD)	48.80 (11.16)	46.63 (10.92)	4.11 (1.04)	36.73 (9.57)	44.60 (8.62)
	组内差异 F (p)	0.41 (0.52)	2.52 (0.11)	0.34 (0.56)	0.11 (0.75)	0.01 (0.92)
	η²	0.001	0.01	0.001	0.0003	0.0001

续表

		抑郁水平 (SDS)	焦虑水平 (SAS)	正念水平 (MAAS)	与健康相关的生活质量 (SF-12)	
					生理评分 (PCS)	心理评分 (MCS)
组间差异	基线期 $F(p)$	0.68 (0.41)	0.002 (0.99)	0.14 (0.71)	0.44 (0.51)	0.0004 (0.99)
	η^2	0.002	0.0001	0.0005	0.001	0.0001
	干预后 $F(p)$	9.58 (0.002)**	15.08 (0.0001)***	11.41 (0.001)**	9.05 (0.003)**	35.27 (0.0001)***
	η^2	0.03	0.04	0.02	0.02	0.07
主效应	时间 $F(p)$	7.40 (0.01)*	0.80 (0.37)	2.15 (0.44)	4.23 (0.04)*	17.54 (0.0003)***
	η^2	0.02	0.002	0.004	0.01	0.04
	组别 $F(p)$	7.73 (0.01)*	6.97 (0.01)*	6.21 (0.01)*	2.51 (0.01)*	13.60 (0.0001)***
	η^2	0.02	0.02	0.01	0.01	0.03
时间 * 组别效应	$F(p)$	3.26 (0.04)*	9.90 (0.002)**	5.29 (0.02)*	6.36 (0.01)*	16.38 (0.0001)***
	η^2	0.01	0.03	0.01	0.02	0.04

注：SD=标准差；F=方差检验值；* $p<0.05$，** $p<0.01$，*** $p\leq0.001$；η^2=方差检验效应量。

7. 讨论与总结

本研究检验了基于正念的个案干预对促进肢残人士社区康复的效果。结果表明，正念疗法是有效的干预措施，可作为社会工作实务中的一种创新策略被应用于肢残群体的社区康复。从研究中可以得出，干预实施前，对照组和实验组在抑郁水平、焦虑程度、正念注意觉知水平、自我关怀和生活质量方面不存在显著差异，但干预实施后的组间差异显著，具体体现在实验组的抑郁水平和焦虑程度明显低于对照组，正念注意觉知水平、自我关怀水平和生活质量则明显高于对照组。在组内对比方面，实验组在接受干预后的抑郁水平和焦虑程度得到显著改善，其正念注意觉知水平、自我关怀和生活质量也得到明显提升。而对照组无论干预前还是干预后，在上述方面的转变均不显著。

本研究的相关成果论证了正念疗法在社会工作实务过程中解决肢体残疾人社区康复问题的理论可行性和实践有效性。首先，从理论意义的角度看，研究中关于该疗法改善肢残群体抑郁水平和焦虑程度、提升正念觉知水平、自我关怀和生活质量的结果与早前研究的结论较为一致，为更好地阐明正念疗法促进残疾群体身心功能的成效提供了理论支持与参考。其次，尽管早前关于正念疗法干预效果的证据主要来源于医学领域的学术成果，本研究通过检验后证实了当该方法被转化、应用于社会工作专业时，依然与社会工作实务有着良好的融合性，相关结论也填补了探讨正念疗法作为社会工作实务创新模式应用可行性的研究空白，丰富了该领域的学术知识。在研究方法的突破方面，通过运用行动研究的方法，形成了对于实务工作具有一定参考和借鉴价值的实证数据。在社会工作领域总体缺乏干预研究成果的情况下，本研究基于研究发现可以得出，借助学术力量解决实务问题，并通过分析、总结数据成果为持续提升实务水平创造理论条件，实际上是一种科研与实务的双向促进。因此，无论是学术界还是基层实务工作者，都应重视行动研究的作用和重要性，继续加强科研和实践的协作，在积极推动实务探索的同时增加更多的行动研究。再次，从实务意义的角度看，本研究展示了正念社会工作模式清晰的操作流程样本，有利于促进该方法在实务工作中的进一步推广和应用。最后，关于正念社会工作方法的探讨为解决肢残人士因身体障碍而限制出行自由、导致身心健康受损的实务困境开拓了新的思路并予以了验证，不仅从学术层面突出了该策略的科学性，还有助于增强社会工作者在实务过程中运用正念方法的动力和信心。

当然，本研究除了论证正念社会工作方法的有效性，更重要的目标在于检验循证社会工作模型在残疾人社区康复实践中的具体应用成效。相关结果证实，本研究构建的循证模型是具有本土适用性的。循证模型的最佳证据"获取—形成—转化—应用—检验"过程对于本研究中正念方法应用于社会工作领域的实施与评估起着至关重要的理论及实践指导影响，具体体现在以下层面。

第一，正念疗法的实施以科学数据和理论支撑为基本前提，该方法通过之前的系统评价已获得充足的证据支持，而不是凭空设计。可见，循证社会工作模型中的系统评价环节为解决肢残人士身心困境问题的最佳证据取得提供了操作方法和途径，而这一步骤正是保障干预方案有效性、提升决策质量的先决条件。

第二，证据的转化过程通常涉及对多种关联要素的综合评价与权衡，相关结论将有助于进一步优化方案并最终形成服务决策。在本研究中，正念疗法具有经济成本不高、环境和设施要求低、运用时间灵活、活动内容对肢体移动要求不高等优势与特点，能很好地符合并满足社区内行动不便的肢体残疾人进行居家活动的需要。这些个体特征及环境因素在干预实施前，即循证模型的证据转化环节，已得到了充分考虑与分析，为正念社会工作策略的产生与应用奠定了理性分析基础。另外，本研究还证实了正念疗法与社会工作专业在理念、技术上的良好契合度有利于强化实务干预效果。正念方法可以配合社会工作实务中的一些辅导技巧、基本介入流程来开展。正念的相关原理和做法可以使社会工作服务在技术上更"专"、更有针对性、为服务对象提供更多元的介入策略，而社会工作的实操技巧运用则可以促进正念的实施效果，两者相结合可以使得整个干预过程更顺畅，并且使服务对象更轻松，让他们觉得正念是社会工作个案服务中的一个环节，而不是专门的治疗，由此减轻他们在疗法体验过程中的压力和紧张感。正念模式的这些应用成果也同样得益于前期证据转化过程中对本土适用性、专业理念吻合度、技术应用兼容性等多种主客观要素的综合预估。

第三,本研究采用了随机对照试验法对正念社会工作介入肢残群体社区康复的成效进行了效果检验。该方法所产生的数据属于中等级证据,在一定程度上有助于提高成效评估质量,为正念方法的适用性提供更科学、精准的检验和反馈,同时也在满足证据质量要求、遵循循证模型基本框架、流程的情况下验证了模型的可行性。

第四节　证据的持续支持:
肢体残疾人康复成效的跟踪与宣传

根据本研究中循证实践模型的实施步骤,在对最佳服务决策的实施成效进行了检验后,仍需要继续提供证据的持续支持,涉及的做法包括后续的服务成效追踪、服务需求的定期评估,以及对已开展的服务的效果作相关宣传等,以确保社会工作实践得到长期的支持和认可。在本研究中,证据持续支持的第一步是追踪服务成效,主要涉及以下关键步骤:(1)通过个案社会工作者定期收集服务对象关于身体功能、心理健康、生活质量等方面的信息,并对其进行比较与分析,评估正念疗法对肢残者的影响;(2)建立服务对象定期反馈机制,通过定期的面谈、电话调查或线上派发问卷来了解服务对象的服务长期满意情况;(3)在正念干预结束后,召开团队会议,讨论服务的效果和挑战,促使团队社会工作者共享经验、提出建议,并协商改进措施。社会工作者的反思将有助于我们不断学习和成长。

服务需求的定期评估方面,本研究在服务结束后,定期对 N 区的社区开展社会工作实践调查,以了解社会工作领域在本土的最新趋势和肢体残疾者的需求变化。相关信息的反馈将有助于社会工作者调整服务的方向和重点,满足不断变化的需求。本研究还积极收集肢体残疾人及其家属、康复机构工作人员和其他利益相关者的反馈意见，更好地了解他们的期望和需求，以便进一步调整、优化服务。

为了确保社会工作实践的成功和可持续性，本研究还对基于正念的个案干预成效进行了积极的宣传。通过举行座谈活动，向肢体残疾者及其家属分享了该方法的效果与成果，帮助他们了解治疗带来的身心转变历程，并为他们解答了疑问。同时，也为参与该项目的社会工作者提供了专业交流、互助学习的平台，在机构内与他们进行了正念疗法成功案例的分析和研讨，提升了机构内部对该循证服务的认可与支持。此外，课题组成员还通过参加相关研究报告的会议、研讨会和发表学术文章，积极向政府部门和其他同行机构宣传正念疗法的成效，分享研究成果和实践经验，由此提升服务的专业声誉和社会影响力。

通过以上的证据持续支持措施，我们可以较为有效地确保循证社会工作在社区康复中的实践持续有效，并能够满足肢体残疾者的需求。这也有助于提高社会工作领域对循证服务的认可和推广，为更多人提供支持和帮助。

第九章 社会工作者循证知识、态度及实践现状研究

第一节 研究背景

在先前的研究中，我们已经深入探讨了循证社会工作模型在残疾人社区康复领域的本土化构建。以广州市 N 区的肢体残疾人社区康复困境为例，对循证模型进行了实际应用与效果评估，并证实了其具有良好的可操作性。尽管如此，要确保循证社会工作模型能在残疾人社区康复领域获得持续的应用与推广，还需要考虑其他现实环境因素。例如，在基层的残疾人社区康复服务提供过程中，社会工作者是核心的服务执行者，他们对循证方法的认知水平、对循证技巧抱持的态度，以及在服务实践中具体应用循证方法的经验等，都会对循证服务的实际成效以及循证方法的进步产生关键影响。因此，作为现实服务环境中最重要的"人"的因素，社会工作者的循证实践经历需要被关注和研究。

近年来，随着对循证研究的重视加深，国外医疗健康领域开展了越来越多关于社会工作者循证实践经历的学术探讨，并形成了关于社会工作者循证知识掌握情况的研究认识。有文献通过对多篇循证实践类社会工作研究作系统评价后发现，当前的社会工作者普遍存在循证知识障碍。这主要表现为对使用循证知识的认识不足，以及在识别、处理或理解研究结果时遇到较多困难。具体来说，社会工作者对于如何获取最佳证据、如何批判性评估证据，以及如何将证据转化为满足服务对象需求等问题缺乏必要的专业知识。与此同时，来自挪威、德国的研究也发现，当地的社会工作者对循证知识的了解有限。但有趣的是，也有美国学者持有不同的观点。他

们通过问卷调查发现，大部分社会工作者对循证知识比较熟悉，其中 30～40 岁年龄段的社会工作者占比最高。

社会工作者对循证实践抱持的观感和态度也是循证实践研究的关注点之一。瑞典学者 Udo 等人通过 8 次聚焦小组访谈，对 27 名医务社会工作者进行了深入的研究，试图理解他们如何看待循证实践，以及尝试分析出将证据应用于医务社会工作实践的影响因素。研究证实，医疗社会工作者倾向于将研究证据解释为理论性和实证性的，并认为自己的知识是折中的和基于经验的。他们提出，将循证方法从研究转化为实践的前提条件是获得机构自上而下全面的支持。而这些支持应包括任命专人来负责循证事务、提供咨询、创设结构化的信息共享平台、获得管理层的认同与鼓励等。美国一项关于残疾人社区康复组织的研究则指出，康复工作者对于循证实践抱持较大的信心，他们认为积极储备循证知识是推动循证实践的最重要预测因素。其他研究也分析了公立学校孤独症支援教师和社会工作者实施循证实践的影响因素。结果证实，个人对循证的态度（如直觉吸引力、需要时的意愿、对循证的开放性和观点分歧等）将显著影响他们未来实施该方法的意向与决定。同时，来自中低收入国家如孟加拉国、南非等研究也发现，康复专业人员对循证的整体态度是较为支持的。这一结论与其他发达地区的结果较为一致。有研究还尝试分析社会工作者对于循证实践的实际应用情况。多数结论认为，尽管社会工作者对于循证实践抱持的态度是正面的，但实际应用仍然不足。

为了深入分析循证社会工作模型在本土残疾人群体社区康复领域的实践可行性与推广潜力，本章采用了访谈研究方法，有针对性地访问了广州市内 5 家残疾人社区康复机构中从事一线工作的社会工作者，以收集关于他们循证知识水平、对循证方法的态度，以及实际循证实践现状的第一手资料。通过对访谈数据进行分析，本研究期望能够对循证社会工作在本土环境下的实施条件进行客观的评价，揭示循证社会工作模型在应用于本地残疾人群体社区康复过程中可能遭遇的实际难题，并探讨相应的解决策略。相关研究结果不仅有助于更深入地理解循证社会工作在本土环境下的困境与挑战，同时也为推动社会工作实践的进步与创新提供了理论基础。

通过这些数据，我们可以更好地把握当前环境下社会工作实践的实际情况，为社会工作的未来发展提供宝贵的借鉴和指导。

第二节　研究设计

一、研究对象

以广州地区正在从事残疾人社区康复工作的社会工作者为研究对象，对其进行访谈与研究。研究对象的纳入标准为：（1）正在从事与残疾群体社区康复相关的工作；（2）具有与社会工作专业相关的教育背景或曾接受专门的社会工作职业培训并已获得国家社会工作师的相关资质认证；（3）愿意参加本研究并自愿接受访谈。通过运用目的性采样方法，本研究成功邀请了10名社会工作者参与访谈。受访者分别来自5家广州本地的社区康复机构。他们的年龄在21~37岁，男、女比例为3∶7，从事社区康复时间最短为1年、最长为17年。受访者的基本情况见表9-1。

表9-1　受访者的一般资料（N=10）

编号	性别	年龄	学历	工龄	从事社区康复工作的年限	服务对象类型
S1	女	35	大专	16	11	肢体残疾
S2	女	35	本科	12	12	听障
S3	女	22	本科	1	1	肢体残疾
S4	女	21	大专	1	1	肢体残疾
S5	女	22	本科	1	1	肢体残疾
S6	男	31	本科	8	8	孤独症
S7	男	35	本科	17	17	肢体残疾
S8	女	31	大专	8	8	肢体残疾
S9	男	37	硕士	13	5	精神疾病
S10	女	28	本科	6	4	精神疾病

二、研究方法与工具

本研究通过结构式访谈的方式收集受访者关于循证实践观感及经历的数据资料。访谈提纲一共涉及 11 道问题，围绕三部分的内容来展开提问，包括对循证知识的熟悉程度、对循证实践抱持的态度，以及循证实践的实际应用情况。其中，调查循证知识熟悉程度的问题一共有 3 题，包括：（1）您是否听说过什么是循证实践？（2）您认为什么是循证实践？（3）您是否曾经参加关于证据知识应用方法（如数据取得方法、数据分析方法、统计软件操作技巧等）的相关培训？对循证实践抱持的态度的访谈问题共有 4 道题，分别是：（4）您如何看待在实务工作中运用证据数据/知识的做法？（5）您认为社会工作者需具备哪些素质/能力才能作出准确的循证决策？（6）您认为运用证据知识的好处可能包括哪些方面？（7）您认为运用证据知识的困难可能会有哪些方面？探究循证实践的实际应用情况的访谈问题共有 4 道题，分别是：（8）您是否曾经在实务项目设计的过程中使用过实证方法（如数据调查和分析的方法）或证据知识（如研究案例、定量实证数据、系统评价结果等）？如有，成效如何？（9）您是否曾经在实务项目的设计和/或实施过程中使用证据知识？（10）您是否有总结实务案例并形成实证研究进行发表的经历？（11）您是否曾经向同事分享与工作相关的证据知识资源？

三、数据收集过程

本研究的访谈实施时间为 2021 年 8—9 月。访谈开始前先向受访者介绍了访谈的目的、方法、内容，相关研究伦理和权益情况，讲解了保密原则和数据资料用途。受访者被清晰告知在访谈过程中，研究者不可对受访者施加任何干预或相关情景的诱导，对受访者的任何语言不加评判、予以尊重，以避免研究者个人的价值观影响受访者对现象的理解、推理及解释。全部的受访者均签署了知情同意书。本研究的访谈采用一对一线上会谈的形式进行，谈话时间长度为 40~60 分钟。整个访谈过程进行录音，并针对重要观点辅以笔录。

四、数据整理与分析

本研究在每次访谈结束 12 小时内，对谈话内容进行整理、转录，并结合笔录材料进一步补充、丰富资料信息。本研究以 Colaizzi 七步分析法为基础对资料作了详细分析，主要步骤包括：对材料进行反复阅读、提取具有价值的陈述、对相关观点进行编码和归类、进一步提炼及升华主题概念、详细描述、返回求证受访者、最终确定主题。

第三节　研究结果

一、循证知识掌握情况

总的来说，受访者对循证实践的知晓度较低，仅有 2 名受访者表示曾听说过这个方法，其中一名还指出对于循证实践的接触是来自司法领域的，但在残疾人社区康复领域从未听说。与此同时，所有的受访者均表示，他们从未参加过与循证实践方法相关的讲座或课程培训。当研究者邀请受访者根据自己的理解尝试解释什么是循证实践时，几乎所有包括听说过该方法的受访者，对于循证的认识都是较为碎片化和片面的，仅能根据字面意思进行概念猜测，观点较不清晰且普遍缺乏支撑依据。其中，部分受访者认为循证与做好服务评估、认真完成文书记录有密切的关系。

S1：我不太知道什么是循证。大概就是做服务要参考经典案例之类吧。

S2：循证应该是说不能随便给服务对象的情况下结论，要比较全面、仔细地评估他们。例如，在预估的时候，如果他说自己情绪低落，那可能就要填一下问卷看看他是不是真的在抑郁、焦虑这些方面的得分比较低。服务做完了肯定也是要去测一下服务效果是不是真的令人满意。反正就是在评估这一块要比较严谨。

S3：没听说过，也猜不出来是什么，没有头绪。

S7：循证可能是在讲服务规范性的问题吧。就是你要认真做好需求评估，要做文书记录，口说无凭，要把每一个工作任务的步骤执行好，保证服务对象的需求可以被有效地识别和回应。不过为什么要用"证"，是证据吗？这个我其实不是很确定。

S8：不是很了解。不知道。

S10：我以前有听说过这个方法，但是有点忘了。之前最早接触是做司法社会工作服务的时候听人讲过。我印象中一般公检法这种谈证据比较普遍，社会工作讲证据是比较少的。循证实践如果是在社会工作这一块的话，我觉得可能是指档案归类、文书记录要及时吧。

二、对循证实践的态度

虽然受访者对于循证方法的熟悉程度整体较低，但当研究者向他们简单介绍了该方法的基本概念和原理后，他们从整体上表达了对循证方法正面、支持的态度。部分受访者还表示，如果条件允许，愿意在服务中尝试进行循证实践。

S2：我对这种方法比较感兴趣，因为感觉使用数据分析问题比较科学、理性，更有参考价值和帮助。我相信对于启发服务思路肯定是有好处的。

S3：我比较支持和欢迎这种模式，我认为这是很好的服务策略。如果在服务中只能依靠感性观察，不能对实务成果进行分析统计，或者不能利用现有的数据成果作为专业参考，就无法看到真实的成效经验和规律。如果能有效运用循证这种方法，应该就可以更好地观察服务项目实施后的改变。

S6：我们现在在康复工作过程中应用社会工作方法和技巧的时候，其实也会存在很多困惑和盲目性，感觉没有什么章法。循证实践可以成为一种新的尝试，感觉更科学一点。我觉得增加一些新的专业方法对于提升服务效果来说是挺好的一件事。

S9：我觉得这个方法有一定的参考价值。如果有机会的话，我也会想要试一下，看看效果怎么样。

尽管循证实践方法在被介绍后得到了受访者的普遍支持与认可，但也有受访者对它的现实操作表达了担忧和缺乏信心，认为循证方法的使用可能会对社会工作者的专业能力提出较高的要求，当前的社会工作专业人员队伍往往素质参差不齐，是否能达到循证方法的使用要求是不太确定的。

S1：本身对于社会工作者来说，做好服务已经是很不容易的事。他们自身要有耐心，要有一定的专业知识基础，要善于总结和反思服务经验，还要注重和服务对象建立关系及进行沟通，并对他们的性格、生活、情绪、家庭情况等方面有较高的熟悉程度。社会工作者对外还要有良好的资源链接能力。如果要运用循证方法的话，可能他们还要掌握额外的知识和技巧，包括怎么获取数据、分析数据、理解数据，以及怎么样把这些资料向服务对象和他们的家属去做说明与解释，这是很大的挑战。大家是不是有能力去承担这么多，其实也是一个问题。尤其如果这个社会工作者他本身不是科班出身，这个要求会不会过高呢？

也有受访者对于服务对象参与循证决策的可行性提出了质疑，认为如果循证实践要求服务对象参与决策过程，部分能力较弱或者缺乏决策经验的服务对象可能会难以作出最佳决定，因此不确定他们是不是真的适合参与决策过程。

S7：理论上来说，循证方法让各种资源整合在一起，充分鼓励服务对象参加决策过程肯定是很好啊。但是有时候也会遇到一些服务对象，他们习惯了依赖社会工作者或者家属来帮忙作决定。这种情况下，他们可能本身作决定的经验都是很少的。所以他们能不能作出一个好的决定呢？会不会有时候反而容易适得其反？这个我觉得是值得去探讨一下的。

S9：我通过这些年的经验，观察到社会工作者单方面介入的效果跟有服务对象共同参与相比，差距是很大的。如果服务对象很主动积极，他们的康复成效就会明显好很多。不过有时候也需要承认，某些服务对象的能力确实会限制他们对决策的参与，如心智、躯体功能的局限、病情恶化等。所以对于情况比较严重的来说，他们能不能参与决策，我觉得会面临比较大的实践困难。

有受访者指出，循证实践涉及多个操作环节和一系列的步骤，因此可能会导致工作耗时更多进而降低效率。在本土残疾人社区康复机构普遍存在社会工作者人手不足、工作任务繁重的情况下，推广这个方法的难度会比较大。

S4：现在我们去做残疾人社区康复服务的时候其实压力还是比较大的。很多时候一个片区配一个站点，1~2 名社会工作者需要服务整个片区的残疾服务对象，而且这种服务是要求每周固定入户作探访的。这个工作量本身就比较大了。而且从服务购买的指标要求来看，我们要按时做完指标，就意味着多数的个案、小组服务等内容在时间成本上要作出一些让步和考虑。所以如果循证这一套那么复杂的话，估计对于很多社会工作者来说，他们不一定能做得到。

此外，在访谈过程中，还有受访者谈到了推行循证方法如何获得行政支持的问题。也有人对于机构是否能为循证方法的实施提供支持表示信心不足。

S5：可能也要注意一个问题，就是机构肯定是会对服务决策有重要影响的。有时候如果机构已经确定了服务方向，社会工作者往往要服从机构安排来对服务方案进行设计。假如机构不认同某个服务目标或者理念，服务是不可能开展起来的。所以到底是循证，还是听机构的呢？这个很为难啊。

S7：服务的开展是在政府资源的保障下才发生的，所以如果政府对服务有提出相关要求，还是要按要求去做的。所以这种情况下，数据可能告诉你方法很好，但是政府有明确的其他要求的话，要怎么平衡呢？可能会是很难办到（完全遵循证据）的。

三、循证实践应用现状

多数受访者认为，他们在过往的实务工作中曾运用数据调查的方法以助力服务方案的形成，可见证据知识参与实务决策形成过程的普及性并不低。尽管如此，由于多数人开展的一般性的服务问卷调查仅属于观察性研究，而不是实验性研究，证据质量在一定程度上会受到影响。因此也使得他们对于数据使用的效果看法不一，有的人会认为数据有助于服务的提升，而有的人则认为帮助甚少。

S10：有使用过数据分析的方法，例如，做过需求调查、服务满意度调查，也做过非正式访谈。如果样本的代表性好的话，数据成效还是比较明显的，因为能从里面看到服务对象的意见和需求，这些观点对于启发服务目标的设计有帮助。

S6：曾经对街镇做过服务情况的问卷调查，但感觉问卷结果无法反映服务对象的真实意图，不知道是问题设计得不好还是服务对象不适应这种方式，总之感觉不如面对面进行日常服务沟通的效果好。可能就之前的经验来看，证据知识对服务设计的帮助效果一般。

S7：证据分析的方法肯定是用过的。理论上说，数据知识对服务的开展应该是帮助很大的，但由于专业程度有限，我们实际做出来的数据分析比较简单、样本也很小，效果并不是很明显。

通过访谈还发现，社会工作者在实务中运用的证据知识较多来源于个案案例、专家意见、同行的经验总结、网上的期刊论文和研究报告。证据的来源较为多样化，但质量差异也较大。如专家意见、同行的经验一般属于非研究证据，证据的可靠性较低，在缺乏标准和相关指引的情况下贸然借鉴容易导致服务决策失误。与此同时，受访者所采用的研究数据来源渠道较为丰富，有来自期刊数据库的，也有来自普通网页搜索引擎的，还有来自微信公众号的。他们获取证据知识的方法主要采取便利原则，缺乏对证据可靠性的评价能力。因此受访者虽然有在服务中使用证据的经验，但普遍存在对于证据的取得、分类、筛选和质量判断知识力不足、分辨能力不高的问题。

访谈结果还显示，受访者整体缺乏对实务成果作成效评估的经验，仅有2名受访者表示曾经对服务经验进行总结并作内部分享，但相关知识的提炼和分享并不属于原始研究，也不能作为循证证据使用。同样地，机构内部的证据知识分享机会也较少，由于知识的来源较杂，科学性和可靠性较难判定。

S1：在实务工作中会参考服务案例，包括学习同事的案例经验、浏览公众号发布的文献以及网上相关的案例分析。

S3：曾经尝试运用证据知识来帮助有抑郁症状的服务对象，例如，在知网寻找类似的案例，并结合在学校学过的方法来设计服务方案。

S4：一般在做完服务对象的需求评估以后，会针对他们存在的问题来参考相关案例做法。比较习惯在专业公众号上寻找相关文章，虽然听说知网上的文献有很多，但由于访问权限的原因而比较少用，主要会通过其他免费网站来获得相关资源，包括调查报告和研究论文，不过没有专门去留意哪些文献的质量比较高，因为不太会分辨。反正在里面看到有好的服务方案介绍，觉得合适就会用。

综上而言，目前实务中的证据分析主要来自对服务对象的需求评估和服务成效评价，但这些做法通常仅局限于非系统化的小样本问卷调研或个案访谈，统计方式不够规范，导致证据知识的本土应用存在证据层次较低、质量偏差、实施方法和技术运用专业性不足等问题，继而使得最终的服务结果收效甚微，无法达到预期目标。另外，在参考现成循证知识的时候，由于缺乏相关的专业训练，对于获取证据信息的方法、评价证据质量的标准认识不足，最终同样导致无法有效地在实务中运用高质量的证据知识。也就是说，虽然证据知识作为服务决策的参考因素具有一定的现实意义和应用基础，但社会工作者对数据运用知识的匮乏容易致使数据应用效果"大打折扣"，从而降低决策效力。而这一现实障碍，又可能会进一步打击社会工作者的证据使用信心，使之不愿意使用证据或对证据抱持负面观感，最终导致循证实践的专业公信力受到影响。因此，如何使已经在普遍应用的循证实践方法用得对、用得好、用出成效是急需解决的现实问题。

第四节　讨论与结论

一、循证实践的困境与挑战

在循证社会工作的推进过程中，社会工作者的积极参与显得至关重要。作为服务提供的核心角色，他们将个人实际经验与专业知识紧密结合，融汇于最新的研究证据之中，不仅使社会工作实践更富科学性和有效性，同时也为其赋予更为可持续的发展基础。因此，深入研究社会工作者对循证实践的观感和应用经验，可以更系统地探讨循证社会工作模型在本土化构建与应用中面临的现实条件，并由此得出进一步完善相关模型发展、推动循证实践路径建设的思路与启示。通过对本土社会工作者的循证知识掌握情况、对循证方法的态度以及实际应用经历进行深入访谈与精细分析，本研究发现，尽管循证方法具有显著的科学性优势和与学科融合的巨大潜力，但在推动其应用于残疾人社区康复过程中仍然面临一些亟须关注和解决的实际困难。

首先，研究结果显示，本土社会工作者对循证实践方法普遍了解不足，对相关概念和使用原理的认知也存在缺陷，并且很少接受过相关培训。这一情况与国外研究结果相似，可见无论是国内还是国外的社会科学领域，在开展循证实践教育与培训方面的工作都仍做得不够充分。如果整体社会工作者队伍对循证实践方法了解有限，可能会对循证实践模型在本土的应用和发展产生一系列不利影响。由于缺乏对循证实践方法的理解和培训，可能导致社会工作者在实践中无法正确应用相关技能与方法，从而影响工作成效和服务质量。循证社会工作模型的核心是基于科学研究和实证证据，以提高干预和支持服务的效果。缺乏对该方法的了解可能使社会工作者只能依赖以往的经验或偏见作决策，或者采用质量不理想的证据作为决策依据，而非根据可靠的、高质量的证据选择干预方法。这将由此导致忽视某些特定人群或情境下更适合的方法，增加服务效果的不确定性，难以保障服务质量。

其次，由于循证实践方法强调持续的自我评估和改进，如果社会工作者没有接受相关培训，他们可能缺乏审视自己实践的意识，无法有效地调整和改进工作方式，从而较难顺利提供符合循证实践模型要求的专业服务。此外，循证社会工作注重不断更新和应用最新研究成果。当社会工作者对这些方法缺乏了解和训练时，可能无法跟上最新社会工作实践的发展，错过提高服务效果的新策略和技术。在没有循证实践方法的指导下，资源可能被分配到不够有效或不符合需要的项目上，导致浪费或服务供给不平衡。因此，帮助社会工作者理解并接受循证实践方法的重要性至关重要。通过培训和支持，他们能更好地应用循证策略，提高服务效果和质量，以及适应不断变化的社会工作环境。

本研究发现，尽管社会工作者对循证实践持有积极支持的态度，但在实施过程中也表达了诸多顾虑。这些担忧包括对自身专业能力是否足以满足实践要求的忧虑，对能力较弱的服务对象参与决策能力的疑虑，以及对循证实践可能增加工作量、机构支持不足以及政府行政干预过强会影响循证的科学性担忧等。这些都是在推动循证实践过程中需要充分考虑和解决的实际障碍。必须承认的是，循证实践方法的实施涉及从证据的获取到证据的应用与评价等多个环节，对社会工作者的知识力和技巧水平提出了一定的要求。因此，社会工作者需要在充分获得培训和督导的情况下才能更好地理解其基本原理，并掌握具体的应用策略。鉴于目前国内对循证社会工作方法的宣传与教育仍不够充分，社会工作者对自身循证实践能力的担忧是可以理解的，也凸显了提供相关教育与培训支持的迫切性和必要性。

同时，一些社会工作者对能力较弱的服务对象参与决策的可行性表示担忧。这可能与本土社区康复服务长期以来对培育残疾服务对象自决能力的重视不足、为他们提供决策参与机会不够充分有关。这最终导致了服务对象和社会工作者对服务对象参与决策缺乏信心，并在引导决策过程中缺乏思路和技巧。该现象的真正原因并非社会工作者对循证方法的信心不足，而是因为残疾人社区康复工作长期以来在关注服务对象决策参与方面存在疏漏。实际上，这与支持和遵守社会工作基本职业伦理中关于尊重服务对象自决、鼓励服务对象参与服务的要求密切相关。要改变这一局面，可以以循证社会工作方法的实施为起点，在循证实践模型的理论与框架指导下，协助社会工作者和服务对象在循证实践的过程中共同体验与学习如何合作选择最佳服务方案。这将极大地促进服务的专业化和质量提升，同时增强服务对象的能力感与信心。

在本研究中，一些社会工作者提出了对工作量增加、机构支持不足和政府行政干预过多的顾虑。通过借鉴国外循证社会工作的发展经验，我们可以看出，循证方法在一个地区的有效推行是一个自上而下的过程。该方法仅靠基层社会工作者单打独斗是难以获得长足发展的。因此，在循证社会工作应用于残疾人社区康复的模型框架指引下，政府、机构、社会工作者、服务对象如何进一步建立循证合作机制，各自分工，在循证实践过程中共同发挥出应有的作用与影响，是未来国内循证社会工作路径发展过程中需要继续深入探讨的重要议题。

研究结果还证实，尽管循证实践在本土社会工作中被广泛应用，但其实践水平和技术层次普遍较低。许多社会工作者由于缺乏专业培训，在应用循证实践中未能掌握有效的方法和技巧，由此导致在知识证据的应用过程中，研究方法和统计技术的选择往往较为初级，且技术应用不准确，增加了出错的风险。同时，在获取和筛选证据知识方面，由于缺乏统一的标准或指引，信息资料的质量参差不齐。这些情况可能导致证据的滥用和误用，从而影响循证实践的准确性和有效性。实际上，目前本土社会工作者在证据知识的实践中显示了对使用循证方法的意识萌芽，为后续学习该方法及提升相关技能水平奠定了良好的基础，只是这种实践与我们在研究中所倡导的真正的循证实践仍相距甚远。这也使得我们不得不清楚地认识到，要使得循证社会工作在本土残疾人社区康复领域得到较为规范化、科学化的发展还需走一段较长的路。

二、推进循证实践的有效路径

通过研究可以看出，推行循证实践方法对于社会工作在残疾人社区康复的科学化发展中具有重要的理论和实务意义。然而，当前社会工作者普遍对其原理和策略理解不足，这对残疾人社会工作服务质量和效果的提高带来了挑战。为了解决这些现实困难，本研究建议应通过实施持续的培训与教育计划，以及提供在线学习资源来提升社会工作者的循证实践意识与技能。例如，在开展培训计划方面，可以建立定期培训机制，覆盖循证实践的基本概念、方法、实施框架和实践工具，以提升社会工作者的专业水平。与此同时，充分利用网络信息资源，建立专门的在线学习平台，使社会工作者能够自主学习，获取相关循证实践的课程和资料。由于服务对象也是重要的循证实践参与者，为了更好地帮助他们及其家属认识循证方法，社会工作者也需要在接受培训的过程中学习相关的介绍技巧及沟通策略，以更专业的方式帮助他们认识循证实践对康复成效带来的潜在益处，进而更愿意接受和尝试这种方法。参考当前国外的一些做法，除了可以为社会工作者在职业环境中提供在职培训，还可以鼓励高校社会工作专业开设循证实践课程，帮助学生在早期的专业训练中接触该方法以及掌握相关的使用逻辑和策略，这些教育措施将有助于他们更积极且有效地在专业工作中充分运用循证实践策略。

值得注意的是，社会工作作为一种以方法技术为人服务的专业，对社会工作者开展服务的实际能力与经验提出了一定的要求。解决他们在服务过程中遇到的问题和疑虑、建立有效的支持体系以促进实践是至关重要的。因此，为了帮助社会工作者有效地掌握循证实践方法，除了可以为他们提供相关的课程、讲座、工作坊等线上线下培训，还可以为他们设立循证实践咨询服务支持。专业咨询能够为社会工作者提供实时的指导和支持。这种服务可以以专项督导的形式来进行，帮助社会工作者在本土服务中解决包括"证据如何取得""证据的效力如何进行判断""证据如何转化为服务方案""如何对证据的成效进行评价与总结"等一系列与循证社会工作实践相关的实际问题，使他们可以在获得专业支持的情况下边学边做，不断总结循证经验，提高服务质量。与这种咨询支持同样重要的是，为社会工作者创造一个经验分享平台，使他们之间能够交流经验、分享解决方案，共同成长并应对挑战。

此外，在服务对象参与方面，由于循证社会工作强调协作式决策，因此培养服务对象的自决能力，并鼓励他们参与服务决策是一项关键任务。为了更好地帮助服务对象接受这种协作共担的方式，社会工作者除了要学习如何跟他们及其家属建立信任的关系，还需要在服务开始前主动向他们介绍、讲解循证实践方法，帮助他们充分认识到自身的服务权益和服务参与潜能。在督导和相关培训的支持下，社会工作者有责任帮助能力较弱的残疾人服务对象以符合他们能力情况、实际可行的方式参与服务决定，提供更具有人性化的服务，更尊重服务对象的价值与尊严。

在探讨如何改善循证实践的行政支持方面，为了促进整个残疾人社区康复体系中循证社会工作的应用，需要政策支持与合作机制的相互配合。

可以通过制定相关的循证实践支持政策以明确政府、机构、社会工作者和服务对象之间的合作关系，由此使得循证实践在社区康复中可以得到更广泛的应用。政府可以在制定购买服务政策文件时明确提出循证实践的相关要求。例如，要求提供服务的机构必须运用循证实践方法并开展相关的成效评估，以此作为服务购买的指标规定。这种做法将从行政层面确立循证实践方法的合法性和必要性，避免社会工作者对于增加额外工作量的顾虑，也可以使得该方法获得自上而下的支持，由此更容易取得成效。此外，确保社会工作者在循证实践中应用正确的方法和技巧至关重要。为此，政府或者相关服务机构也可以制定统一的标准与指引，制作相关的循证实践操作指南，提供给相关人员以作参考，并结合开展专业人员培训，确保社会工作者在循证实践中运用正确的方法，以保证服务的质量和效果。

三、总　结

总体而言，本研究通过对本土社会工作者的循证知识掌握情况、循证方法态度以及实际应用经历的分析，揭示了在残疾人社区康复领域推广循证社会工作方法面临的一系列潜在困难。鉴于此，本研究进一步提出了一系列建议，包括开展专业培训、提供在线学习平台、建立支持与互助体系、与服务对象建立协作共担方式、全面推动实践的政策层面干预、加强技能培训与实践标准化等。这些建议旨在解决社会工作者在循证实践中遇到的问题，全面提升循证社会工作的质量和科学性。最终目标是使社会工作者能够更好地应对复杂的社会工作环境，提供更为科学和有效的服务，尤其是在残疾人社区康复领域。通过这些措施，我们旨在构建更为完善的循证社会工作体系，为服务提供更有力的理论和实践支持，为社会工作的发展注入新的活力，使之更具可持续性、适应性，并为残疾人社区康复事业贡献更多的积极价值。

第十章　综合讨论与分析

在过去的几十年里，国内社会工作的发展历程可谓丰富多彩。尽管社会工作事业在推进过程中已取得诸多令人瞩目的突破，展现出崭新的发展态势，然而要实现更为科学化、专业化与本土化的目标，仍然需要应对不少的挑战。为了更好地推动社会工作的长远发展，对于新路径与新模式的探索已然迫在眉睫。为此，本研究综合回顾与分析了循证社会工作应用于残疾人社区康复的研究动态、理论视角，基于相关知识的系统梳理，构建了本土化的循证社会工作模型。以广州市 N 区的肢体残疾人社区康复需求为例，对模型进行了社区康复实务应用与成效检验。同时，通过访谈调研社会工作者，深入探究了当前国内开展残疾人社区康复视域下循证社会工作的状况与困境。本研究的相关发现不仅为社会工作专业和残疾人社区康复领域的发展提供了有益的参考与指导，更为深入研究相关理论与技术提供了新的思路和方法，并为解决循证实践介入残疾人社区康复过程中存在的实际问题提供了积极的借鉴和启示。

在本章的研究中，我们继续深入讨论了主要的研究发现，对理论创新、知识拓展、实务启示、专业促进等方面取得的成果与进展作了综合阐述，以充分展现本研究的学术价值。本研究还剖析了未来推进循证社会工作介入残疾人社区康复发展需要关注的重点与难点，并据此提出了一系列富有针对性的建议。此外，对于研究中存在的不足，也进行了深入的反思，以期为未来的研究提供更为明确的方向和思路。

第一节　研究进展与突破

一、实现了循证社会工作的知识框架构建与创新

本研究的核心目标之一在于构建一个适合本土残疾人社区康复情境的循证社会工作模型。在模型的发展过程中，通过采用综合研究的方法，将不同理论的视角精华融会贯通，为模型知识框架的形成奠定了坚实的理论基础。例如，我们借鉴了理性主义重视证据知识的理念与取向，系统理论关于人与环境互动的观点，以及 ICF 对残疾人群体康复需求的全面理解。这些理论观点在模型构建中起到了关键的知识指导作用，并对内容进行了互补与融合。

本研究提出的循证社会工作模型在指标内容精细化、决策因素层次化、服务逻辑合理化、实践程序优化等方面具有诸多亮点。首先，它延续了传统循证实践模型对证据知识的核心关注，并在此基础上明确了问题识别的方法，突出了证据获取的途径，以及清晰地界定了证据分类与级别评定的标准。其次，该模型颇具前瞻性地纳入了质性数据作为证据类别，使证据的分类更为全面，更具有现实操作意义。最后，模型摒弃了"证据唯一"的做法，把服务需求与决策因素重新归置于本土实情和专业背景中进行分析，充分考虑了社会工作的专业特质，并强调了人与环境的互动，以及专业服务特性与伦理价值要求。为此，本研究在模型中增设了关于证据的背景审查环节，并将多层次的影响因素纳入证据评价体系中，包括把政策、专家意见、经典案例等内容设置为证据的辅助参考指标。这不仅更符合社会工作的服务精神，也更好地尊重了服务对象的实际需求，并增强了模型在本土实践中的可行性。

此外，当前循证实践模型的内容还对服务对象、社会工作者的特征作出了更具体的要求和说明，使之与社会工作通用过程模式下的预估环节能够更好地契合，提高了在社会工作领域开展相关循证实践的程序便利性。与其他模型相比，该模型的指标要求更为细致、明确，更易于理解和使

用。考虑到残疾人社区康复领域的社会工作者队伍仍面临职业素质参差不齐的发展困境，这种条目清晰、内容具体的模型将更容易被广大本土社会工作者和研究者采纳与使用，普适性的特色更为突出。而在评估与推广方面，该模型高度重视成效评价，不仅关注结果评价，还增加了过程评价。这有利于对循证服务效果进行定期跟踪与检验，确保服务的持续改进。同时，模型还强调了后期的跟踪与推广工作，与当前国际上对循证实践方法过程的要求相一致。模型设计循证的实践步骤与过程，提出对证据动态应及时更新，有助于增强循证社会工作对服务调整和内容进行动态优化，进而促进循证实践在时效性和前瞻性方面的发展。

在研究国内循证社会工作的发展历程时，不难发现学术界对于这一方法论的理论创新与改进保持着积极的探索态度。然而，当前阶段似乎更多地集中在循证实践的理论层面的初步引入与复制，尚未在特定社会工作领域形成独具匠心的专业特性。为了更好地推动专属化的循证社会工作发展，特别是使之在残疾人社区康复服务中取得实质性的进步和突破，我们仍需立足于坚实的知识基础和明确的行动指南，以指导具体实践的实施。循证社会工作不应仅仅停留在理论层面的探讨，而应真正落实到实践中去。因此，本研究致力于在社会工作专业语境下构建本土化的循证实践模型，并根据国内本土残疾人社区康复的实际情况设计出证据实践操作步骤与流程。研究成果实现了从理论拓展到实践路径的转变，促进了理论和实践的融合与相互促进。通过这一模型，我们勾勒出循证社会工作的知识框架和行动脉络，为参与社区康复的实践者提供了明确的服务指导。社会工作者可以通过参考循证实践模型的内容进行具体的残疾人社区康复实践应用，培养出科学性、思辨性的专业服务思维和职业素养。通过促进理论与实践的结合，我们可以为残疾人社区康复服务提供更有效的支持，并为社会工作的学科发展注入新的活力。

二、探索了循证社会工作实践与研究的融合新范式

循证社会工作的发展离不开与服务实践的紧密结合。本研究以广州市N区肢体残疾人的社区康复为案例，基于循证实践的框架模型内容，开展

了实践应用与检验。这一案例研究不仅为学术与实务的交互和协作提供了参考范本，还具有重要的现实意义和研究价值。

首先，从学术研究的角度看，国内当前的循证社会工作研究在一定程度上更多地聚焦于理论层面的探讨，而在实际应用和效果验证方面则略显不足。为此，本研究通过采用实证研究方法，在研究中充分展现了具体的服务行动与实践，形成了崭新的研究证据，为后续的循证实践行动研究提供了案例参考和范本，夯实了该方法的本土研究基础，并鼓励更多的学者增加对社会工作视域下循证实践干预证据成果的重视。

另外，在残疾人社区康复服务领域，医学、护理学等专业由于其长期的专业积淀和学科优势，已经形成了较为深厚的理论权威性与影响力。相比之下，社会工作进入该领域开展专业服务的时间相对较短，尽管政策层面和社区基层经常强调社会工作在残疾人服务中的重要性，但其学科威信仍需进一步树立。为了弥补这一差距，我们迫切需要从研究的角度出发，积极探索社会工作在残疾人社区康复服务中的突破与创新路径。我们可以通过采用实证研究的方法，逐步证明社会工作服务的有效性和理论科学性。面对医学、护理学等学科在残疾人社区康复循证实践方面的丰硕成果，本研究选择开展相关的社会工作介入残疾人社区康复循证研究，以此作为推动研究进展的重要起点。我们希望通过持续的研究努力，逐渐打开循证社会工作在残疾人社区康复领域的研究新局面，并在不断积累相关成果的过程中，缩短社会工作专业与其他专业在该领域的研究距离，为社会工作在残疾人社区康复服务中增强学科话语影响力提供有力支持。

其次，从实务实践的角度看，残疾人社区康复领域下的社会工作基层服务往往面临在理论总结和经验提炼方面缺乏支持的技术难题。如何依托学术力量来助力服务水平的提升成为值得关注的议题。为了解决这一问题，本研究示范了课题组如何与本土残疾人社区康复服务机构合作，各司所长，协力开展循证服务实践及相关研究。通过相关协作，充分挖掘与梳理了服务成果，凝练出新的专业理论观点，产出了高质量的实证知识与数据，使服务的方法和策略得到了更广泛的宣传与推广，专业层次性更突出。这种协同合作方式与经验可以供广大的社会工作者和研究人员参考，实现研究与实践双向协作的目标。此外，鉴于当前国内在残疾人社区康复领域中的循证社会工作实践较少，本研究通过案例研究的呈现，为本土社会工作者采用循证实践模型提供了较为具体的操作流程示范，对包括需求识别、证据的取得与分析、证据的应用与检验、为证据提供持续支持等各个实践环节的内容都在文本中进行了清晰、详尽的展示。这些研究资料均有利于增强社会工作者采用循证方法的信心与动力。

总而言之，研究与实践在社会工作这种应用型专业中需要互相协作、并重发展。在信息化时代背景下，随着其他学科对循证知识的重视与应用，社会工作专业化的未来走向已清晰可见。因此，本研究的成果作为两者融合的范式参考，将有助于打开残疾人社区康复领域的研究与实践新思路，推进循证社会工作实证知识成果的进一步积累。这一融合范式不仅具有理论价值，更有助于推动残疾人社区康复领域的社会工作实践向更高层次发展。

三、剖析了循证社会工作的本土实践条件与困境

已有研究证明，在循证社会工作领域，社会工作者的角色和参与是至关重要的。他们的支持与合作将直接影响该方法的实施成效。不仅如此，无论是对循证社会工作理论的改进和创新，还是构建符合本土特色的实践框架和实施指南，其根本目的都是为了更好地服务于社会工作者，帮助他们更有效地开展工作，从而提供更高质量的服务。在思考应如何推行循证社会工作方法时，需要综合分析与考量其在国内的现实环境。其中"人"的因素，特别是社会工作者的观点和经验，是推行该方法不可或缺的一部分。有鉴于此，本研究聚焦于社会工作者对于循证知识的认知、态度及其实践应用，并对其进行了深入的调查和研究。相关成果不仅加深了我们对当前国内循证社会工作应用状况的理解，也为解决本土推行循证社会工作面临的困难和挑战提供了有益的参考，同时还为未来开展中外对比研究提供了宝贵的资料。

值得关注的是，在过往的一段时间里，国内社会工作研究的主要焦点倾向于收集社会工作者在职业认同、职业倦怠以及机构运营等方面的见

解。然而，在探究他们对特定社会工作方法的看法时，却稍显不足。这种倾向在一定程度上可能影响了我们全面理解社会工作者的实际需求和专业经验。在探讨社会工作方法的创新时，研究者有时会过于依赖理论设想和服务对象的效果数据，而相对忽视了社会工作者作为服务实施者的实际经验与直观感受。因此，我们希望让社会工作者在循证实践的过程中发出自己的声音，参与方法的改良和创新，从理论、实践到经验反思等多个层面，全面展现社会工作者对完善循证社会工作的贡献。通过更多此类研究，推动循证社会工作的本土化发展，实现学术理论与服务实践的深度融合。

第二节　残疾人社区康复领域循证社会工作可持续发展的重点与难点

在过去的几年里，我们致力于深入探究循证社会工作介入残疾人社区康复的理论构建与实践应用，取得了一定的研究成果。然而，这些发现和结论仅仅是对该领域的初步探索，为了实现循证社会工作的可持续发展，并为残疾人社区康复提供更科学、更有效的支持，我们仍需面对和解决一系列的挑战。其中，有一些关键的难点和问题需要给予特别关注与解决。因此在接下来的部分中，我们详细阐述了这些重点和难点，以期引起学术界和实践界的共同关注，并协力寻求解决方案。

一、权衡循证决策中的证据比重

在残疾人社区康复服务决策过程中，循证社会工作面临的一项重大挑战是如何确定证据的权威性及其在决策中的权重。本研究通过对循证实践模型进行本土化构建，已设计了可遵循的证据评价和筛选方法，为广大实务工作者提供具体的实践指引。然而，值得注意的是，目前国内对循证社会工作的方法研究尚处于起步阶段，关于"循证"的定义尚未形成统一的标准，而且对于"循证"当中的"证"具体是指什么样的证据也有待进一步厘清。经过对相关文献和理论的深入分析以及对于社会工作服务的实地调研后，本研究认为"循证"中的"证"应指基于实验数据或服务观察而产生的且能在当前服务中得到最适切应用的"最佳证据"。但在不同学科领域，"最佳证据"的具体解释是存在差异的。例如，在医学研究中，最佳证据通常仅来源于数据检索，并作为黄金标准被广泛应用。这与医学、护理学的治疗特性和手段紧密相关，因为在这些专业中，即使需要对最佳证据进行转化，也主要基于证据进行微调和轻微改良，其服务决策对于证据的依从性较高。

然而，自然科学与社会科学中的循证实践存在显著差异。社会科学对于人类关系进行了深刻的洞察，主张人生活在社会环境中，其发展也必然与他人的发展、社会的进步存在密切联系。因此，一般的实验证据在人的服务中较难被作为唯一依据，因为个体差异、其所在环境带来的影响力都是不能被忽略的重要服务因素。在社会工作中，由于服务对象的情况复杂，展现出显著的个别化需求和个体特征，使得服务设计需具备更高的灵活性和个性化，这与自然科学高度提倡证据的标准化和普适性是有所区别的。此外，社会工作的服务形式丰富多彩，包括直接干预、资源链接、政策倡导，以及多种手段相结合的综合服务。其中有不少服务形式或手段难以通过实验性分析，尤其是采用随机对照试验进行效果检验，以至于它们在证据质量评级体系中较容易被评为较低级别，但它们的事实有效性却可能备受服务对象、社会工作者和社会组织认可。这样一来，统计学意义与现实意义之间的差距就要求社会工作者和学者把证据重新放置在服务对象所处的具体环境中进行综合评估，以便作出适合的决定。

此外，社会工作的循证实践可能还会与服务创新存在矛盾点。一方面，社会工作专业要获得创新发展，离不开对专业化、科学化道路的积极探索。在此情形下，循证社会工作的提出和推广具有突出的学科发展意义。另一方面，在临床社会工作服务实践过程中，一些创新服务项目的实施和服务技术的应用可能会在前期阶段面临缺乏证据支持的情况。如果一味追求绝对的"以证据为本"，没有高级别证据就不开展服务，可能会导致扼杀服务创新的动力与活力，使得很多新式服务无法开展。事实上，传统的循证实践往往聚焦于既有服务的成效积累与应用，而服务创新则更多地关注服务的当前与未来，要求打破常规，要实现两种视角的兼顾与融合并非易事。因此，在本研究中，我们通过把非分析性研究纳入证据当中，试图允许社会工作者结合本土实际情况，把一些尚未产生大量实验证据的、但已获得学术关注并得到初步理论探讨的服务方法在适当"循证"的情况下进行应用与实践，并期望其后续成果能进一步提炼出更科学有效的证据，为新一轮的循证服务积累参考资料。

总而言之，在社会工作领域，"最佳证据"的复杂性较为突出。有时它可以被认定为高级别证据，如通过开展随机对照试验来证明其效果；有时可能在这种证据分级体系下无法被认定为高级别证据，但在实际情况中仍然是现有方法中最有效的一种；有时鉴于相关服务是全新的探索式服务，进行服务决策时高级别证据暂时缺失，需要结合低级别理论证据和其他服务因素来作综合分析与判断，且证据积累具有滞后性。也就是说，与自然科学领域相比，研究风格的差异意味着应用社会科学领域中许多解决问题的"最佳证据"很可能位于证据分级金字塔的底部，因为更高层次的证据通常取决于定量数据，而不是更普遍的、可用的定性数据，或非实验性的理论和数据资料。这些都表明了社会工作中的"最佳证据"应该是在现实环境综合审查后得出的最可行证据，需要被放置在情境中进行整体性分析，而不能全然依赖于统一的证据质量分级标准。对于社会工作者而言，了解和重视这一差异至关重要。"适度循证"的理论探讨与经验总结在社会工作专业实践中尤为重要，如何在尽可能支持服务科学性的前提下，对证据进行适时、适度的权重调整，使之能更好地应对当下的服务处境及满足相关服务要求是探究本土化循证社会工作方法的一大重点和难点。

为了更好地推动循证实践在社区康复领域的有效应用，我们迫切需要在形成相关的实践模型后，对其大力推广及应用，并对社会工作者进行循证社会工作的知识普及和培训，建设循证服务的督导和互助平台，以开放包容的态度实现同行业内循证实践的相互促进、彼此支撑、沟通融合。相关的培训与督导工作将有助于培养实务工作者提高服务能力和文化敏感度，并从实际出发，通过服务实践发现问题、解决问题，更好地理解证据知识在循证社会工作中发挥的作用，充分掌握"最佳决策"的产生和实践策略。

二、发挥循证社会工作介入残疾人社区康复的多维作用

目前，国内的循证社会工作研究与实践基础尚显薄弱，如何充分发挥其在社会工作专业中的作用与影响，以及如何在特定领域推动相关服务的发展，仍处在探索阶段。要想使循证社会工作方法在国内残疾人社区康复领域实现长远发展，必须立足于国情，以满足残疾人群体的需求为目标，并且从微观服务到中宏观的项目管理、政策推动以及理论研究等多方面发挥多维度的辐射性影响，才有望获得更广泛的认同与推广。

首先，在开展循证社会工作微观服务时，应以国家战略为指引、社会需要为着眼点，肩负起促进残疾人服务高质量发展的使命。为此，我们应积极运用循证实践的理念和方法，例如采用"需求识别"策略，精准筛选出当前亟须解决的残疾人康复问题，从而更精确地定位服务需求。这不仅增强了服务的实际意义，使之更贴近残疾人群体的真实需求，同时也响应了国家对精准服务残疾人群体的号召。循证社会工作的本土化实践旨在体现对残疾人社区康复工作的深度关注和承诺，确保每一项服务都能真正产生影响，为改善残疾人的生活质量作出实质性的贡献。

其次，在残疾人社区康复领域推动循证方法的过程中，我们还需要从中宏观层面引导和促进决策者对循证实践的重视与应用。决策者作为政策制定的核心力量，其对于循证实践的认知和态度将直接影响相关政策的制定与实施。为此，应着力培养决策者的循证实践能力，使其能够理解和运用循证知识，从而在政策工作中充分考虑和支持循证实践项目。国外的一些经验和做法也值得我们参考，如美国和澳大利亚等国家将循证实践方法纳入社区康复的政府购买服务标准中，从政策层面肯定了循证实践的权威性和科学性。通过这样的政策导向，可以进一步增强决策者对循证实践的重视，提高其在残疾人社会工作服务中的地位和影响力。除了政策层面的引导，还可以鼓励决策者参考管理学等专业领域的循证实践案例。这些案

例可以为决策者提供实际操作层面的参考，使其在政策制定和实施过程中充分运用循证知识作为行政依据。并且，通过对其成效进行验证和后续跟踪，可以进一步评估政策的实际效果，不断完善和优化循证实践在残疾人社区康复领域的应用。

最后，我们也可以通过培训的方法提高实务工作者的循证实践能力，鼓励他们为政府资助的相关服务提供服务项目的成效研究反馈，由此助力提高政府的决策精准度和有效性。这些研究证据的产生需要结合循证实践的准确实施以及理论研究的精准分析，可能涉及康复政策、健康干预、人口救助、养老服务、劳动就业、教育与培训、反贫困策略等多个领域。

可见，从"需求识别"到"政策推动""服务管理"，再到"研究反馈"，每个环节都需要循证方法的渗透与参与。循证社会工作不仅在微观层面上提供直接的服务，它更延伸至中观和宏观层面，为政策制定和行动提供科学依据，同时助力相关研究的发展。这样的全方位视角确保了循证社会工作在残疾人社区康复中发挥出立体、多维度的影响力。这种影响力不仅体现在具体的服务实施上，更在于它对整个康复体系、政策制定和研究领域产生的深远影响。

三、促进证据应用的循环性和动态性

在前面各章的讨论中，我们通过对现有循证实践模型的核心内容及基本流程进行梳理与分析后发现，多数模型对于循证实践成效的持续跟进以及服务需求的动态更新方面关注不足。因此，本研究在进行本土化模型构建时，开创性地增加了"持续支持与跟进"环节。这一环节旨在确保循证社会工作在本土应用中，不仅会关注服务的短期效果，更会对服务的效果进行持续追踪。同时，对于服务对象的需求变化进行动态监测及反馈，以适时调整服务措施。这样一来，循证实践可以避免停留于某一时间点，实现从时间变量的角度去理解与审视服务成效和服务需求的动态变化。这一做法让循证实践具备了循环性，使我们可以对服务进行长期观察，以便更好地理解服务在时间维度上的效应。循环性的循证实践也意味着可以不断

地优化和调整服务策略，从而持续提高服务质量。因此，本研究的循证实践模型内容不仅着眼于服务的当下，更为服务的整体发展提供了一种纵向的视角和反思机制。

值得一提的是，在当前本土的社区康复领域，许多社会工作服务都是短期的。推动循证方法的动态性和循环性发展，实际上也有助于增强服务的可持续性。例如，通过这种方式，我们可以向政府提供充分的成效数据，争取获得政府的长期支持，继而促使短期服务转变为长期或恒常项目，为服务对象提供更稳定、更持久的服务选项，并开拓服务的发展空间，为相关社区康复服务机构增加项目合作机遇。另外，对于残疾人群体来说，由于他们面临着终身康复的处境，如果能为他们提供可确保服务稳定性、可持续性以及能有效回应动态需求的服务方式和服务内容，将更能契合他们所需，有利于取得更理想的康复效果。

要推动循证实践的循环性发展，有赖于研究机构和社会工作实务组织之间的紧密合作。这种合作不仅仅是理论和实践的结合，更是科研技术与服务资源的整合，两者以协作、共创的方式探求适合本地文化和需求的循证实践方法。具体而言，研究机构可以为社会组织提供理论指导和研究支持，帮助其了解最新的循证实践理念、方法及数据分析技术；而社会组织则可以提供服务项目资料和第一手实践数据，为研究提供宝贵的案例和研究素材。这种合作方式将有助于形成一种良性的循证实践发展生态，推动循证社会工作在国内的深入应用和可持续发展，进而促进提高社会工作服务的整体质量，并确保服务能够真正满足残疾人群体的需求。总之，循证实践的循环性发展需要各方共同努力和合作。只有通过研究机构和实务组织的长期合作，才能更好地推动循证实践的进步，为残疾人群体的康复提供更稳定、更有效的服务支持。该方法不仅有利于推动社会工作整体服务水平的提升，更体现了对残疾人群体的尊重和关心，以及彰显了对社会公平和正义的积极践行。

四、提升研究证据的"质与量"

在当前的国内循证社会工作领域，尽管我们在科学体系建设、方法学理论的深度探索以及循证实践的广泛推广上已经取得了显著的成果，但这些成就仅仅是进步旅程的起点，许多领域依然有待进一步探索和完善，仍需要投入更多的人力、物力和时间去弥补研究的不足并填补空白。同时，我们认识到在提升研究证据的"质"与"量"方面还面临着诸多挑战。

一是证据分布不均匀的问题值得关注。从国内现有的社会工作研究类型来看，大多数为传统综述和描述性研究，而二次研究较少，尤其系统评价的成果积累非常缺乏，这无疑是一个巨大的遗憾。这些证据分布的不足不仅限制了研究的深度与广度，还使得证据的"质"与"量"均受到影响，由此提示我们应当加强对二次研究的关注和投入。

二是干预研究作为循证实践的基础，其在社会工作研究领域的发展明显滞后。科学实验的缺乏使得研究证据显得单薄无力，直接影响了循证实践的进度与成效。可见，加强社会工作干预研究的发展尤为重要，相关成果将能提供充分的科学实验支撑，以确保其能更好地服务于循证实践。在循证社会工作的长期干预成效研究方面，尽管国外已有一些有关短期干预的研究发现，但关于长期干预的成效研究仍积累不多。而在国内，无论是短期成效的积累还是长期服务跟踪分析的研究，都显得相对薄弱。为了更全面地了解社会工作干预的实际效果，我们需要加大力度对短期和长期干预成效进行深入的研究，以期为社会工作实践提供更多科学、有价值的证据支持。

三是证据来源的问题也不容忽视。目前，国内主流学术数据库如知网、维普、万方等检索得出的循证证据资料往往以医学、护理学的相关成果为主，社会工作的循证数据较为稀缺。相应地，循证社会工作证据服务平台也数量不多，且在行业内的宣传和推广不足，致使很多学者和社会工作者因为对这些数据资源不熟悉而较少应用。这种差异无疑增加了我们在循证实践中获取高质量证据的难度。因此，需要加强国内证据平台的建立和发展，同时也要充分利用国际资源，确保我们在循证实践中能够获得全面、准确的证据。

综上所述，提升循证实践中研究证据的"质"与"量"是一个复杂而长期的过程。这需要我们从多方面入手：加强科学研究、优化研究分布、推动长期干预研究、拓宽证据来源等。只有这样，才能真正地推动循证实践的发展，为更好地解决残疾人社区康复问题作出更大的贡献。

五、推动循证社会工作的公共宣传与教育

不可否认，社会工作者在循证社会工作的发展过程中扮演着至关重要的角色。作为循证实践的实施者和推动者，他们的参与直接影响着循证社会工作的实施质量和效果。尽管如此，循证实践的过程并非社会工作者单方面投入、付出的过程，其他重要利益关系方如公众、服务机构、政府组织等对该方法的理解与认可同样会对循证实践的成效产出带来显著影响。

一方面，随着循证实践方法的发展，越来越多的社会工作者对他们的干预和决定作出承诺并负责。在这种情况下，服务对象、管理人员和政府部门都将难以避免地对社会工作者的决策力寄予较高的期望。另一方面，社会工作者可能会面临未能成功地让公众意识到其专业判断复杂性的困境，他们在特定的知识领域也没有形成明确的学术主导地位。这样一来，无论是服务对象、服务机构还是政府组织，都较难把社会工作决策与学术的证据性联系在一起，由此可能会产生诸多不解或否定。即便是社会工作者自身，当遭受专业质疑时，即使他们本身也认同循证理念，却不见得能第一时间想起可以运用评估研究及相关知识来为自己作出的专业决定提供证据支撑。这种情况在现实服务实践中具有一定的普遍性，可能会成为社会工作者践行循证方法的一大障碍。

为解决上述问题，首先，社会工作者应加强对公众尤其是残疾人及其家属的教育，以便更好地传达他们在专业判断和决策中面临的复杂性。建议可以开展社会工作普及活动，提高大家对社会工作的认知，使公众更好地理解专业实践的挑战与价值。此外，社会工作者应积极参与学术研究，争取在特定领域形成明确的学术主导地位，从而更好地与决策和实践相结合。其次，社会工作者需要强化自身的循证实践能力，将评估研究和相关知识纳入决策的支持体系。培训社会工作者有效地运用循证方法，提高其对证据的敏感性和运用能力。这可以通过专业培训、研讨会和持续学习机会来实现。最后，需要加强社会工作领域与政府组织之间的合作。使政府组织更深刻地理解循证社会工作的价值，并在政策制定和资源分配中更多地考虑循证实践的需求。在这一过程中，社会工作者应当积极参与政策制定的讨论，并提供实践经验和专业见解。

通过以上改善策略的实施，可以更好地解决社会工作者在循证社会工作中面临的问题，促进该方法在实践中的有效运用。这将有助于提升社会工作的专业性、公信力，并为社会工作者提供更好的实践环境。

六、支持循证实践在残疾人社区康复的跨学科发展

在当前的残疾人社区康复领域，跨学科协作与发展已经成为一种迫切的趋势。社会工作在这一领域的角色变得尤为重要，不仅局限于心理支持，更延伸至就业、教育、住房等多元化问题的解决。残疾人的康复需求具有多维性，包括身体、心理和社交等方面，因此单一学科的方法往往无法满足他们的全面需求。跨学科协作的核心理念在于整合医学、心理学、社会学等多领域的专门知识，以更全面、更深入的方式满足残疾人的康复需求。社会工作与其他学科的合作，不仅加强了对残疾人康复过程中社会环境影响的理解，还为其提供了丰富的社会支持和资源整合策略。这种合作方式尤其重视个性化服务，因为每个残疾人的需求是独特的。通过跨学科的团队，我们可以共同制订并执行这些计划，确保康复过程更加贴合患者的个体需求。

为了更好地推动跨学科协作与发展，我们建议采取以下策略：首先，组织交互式的基于案例的研讨会，让多学科背景的专业人士共同分享实践经验和循证知识，从而深化对彼此学科的理解并建立相互合作。其次，建立涵盖多领域的专业团队，鼓励团队成员间的交流，促进知识的共享和整合。再次，引入临床工作者作为促进者或指导者，他们可以分享成功的案例和实践经验，激发其他专业人员的兴趣和参与度。最后，开发新的资源如循证资源库和在线培训课程，确保实际服务点能够充分利用这些资源和工具，提高服务的质量和效果。

通过上述策略的实施，我们可以形成一个有机的循证社会工作团队，促进不同专业领域的人员共同探讨并应用循证知识。这种合作方式不仅提

升了循证社会工作的水平，也为相关领域的专业人员提供了更广泛的学习和合作机会。通过共同努力，这样的协作方式将能推动跨学科合作与发展，使得循证社会工作更加贴近实际需要，提高服务效果。

第三节 研究不足与未来研究方向

本研究虽然在循证实践模型的本土化构建以及对模型进行初步检验上取得了一些成果，但仍存在着一些不足之处需要在未来的研究中加以改进和完善。

首先，本研究在模型构建时主要集中在理论框架的搭建上，对于应用中的实证验证成果积累仍不够充分。理论框架是研究的基础，但在现实场景中，理论是否能够有效应用还需要通过实际验证来证明。缺乏充分的实证验证可能会影响模型的可靠性和有效性。因此，未来的研究应该更注重实证研究，通过实地调查、案例分析等方式验证模型在实际应用中的效果，并不断改进和优化模型。

其次，本研究运用德尔菲评价法对模型进行分析时，专家主要来自熟悉的学者和社会工作者，而一些不熟悉的专家的观点未被采集，可能会导致有价值的观点被忽略。同时，研究中未充分考虑和纳入社会工作者、服务对象、政府机构等多方利益相关者的声音。循证社会工作的模型构建通常需要广泛参与，缺乏利益相关者的全面参与可能导致构建的模型不够实用和全面。未来的研究应该更广泛地邀请专家，包括不同领域和背景的专家，并确保多方利益相关者的参与，以获得更全面的观点和建议。

再次，本研究在实证检验中采用了正念干预肢体残疾人的案例，这是一种较为典型的临床干预策略。然而，社会工作的服务类型非常多样化，包括政策倡导类服务和涉及行政支持的间接服务等。由于受限于研究期限，本研究未能对这些多样化的服务进行充分的模型应用分析。未来的研究应该扩大研究范围，考虑对更多类型的服务开展实务研究与分析，以更好地检验与适应社会工作实践的多样性。

　　最后，本研究仅聚焦于肢体残疾人群体的社区康复应用，未对其他残疾群体进行实践与检验。同时，研究对象限定在成年残疾人，对残疾儿童的应用是否可行也未能作检验。后续的研究需要更加全面地考虑不同类别、年龄的残疾人群体的需求和特点，以确保模型对于各个群体的适用性，填补该领域的研究空白。

　　综上所述，未来的研究应注重加强实证检验、在模型修订时扩大专家来源和利益相关者参与、关注服务类型多样性对循证实践带来的影响，以及对不同残疾人群体的适用性作更全面的研究。这样可以提高研究的可信度和实用性，更好地回应社会工作实践的需求。此外，未来的循证社会工作研究还可以朝着实现跨学科整合、数字化与技术应用、文化敏感性与国际比较、社会政策与循证实践的关系等方向发展。这些方向将有助于推动循证社会工作领域的不断发展，提高社会工作实践的水平和效果，更好地满足残疾人群体参与社区康复的多元需求。

参考文献

［1］拜争刚，黄泳淇，李刚．2019 年循证社会科学国际会议暨 Campbell 中国联盟成立大会专家观点集萃［J］．智库理论与实践，2020，1（5）：94-96.

［2］拜争刚，吴淑婷，齐铱，等．系统评价：证据为本社会工作的方法基础［J］．华东理工大学学报（社会科学版），2017，32（4）：72-79.

［3］BECK A T. Manual for the beck depression inventory-II［M］. San Antonio，TX：Psychological Corporation，1996.

［4］崔敬军．正念减压训练对脑卒中康复期患者负性情绪的影响［J］．中国疗养医学，2016（7）：2.

［5］范斌，方琦．社会工作证据为本的实践：演进脉络与发展趋向［J］．学海，2017（6）：79-84.

［6］复旦大学循证护理中心．证据应用模式有哪些？［EB/OL］．https：//mp. weixin. qq. com/s? ＿ ＿ biz = MzAxMjE2NDkxOQ ＝ ＝ &mid ＝ 205174701&idx ＝ 1&sn ＝ 87f58c8b10d11a0de0db2789dcca52c7&chksm ＝ 12781df5250f94e3a2d27d6299420a0640d393e995e7f83cd6fee5aafcddbbe5fbdfe 3bb975b&scene = 27/2021-10-15.

［7］甘丽芬，钱火红，李红月，等．正念减压联合功能锻炼康复训练对老年脑卒中患者预后的影响［J］．国际护理学杂志，2019，38（10）：4.

［8］郭伟和，徐明心，陈涛．社会工作实践模式：从"证据为本"到反思性对话实践：基于"青红社工"案例的行动研究［J］．思想战线，2012（3）．

［9］郭悠悠，刘林．残疾人社区康复的历史与现状［J］．中国农业大

学学报（社会科学版），2011，28（1）：154-161.

［10］何雪松．证据为本的实践的兴起及其对中国社会工作发展的启示［J］．华东理工大学学报（社会科学版），2004，19（1）：13-18.

［11］何雪松，陈蓓丽．当代西方社会工作的十大发展趋势［J］．南京师大学报（社会科学版），2005（6）：19-25.

［12］侯茹．社会工作介入精神疾病患者社区康复服务的研究：以S社区为例［D］．郑州：郑州大学，2019.

［13］胡艳，刘佳，赵兰，等．教师教育领域的循证实践：价值与挑战［J］．教师教育研究，2020，32（6）：7.

［14］黄笛，黄瑞秀，郭晨煜，等．临床实践指南制定方法：证据分级与推荐强度［J］．中国循证心血管医学杂志，2018，10（7）：769-776.

［15］黄小帅，邹建，杨美芳．正念减压疗法对脑卒中后抑郁患者焦虑抑郁水平的影响［J］．护理学报，2017，24（7）：3.

［16］金昱彤，焦若水．残疾人社区照顾：社会工作视角［J］．上海城市管理，2018（3）：21-25.

［17］姜秋丽．社会工作介入残疾人社区康复的可行性［J］．课程教育研究，2017（16）：277-278.

［18］江瑞婷．2018．社会工作研究与"循证为本实务模式"［Social Work Research and Evidence Based Practice］．［EB/OL］．http：//webcontent. hkcss. org. hk/pra/research/Social_ Work_ Research_ and_ Evidence_ Based_ Practice. pdf/2021-10-15.

［19］孔凡贞，钮美娥，赵惠英，等．正念认知疗法在抑郁症患者中的研究现状［J］．中华护理杂志，2015，50（12）：4.

［20］李洪艳，巩尊科，胡智艳，等．短期正念行为训练对脑卒中偏瘫患者肢体运动功能的影响［J］．中华现代护理杂志，2016（7）：4.

［21］李洪艳，石荣艳，巩尊科，等．正念行为训练对脑卒中患者心理状况及生活质量的影响［J］．实用临床护理学电子杂志，2017（31）：2.

［22］李红燕，张红艳，任占芬，等．基于互联网的正念减压疗法心

理护理在炎性关节炎患者中的应用效果［J］．中华全科医学，2019，17
（4）：5.

［23］李梨．肢体残疾者社区康复问题分析及社工介入的可行性策略
［D］．重庆：重庆大学，2017.

［24］李婧，卜长莉．社会工作参与贫困残疾人社区康复的路径探究：
以长春市 H 社区为例［J］．长春理工大学学报（社会科学版），2019，32
（1）：54-55.

［25］李树文．以证据为本的社会工作实践模式的反思：对几个社会
服务项目的研究［J］．理论界，2014（1）：72-75.

［26］李全利．循证实践：社会工作介入民生治理精细化的价值定位
［J］．河南师范大学学报（哲学社会科学版），2018（2）：30-36.

［27］李荣峰，何绍刚．促进残疾人就业的社会工作介入路径分析
［J］．劳动保障世界，2010（11）：80-83.

［28］李茹锦，唐斌尧．略论社会工作在社区康复领域中的运用［J］．
中国康复理论与实践，2004，10（8）：510-511.

［29］梁俊卿．脑卒中患者急性期及恢复期焦虑抑郁情况及其影响因
素研究［D］．天津：天津医科大学，2015.

［30］梁越．基于学科核心素养培育的高中数学课堂教学评价指标体
系构建研究［D］．西安：陕西师范大学，2019.

［31］刘红宇．正念疗法干预对改善风湿性关节炎伴有骨关节障碍患
者抑郁情绪的成效［J］．中国伤残医学，2017，25（5）：2.

［32］刘建平．循证护理学方法与实践［M］．北京：科学出版社，
2007：202.

［33］刘心，梁晓婴，杨益，等．专人早期康复护理对脑卒中偏瘫患
者肢体功能和生活质量的影响研究［J］．医学食疗与健康，2022，20
（17）：147-149.

［34］柳敦和．残疾人社区康复中的社会服务机构研究［D］．济南：
山东大学，2017.

［35］彭惠青．社会工作视角下残疾儿童社区康复研究［J］．湖北经

济学院学报（人文社会科学版），2014（11）：12-13.

［36］彭少峰，张昱．循证社会工作的本土模式、实践限度与可能价值：以南通循证矫正为例［J］．学习与实践，2015（2）：8.

［37］宋亚静，段彦苍，梁潇，等．基于德尔菲法的《中医病证诊断疗效标准·痛经》疗效评价部分问卷调查与结果分析［J］．中国中西医结合杂志，2020，40（4）：5.

［38］唐凯麟，陈仁仁．成人之道：儒家伦理文化［M］．济南：山东教育出版社，2011.

［39］滕明君，蔡玉梅．区块链技术视角下的循证社会工作研究［J］．荆楚学刊，2020，21（4）：50-54，77.

［40］童峰．基于循证实践方法的老年人口健康干预研究［M］．成都：西南财经大学出版社，2016.

［41］童峰，杨轶，喻成林．循证社会工作介入老人长期照护模式研究［J］．社会工作与管理，2020，20（5）：62-68.

［42］童峰，庄世龙，张洪嘉．社会科学实践研究的新方向：循证实践［J］．重庆工商大学学报（社会科学版），2017，34（5）：5.

［43］童峰，张颖洁．循证实践对社会工作教育改革的思考［J］．科教导刊（电子版），2017（12）：1.

［44］童峰，郑昊，刘卓．从循证医学到循证实践的思辨与发展［J］．医学与哲学（A），2017，38（2）：38-42.

［45］童敏．社会工作的机遇与挑战：精神病人社区康复过程中的社会服务介入［J］．北京科技大学学报（社会科学版），2006，22（3）：1-5.

［46］涂姝婷，谢莉玲．重庆市社区卫生服务机构护理工作环境现状的质性研究［J］．解放军护理杂志，2018，35（9）：4.

［47］万斌斌．浅析证据为本的社会工作在中国的推广：以海西社工事业发展中心残疾人婚恋辅导项目为例［J］．法制与社会，2013（17），70-71.

［48］王萌．社会工作整合模式在精神障碍患者社区康复中的应用：以深圳市Y社区Z患者为例［D］．郑州：郑州大学，2020.

［49］王君健．循证社会工作建构的可能、挑战及趋向［J］．社会科学家，2019（12）：8.

［50］王孝刚，温晋锋．论我国残疾人社区康复社会化发展的路径与策略［J］．学海，2016（6）：28-32.

［51］王晓娟，董雁逊，楚秀杰．老年认知障碍的社区干预有利于健康老龄化［J］．中国现代药物应用，2012，6（19）：128-129.

［52］王学典．中国话语形成之路：西方社会科学的本土化和儒家思想的社会科学化［J］．济南大学学报（社会科学版），2019，29（6）：5-7.

［53］王亦芝．循证实践视角下社会工作研究框架分析［J］．江苏科技信息，2016（20）：77-78.

［54］吴填．以社区为本的残疾人精准康复服务社会化模式建构［J］．中国康复医学杂志，2018（10）：1213-1216.

［55］徐敬文，李碧蓉，蒲晓波，等．正念减压疗法对脑卒中后抑郁的影响［J］．四川精神卫生，2015（6）：523-525.

［56］徐帅．国外社区康复服务状况及对我国社区康复发展的思考［J］．残疾人研究，2018，32（4）：88-97.

［57］徐慰，刘兴华．正念训练提升幸福感的研究综述［J］．中国心理卫生杂志，2013，27（3）：197-202.

［58］薛芬，鲁娟娟，杨付莲，等．共情疗法联合强化运动疗法对青年脑卒中后偏瘫患者自尊水平、心理状态、社会功能的影响［J］．中国健康心理学杂志，2021（8）.

［59］杨克虎．循证社会科学的产生、发展与未来［J］．图书与情报，2018（3）：10.

［60］杨文登．社会工作的循证实践：西方社会工作发展的新方向［J］．广州大学学报（社会科学版），2014，13（2）：50-59.

［61］易艳阳．残障社会工作循证实践模式本土化探究［J］．社会工作，2019（5）：88-95.

［62］臧其胜．标准化案主：证据在表演中的呈现［J］．社会工作，

2016（3）：85-95.

［63］张金明．从社区康复到社区融合发展［J］．中国残疾人，2016（3）：1.

［64］张金明，赵悌尊．中国残疾人社区康复30年回顾与展望［J］．中国康复理论与实践，2017（11）.

［65］张明园．精神科评定量表手册（第二版）［M］．长沙：湖南科学技术出版社，1998：81.

［66］张菊．康复护理干预对脑卒中患者负性情绪及神经功能恢复的影响［J］．名医，2020（2）.

［67］张晓菊，胡雁，周英凤，等．推动证据向临床转化（九）证据临床转化过程中的障碍因素分析［J］．护士进修杂志，2020，35（15）：1382-1386.

［68］张晓琼，陈艺敏，刘轶蕾，等．社区脑卒中康复认知和需求调查［J］．上海医药，2015，36（18）：3.

［69］张秀娟，马素慧．改良冥想训练对脑卒中后情绪障碍的影响［J］．河北联合大学学报（医学版），2018（1）：61-65.

［70］张玉秀，郝正伟，郭霞．以正念为基础的行为训练干预脑卒中后抑郁的临床效果［J］．中西医结合心脑血管病杂志，2015（14）：1679-1681.

［71］赵燕，李雪，徐雯洁，等．抑郁症患者HAMD量表因子分与证候要素的相关性分析［J］．天津中医药，2009（6）：515-518.

［72］赵玉华．正念减压疗法对脑卒中后抑郁患者焦虑抑郁水平的影响［J］．国际护理学杂志，2018，37（7）：3.

［73］周英凤，胡雁，朱政，等．JBI循证卫生保健模式的更新及发展［J］．护理学杂志，2017，32（3）：3.

［74］周英凤，胡雁，顾莺，等．基于证据的持续质量改进模式图的构建［J］．中国循证医学杂志，2017，17（5）：4.

［75］周英凤，朱政，胡雁，等．推动证据向临床转化（二）如何选择知识转化理论模式［J］．护士进修杂志，2020，35（8）：6.

［76］周英凤，朱政，胡雁，等．推动证据向临床转化（七） 证据的可用性评价［J］．护士进修杂志，2020，35（13）：1193-1196.

［77］周志忍，李乐．循证决策：国际实践、理论渊源与学术定位［J］．中国行政管理，2013（12）：6.

［78］AARONS G A，HURLBURT M，HORWITZ S M C. Advancing a conceptual model of evidence-based practice implementation in public service sectors［J］. Administration and policy in mental health and mental health services research，2011（38）：4-23.

［79］American Psychological Association. American Asychological Association Policy Statement on evidence-base practice in psychology. Published as appendix of APA Presidential Task Force of Evidence-Based Practice. Evidence-based practice in psychology［J］. American Psychologist，2005（61），271-285.

［80］American Speech-Language-Hearing Association.（2005）. Evidence-based practice in communication disorders［Position Statement］. ［EB/OL］. www. asha. org/policy/2021-10-15.

［81］ANDREWS J，FALKMER M，GIRDLER S. Community participation interventions for children and adolescents with a neurodevelopmental intellectual disability：A systematic review［J］. Disability and rehabilitation，2015，37（10）：825-833.

［82］ANNAN J. Situational analysis：A framework for evidence-based practice［J］. School Psychology International，2005，26（2）：131-146.

［83］BANTH S，ARDEBIL M D. Effectiveness of mindfulness meditation on pain and quality of life of patients with chronic low back pain［J］. International Journal of oga，2015，8（2）：128.

［84］BARENDS E，ROUSSEAU D M，BRINER R B. 2014. Evidence-based management：The basic principles［EB/OL］. https：//www. cebma. org/wp-content/uploads/Evidence-Based-Practice-The-Basic-Principles. pdf/2021-10-15.

［85］BÉDARD M, FELTEAU M, MARSHALL S, et al. Mindfulness-based cognitive therapy reduces symptoms of depression in people with a traumatic brain injury: results from a randomized controlled trial ［J］. The Journal of head trauma rehabilitation, 2014, 29 （4）: E13-E22.

［86］BELLAMY J L, BLEDSOE S E, TRAUBE D E. The current state of evidence-based practice in social work: A review of the literature and qualitative analysis of expert interviews ［J］. Journal of Evidence-Based Social Work, 2006, 3 （1）: 23-48.

［87］BIGBY C, WILSON N J, STANCLIFFE R J, et al. An effective program design to support older workers with intellectual disability to participate individually in community groups ［J］. Journal of Policy and Practice in Intellectual Disabilities, 2014, 11 （2）: 117-127.

［88］BROWN K W, RYAN R M. The benefits of being present: mindfulness and its role in psychological well-being ［J］. Journal of personality and social psychology, 2003, 84 （4）: 822.

［89］Canadian Institutes of Health Research （CIHR）. 2012. Knowledge translation ［EB/OL］. https: //cihr-irsc. gc. ca/e/29418. html/2021-10-15.

［90］Centre for reviews and dissemination. Systematic Reviews: CRDs Guidance for Undertaking Reviews in Health Care ［M］. York: University of York, 2006.

［91］Chronic illness: Impact and interventions ［J］. Jones & Bartlett Learning, 2006.

［92］Cochrane A L. Effectiveness and efficiency: Random reflections on health services ［M］. London: Nuffield Provincial Hospital Trust, 1972.

［93］Lubkin, I. M. Committee on Quality of Health Care in America. Crossing the quality chasm: a new health system for the 21st century ［J］. National Academies Press, 2001.

［94］COOKE A, SMITH D, BOOTH A. Beyond PICO: the SPIDER tool for qualitative evidence synthesis ［J］. Qualitative health research, 2012, 22

（10）：1435-1443.

［95］DARLING N. Ecological systems theory：The person in the center of the circles ［J］. Research in human development, 2007, 4 （3-4）：203-217.

［96］DOODY C M, DOODY O. Introducing evidence into nursing practice：Using the IOWA model ［J］. British Journal of Nursing, 2011, 20 （11）：661-664.

［97］DUTTINE A, BATTELLO J, BEAUJOLAIS A, et al. 2016. Introduction to Rehabilitation Factsheet. Handicap International ［EB/OL］. https：//humanity-inclusion. org. uk/sn ＿ uploads/document/2017 - 02 - factsheet-rehabilitation-introduction-web＿ 1. pdf/2021-10-15.

［98］FERNÁNDEZ-GARCÍA O, GIL-LLARIO M D, BALLESTER-ARNAL R. Construction of a Form for Users of the Child Welfare System Based on the Delphi Method ［J］. Children, 2023, 10 （6）：1026.

［99］FINNE J, EKELAND T J, MALMBERG-HEIMONEN I. Social workers use of knowledge in an evidence-based framework：a mixed methods study ［J］. European journal of social work, 2022, 25 （3）：443-456.

［100］FISCHER J. Is casework effective? A review ［J］. Social work, 1973, 18 （1）：5-20.

［101］GAMBRILL E. Evidence - based practice：An alternative to authority-based practice ［J］. Families in society, 1999, 80 （4）：341-350.

［102］GARDNER A. Therapeutic friendliness and the development of therapeutic leverage by mental health nurses in community rehabilitation settings ［J］. Contemporary Nurse, 2010, 34 （2）：140-148.

［103］GAWLINSKI A, RUTLEDGE D. Selecting a model for evidence-based practice changes：a practical approach ［J］. AACN advanced critical care, 2008, 19 （3）：291-300.

［104］GIBBS L, GAMBRILL E. Evidence － based practice：Counterarguments to objections ［J］. Research on social work practice, 2002, 12

（3）：452-476.

［105］GOLDENBERG M J. On evidence and evidence-based medicine: lessons from the philosophy of science ［J］. Social science & medicine, 2006, 62（11）：2621-2632.

［106］GRAHAM K, LOGAN J. Using the Ottawa model of research use to implement a skin care program ［J］. Journal of nursing care quality, 2004, 19（1）：18-26.

［107］GRAY M, PLATH D, WEBB S. Evidence-based social work: A critical stance ［J］. Routledge, 2009.

［108］GROL R, GRIMSHAW J. From best evidence to best practice: effective implementation of change in patients' care ［J］. The lancet, 2003, 362（9391）：1225-1230.

［109］GUYATT G, RENNIE D, SATYA-MURTI S. Users' guides to the medical literature: a manual for evidence-based clinical practice ［J］. JAMA-Journal of the American Medical Association-International Edition, 2002, 287（11）：1463.

［110］HELLER T, GIBBONS H M, FISHER D. Caregiving and family support interventions: Crossing networks of aging and developmental disabilities ［J］. Intellectual and developmental disabilities, 2015, 53（5）：329-345.

［111］HIEBERT-MURPHY D, TRUTE B, WRIGHT A. Parents' definition of effective child disability support services: Implications for implementing family-centered practice ［J］. Journal of Family Social Work, 2011, 14（2）：144-158.

［112］HIGGINS J P T, GREEN S.（Eds.）. Cochrane Handbook for Systematic Reviews of Interventions ［J］. The Cochrane Collaboration, 2008.

［113］HÖLZEL B K, LAZAR S W, GARD T, et al. How does mindfulness meditation work? Proposing mechanisms of action from a conceptual and neural perspective ［J］. Perspectives on psychological science, 2011, 6（6）：537-559.

［114］ HUGHES R B, ROBINSON - WHELEN S, PEPPER A C, et al. Legerski J, Schwartz M. Development of a safety awareness group intervention for women with diverse disabilities: A pilot study ［J］. Rehabilitation Psychology, 2010, 55 (3): 263.

［115］ JAYARATNE S, LEVY R. Empirical clinical practice ［J］. Columbia University Press, 1979.

［116］ JOHANSSON B, BJUHR H, KARLSSON M, et al. Mindfulness - based stress reduction (MBSR) delivered live on the internet to individuals suffering from mental fatigue after an acquired brain injury ［J］ Mindfulness, 2015 (6): 1356-1365.

［117］ JOHNSTON M V, VANDERHEIDEN G C, FARKAS M D, et al. 2009. The Challenge of Evidence in Disability and Rehabilitation Research and Practice: A Position Paper ［EB/OL］. https: // citeseerx. ist. psu. edu/ document? repid = rep1& type = pdf&doi = 65c38fd8323fb676f97664a395 dcbc2732aed12e.

［118］ IENCA M, KRESSIG R W, JOTTERAND F, et al. Proactive ethical design for neuroengineering, assistive and rehabilitation technologies: The Cybathlon lesson ［J］. Journal of neuroengineering and rehabilitation, 2017, 14 (1): 1-11.

［119］ LAWLER J, BILSON A. Towards a more reflexive research aware practice: The influence and potential of professional and team culture ［J］. Social Work and Social Sciences Review, 2004, 11 (1): 52-69.

［120］ LEEN B, BELL M, MCQUILLAN P. 2014. Evidence - based practice: a practice manual ［EB/OL］. https: //www. lenus. ie/bitstream/ handle/10147/317326/? sequence=1/2021-10-15.

［121］ LIN S H, MURPHY S L, ROBINSON J C. Facilitating evidence - based practice: Process, strategies, and resources ［J］. The American Journal of Occupational Therapy, 2010, 64 (1): 164-171.

［122］ LINDSAY S, EDWARDS A. A systematic review of disability awareness interventions for children and youth ［J］. Disability and Rehabilitation, 2013, 35 (8): 623-646.

［123］ LUBKIN I M, LARSEN P D. Chronic illness: Impact and interventions ［M］. Subdury, MA: Jones & Bartlett Learning, 2006.

［124］ MARKS D F. Perspectives on evidence-based practice. London: Health Development Agency, 2002 ［EB/OL］. http://www. nice. org. uk/ niceMedia/pdf/persp_ evid_ dmarks. pdf.

［125］ MAUK K L. Overview of rehabilitation. In Mauk, K. L. (Ed.) (2012). Rehabilitation Nursing. A Contemporary Approach to Practice. Sudbury, MA: Jones & Bartlett Learning.

［126］ MCCLUSKEY A, MIDDLETON S. Delivering an evidence-based outdoor journey intervention to people with stroke: Barriers and enablers experienced by community rehabilitation teams ［J］. BMC Health Services Research, 2010, 10 (1): 1-15.

［127］ MCNEECE C A, THYER B A. Evidence-based practice and social work ［J］. Journal of evidence-based social work, 2004, 1 (1): 7-25.

［128］ MICK J A. Call to action: How to implement evidence-based nursing practice ［J］. Nursing2022, 2017, 47 (4): 36-43.

［129］ MOHER D, LIBERATI A, TETZLAFF J, et al. The PRISMA Group, Preferred reporting items for systematic reviews and meta-analyses: the PRISMA statement ［J］. International journal of surgery, 2010, 8 (5): 336-341.

［130］ MORONE N E, GRECO C M, MOORE C G, et al. A mind-body program for older adults with chronic low back pain: a randomized clinical trial ［J］. JAMA internal medicine, 2016, 176 (3): 329-337.

［131］ MOSSON R, HASSON H, WALLIN L, et al. Exploring the role of line managers in implementing evidence-based practice in social services and older people care ［J］. The British Journal of Social Work, 2017, 47 (2): 542-560.

［132］ National Autism Center. National Standards Report： National Standards Project-Addressing the need for evidence-based practice guidelines for autism spectrum disorders ［M］. Randolph, MA： National Autism Center, Inc, 2009.

［133］ National Institute for Health and Care Excellence （NICE）. （2020）. Evidence-based recommendations ［EB/OL］. https： //www. nice. org. uk/about/what-we-do/evidence-basedrecommendations/2021-10-15.

［134］ NEFF K D. The development and validation of a scale to measure self-compassion ［J］. Self and identity, 2003, 2 （3）： 223-250.

［135］ NEWHOUSE R P. Evidence Based Behavioral Practice （EBBP）： an exemplar of inter - professional collaboration ［J］. Journal of Nursing Administration, 2008, 38 （10）： 414-416.

［136］ NUTLEY S, DAVIES H. Making a reality of evidence - based practice ［M］//What works?. Policy Press, 2000： 317-350.

［137］ OSCARSSON L. Evidensbaserad praktik inom socialtjänsten： en introduktion för praktiker, chefer, politiker och studenter ［J］. SKL Kommentus, 2009.

［138］ PIPE T B, WELLIK K E, BUCHDA V L, et al. Implementing evidence-based nursing practice ［J］. Urol Nurs, 2005, 25 （5）： 365-370.

［139］ SACKETT D L. Evidence - based medicine： how to practice and teach （2ed） ［M］. New York： Churchill Livingstone, 2002.

［140］ SCOTT N A, MOGA C, BARTON P, et al. Creating clinically relevant knowledge from systematic reviews： the challenges of knowledge translation ［J］. Journal of evaluation in clinical practice, 2007, 13 （4）： 681-688.

［141］ SIMPSON R, MAIR F S, MERCER S W. Mindfulness-based stress reduction for people with multiple sclerosis - A feasibility randomised controlled trial ［J］. BMC neurology, 2017, 17 （1）： 1-12.

［142］ STETLER C B. Updating the stetler model of research utilization to facilitate evidence – based practice ［J］. Nursing outlook, 2001, 49（6）: 272–279.

［143］STILLWELL S B, FINEOUT–OVERHOLT E, MELNYK B M, et al. Evidence–based practice, step by step: searching for the evidence ［J］. AJN The American journal of nursing, 2010, 110（5）: 41–47.

［144］UDO C, FORSMAN H, JENSFELT M, et al. Research use and evidence–based practice among Swedish medical social workers: A qualitative study ［J］. Clinical social work journal, 2019（47）: 258–265.

［145］WANG M, LIAO W, CHEN X. Effects of a short–term mindfulness–based intervention on comfort of stroke survivors undergoing inpatient rehabilitation ［J］. Rehabilitation nursing journal, 2019, 44（2）: 78–86.

［146］WHITEHURST G J. 2002. Evidence – based education. Paper presented at the Student Achievement and School Accountability Conference ［EB/OL］. http: //www2. ed. gov/nclb/methods/whatworks/eb/edlite–index. html/2021–10–15.

［147］WHITTAKER J K, GREENE K, SCHUBERT D, et al. Integrating evidence - based practice in the child mental health agency: A template for clinical and organizational change ［J］. American journal of orthopsychiatry, 2006, 76（2）: 194–201.

［148］WONG S Y S, CHAN F W K, WONG R L P, et al. Comparing the effectiveness of mindfulness – based stress reduction and multidisciplinary intervention programs for chronic pain: a randomized comparative trial ［J］. The clinical journal of pain, 2011, 27（8）: 724–734.

图书在版编目（CIP）数据

基于循证实践的社会工作介入残疾人社区康复研究 ／
梁露尹著 ． -- 北京 ： 中国社会出版社 ，2024．11．
ISBN 978-7-5087-7089-5

Ⅰ．R492

中国国家版本馆 CIP 数据核字第 2024DF9562 号

基于循证实践的社会工作介入残疾人社区康复研究

出 版 人：程　伟
终 审 人：李新涛
责任编辑：杨春岩
装帧设计：时　捷
出版发行：中国社会出版社
　　　　　（北京市西城区二龙路甲 33 号　邮编 100032）
印刷装订：北京九州迅驰传媒文化有限公司
版　　次：2024 年 11 月第 1 版
印　　次：2024 年 11 月第 1 次印刷
开　　本：170mm×240mm　1/16
字　　数：257 千字
印　　张：16.25
定　　价：68.00 元